筋膜手法治疗肌肉骨骼疼痛
FASCIAL MANIPULATION for
Musculoskeletal Pain

原　著　Luigi Stecco

主　译　关　玲

副主译　蒋天裕　赖明德

译　者（按汉语拼音排序）

艾　宙　车筱媛　陈星达　关　玲　姜　文
蒋天裕　赖明德　李峰厚　利俊文　刘朝晖
刘　娜　刘豫蓉　邱玉霞　王　超　王春雷
王德敬　王丽丽　王　宁　王　艳　温媛媛
杨　杰　于灵芝　张梦雪

U0391911

人民卫生出版社

图书在版编目(CIP)数据

筋膜手法治疗肌肉骨骼疼痛/(意)路易吉·斯德科 (Luigi Stecco)原著;关玲主译. —北京:人民卫生出版社,2018
ISBN 978-7-117-26049-7

Ⅰ.①筋… Ⅱ.①路…②关… Ⅲ.①筋膜疾病-诊疗 Ⅳ.①R686.3

中国版本图书馆 CIP 数据核字(2018)第 021158 号

| 人卫智网 | www.ipmph.com | 医学教育、学术、考试、健康,购书智慧智能综合服务平台 |
| 人卫官网 | www.pmph.com | 人卫官方资讯发布平台 |

筋膜手法治疗肌肉骨骼疼痛

主　　译:关　玲
出版发行:人民卫生出版社(中继线 010-59780011)
地　　址:北京市朝阳区潘家园南里 19 号
邮　　编:100021
E-mail:pmph @ pmph.com
购书热线:010-59787592　010-59787584　010-65264830
印　　刷:北京盛通印刷股份有限公司
经　　销:新华书店
开　　本:889×1194　1/16　　印张:13
字　　数:403 千字
版　　次:2018 年 3 月第 1 版　2021 年 1 月第 1 版第 6 次印刷
标准书号:ISBN 978-7-117-26049-7/R·26050
定　　价:298.00 元

打击盗版举报电话:010-59787491　E-mail:WQ @ pmph.com
(凡属印装质量问题请与本社市场营销中心联系退换)

译 者 序

筋膜的探索和研究已经是世界性的热潮。

很多医者都从中发现了新天地,拓展了新技术。本书作者就是其中之一。作者从人体结构和力学推算中构建了筋膜治疗的简化模型,并从解剖中求得实证,在临床中效果非凡。其临床和研究工作在世界筋膜研究领域占有重要地位。

看到本书,第一感觉是熟悉和亲近。书中的插图和标著,处处闪现着熟悉的面孔——经络和穴位。这在中国几乎家喻户晓。由于筋膜的联系,中医和西医走到了一起。在这样一个平台上,大家看到了一样的风景。

经络藏象学说是中国古人构建的人体结构关系图。古人的智慧在于它用一个高度概括的模型代表了无穷的含义。本书作者以天才的构思和严谨的求证,借鉴经络和经筋学说,以同样的思维构建了一个生物力学模型,使得复杂的动作分析得以执简驭繁。难能可贵的是,作者从生物进化学、组织发生学、材料学、生物力学等方面大胆假设,小心求证,较为完整地打造了这一模型的框架。为其临床经验提供了搭载的平台,同时也为中国针灸学增添了一笔浓墨重彩。本书所述的理论和技术将会对骨科、疼痛、康复、针灸、手法以及运动领域提供良好借鉴。

期待中国读者能喜欢它,理解它,也更理解中国医学。

关 玲

教授 主任医师

解放军总医院 解放军医学院

2017 年 9 月

前　言

　　尽管我的意大利语不甚熟练,但是几年前,我很快就意识到了 Luigi Stecco 在 Piccin Nuovs 图书集团帮助下出版的那本书是本巨著。我必须推动其英文版的出版。现在,我非常高兴这个愿望实现了。本书的翻译非常精彩,抓住了作者的非同凡响的观点及方法的精髓。

　　很少有书能像本书一样,让作者和读者如此满意。本书在生物力学、骨科学和康复学领域上的贡献是意义重大而深远的。它涉及的所有主题及相关领域,都充满了魅力和活力。

　　我在医学写作和编辑领域工作了几十年,先后接触过各种不同影响因子的著作。我认为本书可称为是天才的杰作,它值得很多人来阅读学习和实践尝试。

JOHN V. BASMAJIAN,MD,DSC,LLD

McMaster 大学医学名誉教授

加拿大安大略省汉密尔顿市

致　谢

真诚地感谢所有帮助完成本书的人。特别感谢 Piccin 博士允许使用"人体解剖学摄影图集"的彩色照片,这本解剖图集的作者是 Zaccaria·Fumagalli 及其合作者,由 Piccin-Vallardi Nuova 图书集团出版。

本版书与其意大利语的原始版本相比,增加了许多关于筋膜组织学的图片。非常感谢我的女儿 Carla Stecco 博士在本书科学性方面的贡献,她目前在帕多瓦大学从事骨科学研究。

感谢我的同事 Julie Ann Day,作为本疗法的教师,她不仅参与了本书的翻译工作,而且经常提供宝贵的意见。

感谢 J. V. Basmajian 教授,是他建议我将本书翻译成英文。不仅如此,他还对我既往的工作表示了肯定,并为本书写了前言。

衷心感谢所有的读者,希望大家和伦敦圣托马斯医院疼痛管理顾问 Nicholas Padfield 博士的观点一样:"读完这本书后,我现在终于明白了肌筋膜系统在疼痛起源方面的重要性"。

目　　录

第一部分　肌筋膜单元

第二部分　肌筋膜序列

第三部分　肌筋膜螺旋

缩 略 语

***	Maximum intensity of the symptom	症状最严重的程度
+++	Maximum benefit obtainable	可获得的最大效益
1 x m	Once a month the symptom aggravates	症状每月加重一次
An	Ante, antemotion	向前, 前向运动
An-la-	Motor scheme of ante-latero-…	前-外运动组合
An-ta	Antemotion talus, dorsiflexion	踝前向运动, (踝关节) 背屈
bi	Bilateral, both right and left	双侧, 左右两侧
BL	Bladder Meridian	膀胱经
Ca	Carpus, wrist	腕, 腕关节
cc	Centre of coordination of a mf unit	肌筋膜单元的协调中心
Cl	Collum, cervical region	颈, 颈部区域
Cont.	Continuous, persistent pain	持续性的, 持续性疼痛
Cp	Caput, face and cranium (head)	头, 脸和颅 (头部)
cp	Centre of perception of a mf unit	肌筋膜单元的感知中心
Cu	Cubitus, elbow	肘
CV	Conception V. Meridian.	任脉
Cx	Coxa, thigh-hip	髋, 大腿-髋部
d	Day, 1 or more days since trauma	天, 受伤一天或数天
Di	Digiti, II°-III°-IV°-V° (hand)	手指, 2至5指
dist.	Distal, away from the centre of body	远侧端, 远心端
Er	Extra, extrarotation, eversion	外旋, 外旋运动, 外翻
Er-ta	Extrarotation talus, eversion, supinat.	距骨外旋, 外翻, 旋后
Fne	Free nerve ending	游离神经末梢
GB	Gallbladder Meridian	胆经
Ge	Genu, knee	膝
Gto	Golgi tendon organ	高尔基肌腱器官
GV	Governor Vessel Meridian.	督脉经
HT	Heart Meridian	心经
Hu	Humerus, distal part of the shoulder	肱骨, 肩的远侧部分
Ir	Intra, intrarotation, inversion	内, 内旋, 内翻
Ir-ta	Intrarotation talus, inversion, pronat.	踝内旋, 内翻, 旋前
KI	Kidney Meridian	肾经
lt	Left, limb or one side of the body	左侧, 左侧肢体或身体左侧
La	Latero, lateromotion, lateral flexion	向外, 外向运动, 侧屈
La-ta	Lateromotion talus, lateral deviation	踝外向运动, 偏向外侧
LI	Large Intestine Meridian	大肠经
Lower	Refers to the lower limb	下肢
LR	Liver Meridian	肝经
lu	Lumbi, lumbar	腰椎, 腰部
LU	Lung Meridian	肺经
m	Month, period of time since pain onset	月, 疼痛发生的时间长度
Me	Medio, mediomotion, medial	内, 内向运动, 内侧
Me-ta	Mediomotion talus, medial deviation	踝内向运动, 偏向中线

8

Mf	Myofascial: unit, sequence, spiral	肌筋膜：单元、序列、螺旋
mn	Morning, morning pain and/or stiffness	早晨，晨起疼痛和/或晨僵
nt	Night, period in 24 hr. when pain is worst	夜晚，24小时内疼痛最严重的时段
p	Posterior	后面
PaMo	Painful Movement	活动疼痛
Par.	Paraesthesia, pins and needles	感觉异常，针刺感
PC	Pericardium Meridian	心包经
Pes	Foot, tarsus, metatarsus and toes	足，跗骨、跖骨、趾
pm	Afternoon, time period when pain is worst	下午，疼痛最严重的时段
Po	Pollicis, pollex, I° finger	手拇指，足踇指，第1指
Prev.	Pain(s) previous to present pain	从过去到现在的疼痛
prox.	Proximal, nearer to the centre of the body	近侧端，靠近身体的中心
Pv	Pelvis, pelvic girdle	骨盆，骨盆带
rt	Right, limb or one side of the body	右侧，右侧肢体或身体右侧
Re	Retro, retromotion, backwards	后，后向运动，向后
Rel.	Relapse, pain which recurs	复发，疼痛再次发生
Re-la-	Motor scheme of retro-latero-...	后向-外向的运动组合
Re-ta	Retromotion talus, plantarflexion	踝后向运动，跖屈
Sc	Scapula, proximal part of the shoulder	肩胛骨，肩的近侧端
SI	Small Intestine Meridian.	小肠经
SiPa	Site of pain as indicated by patient	病人指出的疼痛部位
SP	Spleen Meridian	脾经
ST	Stomach Meridian	胃经
Ta	Talus	踝
TE	Triple energiser Meridian	三焦经
Th	Thorax	胸部
TMM	Tendinomuscular Meridian	经筋
TP	Trigger Point	触发点
Upper	Refers to upper limb	上肢
y, 10y	Year, 10 years since pain began	年，疼痛已有10年

　　在上面所列的缩略语中，第一个字母用大写方式，第二个字母用小写方式。当然，它们也可全部用大写或小写表示。经络名通常全用大写。此表中并未列出每一节段性肌筋膜单元和肌筋膜单元融合的缩略语。我们可以从表中所举的例子来推导出各种不同的缩略语组合。

引　言

筋膜手法[1]（Fascial Manipulation）最早被称为神经相关手法治疗或"节段治疗"。当时，运动器官病变被认为是身体单一部位的局部功能失调。

几年前所说的"筋膜手法"一词，是基于筋膜是整个身体的连接组织这一观念而提出的。

筋膜是唯一的一种组织：在压力作用下能改变黏稠度（可塑性）；通过操作能够恢复弹性（柔韧性）。

在本书中，筋膜不仅仅作为一个统一的膜来看的，而是更侧重其功能性：

- 各运动单元的协调因素（这些运动单元被归组到肌筋膜单元中）（肌筋膜）；
- 单向肌肉链之间的联合因素（肌筋膜序列）；
- 身体各关节之间的连接因素（肌筋膜螺旋线）。

这些肌筋膜结构（mf）可以解释以前属于中枢神经系统的运动器官组织多个方面的特点。上述创新性假说有大量解剖学和生理学引用文献支持。或者进一步说，通常由解剖学家描述的某些肌肉在筋膜上的附着点，在本书中是从运动系统的生理学角度进行分析的。

根据标有作者姓名的脚注和发表年份，可以比较容易找到这些研究文献。

筋膜疗法是一种手法治疗，需要具有良好的解剖和生理学专业知识。只有找到了问题的根源，才能快速有效地解决问题（Manus Sapiens Potens Est——一双富有知识的手是强大的）。任何组织器官的正常运行都取决于其内部结构之间的相互平衡。姿势协调平衡是肌骨器官健康的标志。

在筋膜疗法的标识中（见下文），正确的姿势是由头、肩胛骨和脊柱的恰当排列来实现的。

筋膜和肌肉是保证人体直立的传动装置。如果筋膜只与脊柱平行排列（静态纵向序列），那么身体可以实现稳定性，但运动必然会受阻。筋膜内胶原纤维呈螺旋状排列（如腹部筋膜呈 S 状分布），既能保证运动，同时又不丧失稳定性。

---

[1] 美国整脊治疗中所说的"手法治疗"或"手法（manipulation）"一词，涵盖了多种不同种类的手法技术，统称为"骨科手法治疗（osteopathic manipulative treatments，OMT）"。整脊疗法包括：矫正术、关节松动术、软组织技术、肌肉能量手法、肌筋膜治疗、牵拉与反牵拉……（Teyssandier MJ，2000）

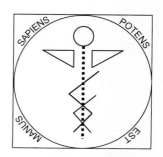

图：筋膜手法治疗徽标

基 本 原 则

在研究实际技能之前,现在先探讨一下筋膜治疗技术的基本原则。活体内,所有肌组织相互之间自由滑动[2]。肌肉中的肌纤维顺序收缩,而非同时收缩;只有滑动部分活动正常,运动才有可能。据此,从解剖学角度可以清楚地知道:筋膜及其衍生物是肌肉滑动的缓冲区。我们将先分析筋膜的宏观结构,然后分析微观结构。

筋膜的宏观结构

筋膜由三层基本结构组成:浅筋膜、深筋膜和肌外膜(见封面图,腹前壁)。

1)浅筋膜由含网状胶原蛋白的皮下疏松结缔组织、及大部分弹性纤维组成。足底、手掌和面部不存在。

在尿生殖区,浅筋膜形成浅会阴筋膜(又称Colles'筋膜),向后附着到尿生殖膈边界,向侧面附着于坐耻骨支,向前到腹壁。浅筋膜与深筋膜在腕踝韧带处、头皮的帽状腱膜处融合。浅筋膜有机械和保暖双重缓冲作用,并便于皮肤在深筋膜上滑动(图1)。肉眼只能看到深筋膜中的滑动,而看不到张力。浅筋膜的网状结构中含有脂肪(脂膜)或肌纤维束组织(肉膜)、皮肤的血管、神经,其内层与深筋膜相连。

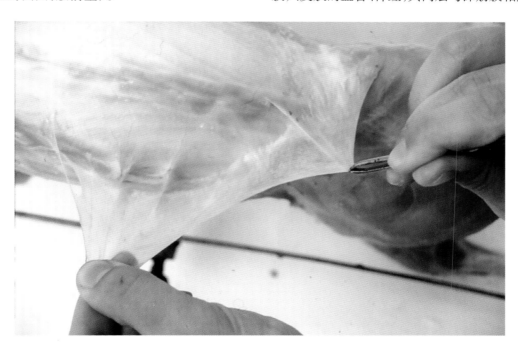

图1. 兔子的浅筋膜;该筋膜只有在屠宰后立刻拉伸才能成这样,否则它会很快干燥,并附着到底层的深筋膜上。由于兔子有皮毛提供热绝缘,所以其浅筋膜弹性极大,脂肪组织含量少

不同作者对浅筋膜命名不同:皮下组织、真皮、皮下层等。

2)深筋膜由一个包裹着所有肌肉的结缔组织膜构成(图2、图3)。它不含脂肪,而是形成神经和

---

[2] 筋膜表面并没有特殊的结构保障其滑动性能。术后标本显示:如果肌外膜完整,筋膜和肌肉之间有保护性界面结构,其内含有透明质酸层;但是,如果肌外膜被破坏,这种保护性界面结构就会被破坏(McCombe D. 2001)。

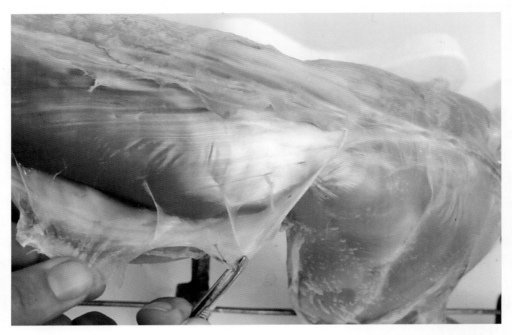

图 2. 左边的深筋膜部分,显示大量的竖脊肌被自己的肌外筋膜包裹;深筋膜的浅层在头部方向由背阔肌拉紧,尾部方向被臀部拉紧,腹侧被斜肌拉紧

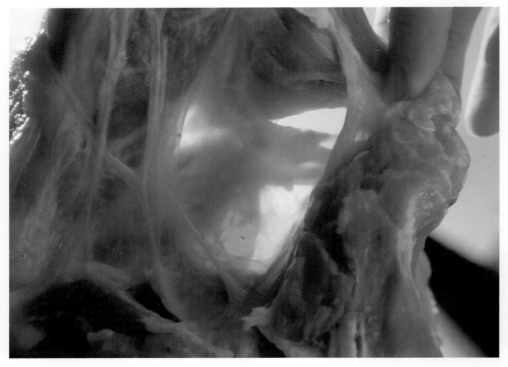

图 3. 此处小腿的肌肉已经被手工分离以便突出显示深筋膜的隔膜和带状延伸。这些胶原蛋白带充当传送带的功能,按序列和螺旋连接,而不是被限制或者堆砌到一起。手法操作时先确定堵塞的位置,然后再恢复胶原纤维带之间的滑动

血管鞘、或在关节周围加强和参与韧带形成、包绕各种器官和腺体、或将各种结构连成一个牢固紧密的复合体。

深筋膜被某些作者称为 fascia profunda 或者腱膜 aponeurosis。需要说明的是,胸腰部筋膜与胸腰部腱膜的结构是不一样的。事实上,"筋膜"一词是指波状的胶原纤维,它和肌肉、肌腱平行排列;而"腱膜"(或扁平腱)则是指不能伸展的胶原纤维,它与肌纤维相连,能够转递大块肌肉的力量(背阔肌)。

在四肢和躯干的部分区域,深筋膜重叠加厚,向更深层发展;在颈部和躯干部,它还会形成一些中间层[3]。

颈部深筋膜的表层折叠包绕斜方肌和胸锁乳突肌(图7,图5):筋膜中间层向前并入肩胛舌骨肌鞘,向后并入头夹肌鞘;筋膜深层向前包绕椎前肌群,向后是竖脊肌。沿着常规的空间平面(前,后 =

矢状面)或者通过运动组合的传递(前-外,后-外 = 斜线)(图5),这些筋膜可以被拉伸。

斜方肌的深部纤维被肌束膜和肌内膜环绕着,这些结缔组织鞘使其内的任一肌纤维都能独立收缩。事实上,每一运动单元都是由肌纤维构成,在同一肌肉中,它们甚至间隔很远。因此它们只有在肌内膜允许其移动时才能一起收缩,而此时其他肌纤维保持不动。

3) 肌外膜指包裹独立肌肉的筋膜,与肌束膜和肌内膜相连(图4)。这些筋膜结构把肌肉分成不同束:肌内膜里的束几乎没有弹性纤维,完全没有脂肪细胞;肌束膜外面的束有很多弹性纤维和脂肪细胞。肌外膜以腱外膜和腱鞘延续至肌肉末端。肌外膜直接参与肌梭和高尔基腱器之间的张力活动。它与深筋膜经由肌间隔(附注:见节段协调中心 cc 点的形成)、腱膜和肌腱(附注:与肌筋膜序列和肌筋膜螺旋有关的张力纤维)相合。

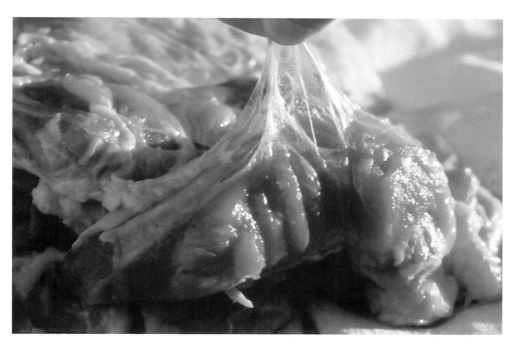

图4. 在这个从猪身上取下来的肌肉标本上,显示了肌外筋膜的宏观结构。图中还可看到肌肉横切面上随着手动牵拉肌外膜而形成的凹槽,这说明了牵引力可以在筋膜框架与肌纤维之间相互移行

---

[3] 腰背筋膜和颈筋膜主要分为三层:外层、中间层和内层;颈筋膜的外层形成一个完整的空心圆柱体,两次分离后形成结实的斜方肌与胸锁乳突肌鞘(Ebner M,1985)(在这本书中:layer = larmina)。

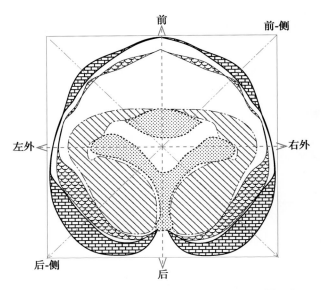

图 5. 本图是图 7 的颈部三层筋膜的示意图,请注意
宏观的筋膜结构如何产生滚珠轴承的作用或缓冲效应

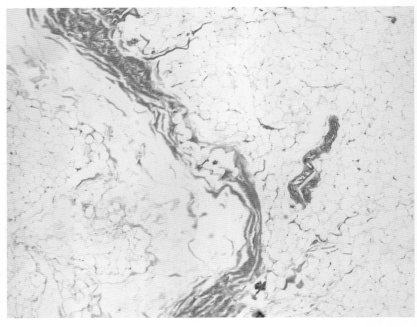

图 6. 浅筋膜(EE×120),这幅图中可以看到疏松结缔组织中分布了大量的脂肪
细胞。在中央区,明显有一条胶原纤维交织而成的层

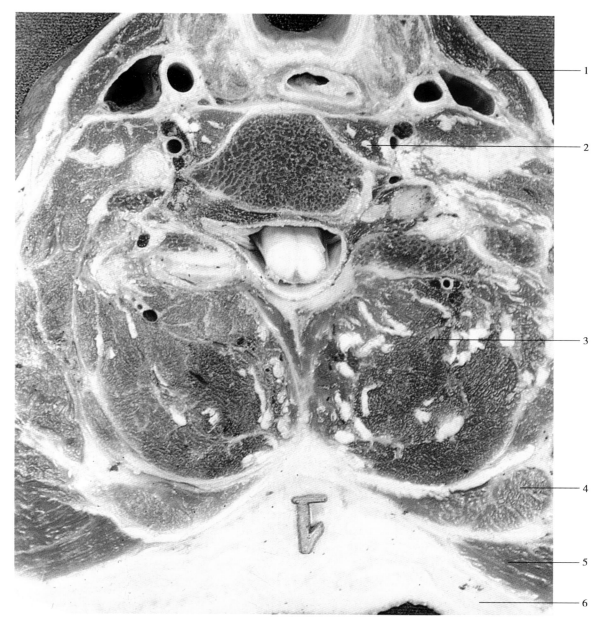

图 7. 颈部 **C6** 水平的横断面（**Fumagalli-**宏观人体解剖彩色摄影图谱-出版者：**Dr. FrancescoVallardi／Piccin，Nuova Libraria）**. 1. 胸锁乳突肌被颈深筋膜的浅层包裹。2. 椎前肌被颈筋膜的深层包裹。3. 竖脊肌（半棘肌，多裂肌）的筋膜室；肌纤维被与许多腱膜附着点（白色胶原纤维）相连的肌束膜再分隔。4. 夹肌被颈深筋膜的中层包裹。5. 斜方肌在颈深筋膜双浅层之间。斜方肌的肌纤维在这个水平横向走行（它们与颈部的侧屈有关）；而竖脊肌的纤维纵向走行，因而在此可见横断面（与颈部向后的运动有关）。6. 在颈浅筋膜中脂肪结缔组织的两层之间有一中间纤维层

筋膜的微观结构

图 8 是将筋膜的三层结构放大,以便分析其各个组成部分。

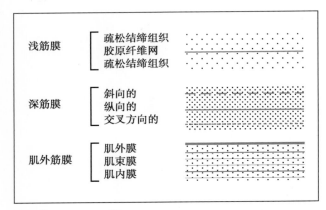

图 8. 筋膜的三层结构;浅筋膜中:疏松结缔组织中的胶原纤维(红);深筋膜中:基质中胶原纤维的三种不同方向;肌外筋膜中:肌肉组织中的胶原纤维

现在在显微镜拍摄的照片里检查上面图解显示的组织。

获得这些组织学的照片要感谢意大利帕多瓦大学的解剖病理研究所和整形外科外伤门诊的合作。

从每具尸体取靠近颈部中线左前部分的一段真皮,连带下面的软组织,做成切片。不同的筋膜结构被分离,特别注意此处已经去除了肌肉组织。以这种方式取得胸锁乳突肌的浅筋膜,深筋膜(浅层)和肌外筋膜的一小部分。把它们马上用 10% 中性福尔马林溶液固定,然后在石蜡中封闭,最后用下述物质染色:

- 苏木精-伊红
- 魏格特氏间苯二酚品红以突出弹性纤维
- 万吉森法以突出胶原纤维
- S 100,特定的神经结构的免疫组织化学染色

以这种方式能够做不同筋膜的组织学评估,有可能识别结构上的和神经支配上的多样性。

在浅筋膜中(图 6)可见大量的脂肪细胞以及一个胶原纤维网和一个中间层[4]。

在深筋膜的基质中发现弹性纤维和最为重要的波伏的胶原纤维(图 9)。这些纤维在同一筋膜中,在不同平面上沿三个不同方向排列:a)横向:根据肌筋膜单元的拉力方向。b)纵向:与肌筋膜序列的拉力方向一致。c)斜向:呈螺旋形排列(图 10)

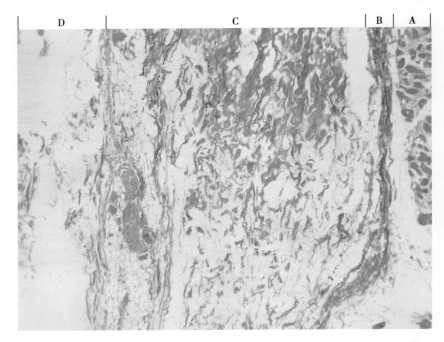

图 9. 深筋膜(EE ×120)。在这张图中,从右到左可以辨别出以下结构:一个薄层的肌肉组织(A),肌外膜(B),一层的含有胶原纤维的深筋膜(C),最后是含有许多脂肪细胞的浅筋膜(D)

---

[4] 皮下区可以被分为两层:浅层、下皮和深层。在浅层里胶原纤维束形成一个松散的网,它的小梁、支持带,基本与皮肤垂直。深层的支持带大多与皮肤平行。浅层和深层之间的小梁致密化而形成一个真正的筋膜层——浅表筋膜。在某些区域这层筋膜分隔浅深两层,在其他区域这层筋膜缺无,浅深两层从而相连(Fazzari,1972)。

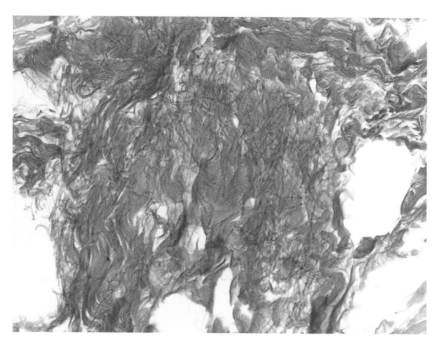

图 10. 一部分放大了的深筋膜突出了胶原纤维的排列（**Van Gleson and Weigert ×300**）。胶原纤维为砖红色而弹性纤维则是黑色的。胶原纤维被组成集束分别以纵向，斜向和横向排列。所有的纤维束是波状的，这样它们可以在其生理极限内被拉伸。弹性纤维很细

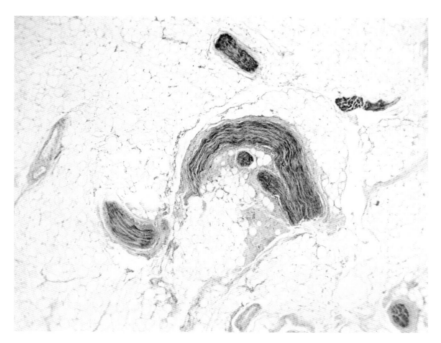

图 11. 筋膜内的神经（**100×120**）。在这张照片中可见一个轴突被一层脂肪细胞所环绕。其他三根神经纤维则较少绝缘，并与胶原纤维密切接触

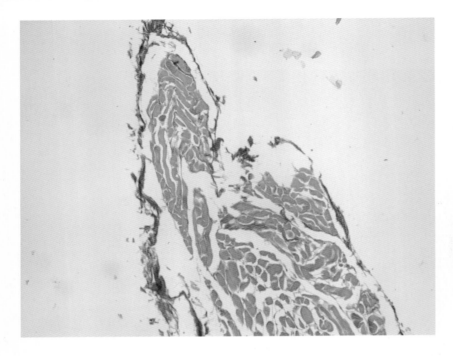

图 12. 被肌外膜包绕的肌肉切面（Van gleson 和 Weigert ×120）：可见肌纤维（淡红色）被肌内膜所包绕；肌纤维组由肌束膜所包绕，后者继而又与最外层或肌外膜相连；在该筋膜里还可以看到胶原纤维（砖红色）和弹性纤维（黑色）

当神经通过深筋膜时，它们被疏松结缔组织围绕，这种方式使其在筋膜拉长时免受其牵引的影响。但是，当这些神经在神经感受体处终结时（例如：游离神经末梢），它们直接插入胶原纤维中（图 11）。

肌外膜位于深筋膜之下，在有些部位自由滑行，在其他部位与深筋膜相连成为其一部分[5]。由于它与深筋膜的相似，是由起伏的胶原纤维和弹性纤维形成，所以这种组织更适合被称为"肌外筋膜"[6]（图 12）。

两个筋膜最重要的区别是其厚度。肌外膜必须很细薄，这样才能适应肌内膜和肌梭的伸展。

成纤维细胞能够产生胶原纤维，现在来对其进行检查。

在图 13 中，深筋膜的单一胶原纤维束的复杂性被突显出来。胶原纤维是由胶原原纤维通过可逆和不可逆的链接组成的。每个胶原原纤维由原胶原分子通过分子间交叉连接[7]。这些分子由成纤维细胞形成后被分泌到基质中。在成纤维细胞中，这些分子被称为原骨胶原，是由几个氨基酸的多肽链形成。

手法操作不会作用到该微观层面，但却可以干预深筋膜基质流动性的保持，从而保证胶原纤维束

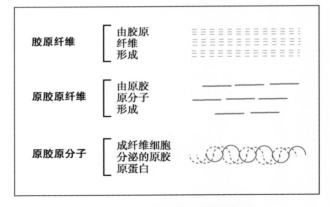

图 13. 单一胶原纤维束的复杂构成

独立滑动。它还参与维持肌外膜和肌束膜的流动性，使各肌肉纤维束可以在不同的时间收缩。

筋膜是整个肌肉骨骼系统各部分的连接组织。它是韧带[8]、关节囊和骨膜外层的延续。虽然这些结构的名称和成分（胶原或弹性纤维的含量）不同，但它们共同构成了所谓的软组织。

因此，用"筋膜系统"一词来代表相互影响的全身纤维结缔组织系统，更为准确。在筋膜手法治疗中，这种筋膜系统的互动为全球化的肌骨器官治疗技术提供了基本原则。

---

[5] 筋膜鞘。由于许多肌肉附着于筋膜的深面，而且每块肌肉都有一个筋膜鞘覆盖，筋膜和肌肉就被一同对待（Basmajian JV，1993）。

[6] 肌肉被一个致密结缔组织鞘——肌外膜覆盖。结缔组织隔膜或肌束膜与肌外膜分离，穿入到肌肉部分，将它分成肌束。细薄的结缔组织隔膜与肌束膜分离，以包裹单个肌纤维（Monesi，1997）。

[7] 通过使用酶消化法，发现蛋白多糖丝有助于韧带的黏弹性。它能为胶原纤维相互间提供横向可逆的联系（Yahia，1988）。

---

[8] 虽然一般情况下，韧带习惯上被简单地认为是机械性结构，但是很多证据显示：韧带是受细小的游离神经末梢和带囊的感受器支配的，该支配能够获取本体觉信息，最终可帮助促进关节周围肌肉的协调、提高身体的稳定性和预防损伤。这种感觉输入影响 γ 运动神经元的输出，继而影响肌梭的向心性输入（Jiang H，1996）。

第一部分

肌筋膜单元

第1章
肌筋膜单元的解剖

一个肌筋膜单元(myofascial unit, mf)是由一组将身体某一节段向某一特定方向运动的运动单位、及与这些力量和介质相连的筋膜组成。它是继运动单元 motor unit 之后,运动系统的又一个结构基础。

这两个基本元素(肌筋膜单元和运动单元)的神经组成部分及神经肌筋膜单元(nmf)的生理将在本书的后面论述。每个筋膜单元内都可以找到一个运动介质同步化协调中心(cc)和一个感知关节运动的感知中心(cp)。

这两个中心(cc 和 cp)负责神经系统在外周的活动:第一个与肌梭互动,第二个为各种关节感受器提供有关每一个动作的方向信息。

肌筋膜单元的结构

身体每个关节的运动由六个单向肌筋膜单元协调进行(图15)。每个肌筋膜单元中都有以下成分:
- 位于筋膜鞘中的能部分自由滑动的单关节和双关节肌肉纤维;
- 能够将张力通过肌内膜、肌束膜和肌外膜传递到浅表筋膜层的深部肌肉纤维;
- 与拮抗肌肌筋膜单元筋膜相连的一部分主动肌肌筋膜单元的肌肉纤维。

现在更详细解释这些组成部分

单关节和双关节纤维

如果不考虑筋膜联系而只研究肌肉的外在表现(如:肱二头肌有两个头,肱三头肌有三个头等)就无法理解肌肉的生理。举例来说:肱二头肌是双关节肌,参与肩、肘关节的屈曲;肱肌是单关节肌,参与肘关节的屈曲(图14)。

上臂的后部有着相似的结构:肱三头肌的长头是双关节肌肉,它参与肱骨(肩)和尺骨(肘)的伸展;肱三头肌外侧头和内侧头是单关节肌肉,它们

参与尺骨(肘)的伸展,并插入到其拮抗肌——肱肌的肌间隔中。

如果这种解剖结构只存在于上臂,我们可以假设它是一个偶然现象。但实际上,全身有 84 个肌筋膜单元有同样的结构。

正是因为有这些短头(单关节纤维)和长头(双关节纤维)的存在,身体各部位的运动能够被很好地控制。举个例子就更容易理解:在行驶的汽车后面绑着个气球,如果这个气球用一根绳子固定,它将会向任何方向摇摆;如果气球用两根绳子固定,它

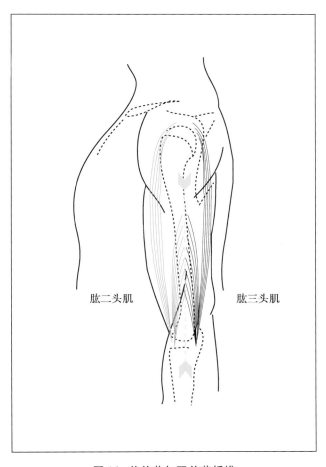

肱二头肌　　　　　　　　　肱三头肌

图 14. 单关节与双关节纤维

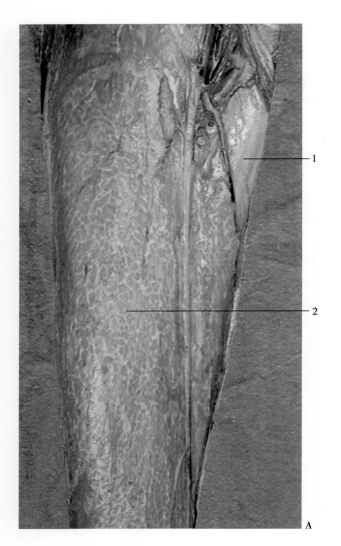

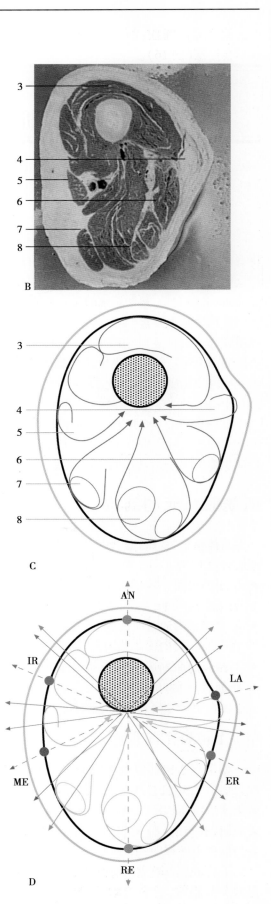

图 15. A-大腿前部的皮下层；B-大腿的横切面（Fuma-galli-宏观人体解剖彩色摄影图谱-由 Dr. Francesco Vallardi/Piccin Nuova Libralia 出版）；C-大腿筋膜间隔的示意图

A-1. 阔筋膜或深筋膜；2. 皮下脂肪组织或浅筋膜。筋膜完整时看不到肌肉，但是如果没有深层筋膜和肌内膜，将难以理解运动生理；B, C-在这部分，可以看到许多隔膜和筋膜间隔、及其如何从筋膜内层分出、如何与同运动方向肌肉群协同工作；3. 股四头肌的筋膜间隔；4. 阔筋膜张肌的髂胫束间隔；5. 缝匠肌间隔；6. 股二头肌的长头和短头；7. 股薄肌和其他内收肌间隔；8. 半腱肌和半膜肌间隔；D, 本图明确显示了肌筋膜单元的同步化协调中心（cc）协调两个不同方向运动中的位置，如：向前（AN）、后（RE）、侧面（LA）、中间（ME）、内（ER）、外（ER）等

将向两个方向摇摆;如果气球用四根绳子固定,它将不会摇摆(图 16)。

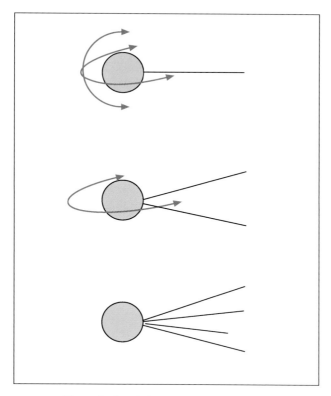

图 16. 气球固定得越牢固,越不容易摇摆

每个肌筋膜单元的长短两头之间,还有一些由单个肌纤维组成小头,它们固定在远处的间隔上[9]。在运动过程中,这种多种类型头的组合可以使肌筋膜单元对身体部位进行精准控制。正是由于这种肌内膜、肌束膜和肌外膜的连续性使得这些头可以和谐地调节其相互间的运动。

肌内膜、肌束膜和肌外膜

单个肌纤维包裹在由疏薄的结缔组织组成肌内膜中,这些肌纤维组合在一起成肌束。这些肌束又被由结缔组织鞘组成的肌束膜包裹着[10]。大多数的肌肉是由很多肌束组合在一起的,然后又由致密的结缔组织——肌外膜包裹着。

每块肌肉里的结缔组织都是由胶原和弹力纤维组成的,它们就像一个柔韧的骨架或框架一样固定着肌纤维和肌梭。这些结缔组织进而与肌腱相连,它们的作用是引导和传送肌肉活动时产生的力量。

单一肌纤维周围的肌内膜与外部筋膜或肌外膜的筋膜相连,使肌梭的收缩能够从深层传导到浅层。同样,这种筋膜的连续性也可以让筋膜的被动牵拉从浅层传导到肌梭。或可以换用以下说法:

- 内部牵拉:当一个人主动伸展他/她的手臂时,在动作实施之前肌梭首先被激活。由于肌梭插入到肌内膜和肌束膜,因此肌梭收缩时这些结缔组织将被牵拉。
- 外部牵拉:当从后面推人时,其竖脊肌的肌梭将被牵拉,激活了牵张反射机制使肌肉收缩[11],从而防止其摔倒。

非常重要的是这个牵拉不是随意的,它要求通过特殊的协调中心(CC)来协调作用。如果想要让肌筋膜的牵拉聚集在筋膜的特殊点上(CC),它就必须:

- 部分肌外膜可以自由地在下方的肌纤维上滑动;
- 部分筋膜要锚定(anchor)在骨骼上,从而使牵拉聚集到一点上;
- 部分筋膜附着(insert)在骨骼上,以使一个肌筋膜单元的张力与其连续的其他肌筋膜单元分开;举例来说,就像一块桌布铺在桌上:
- 如果桌布是粘固在桌子上的,拽桌布的时候桌布就不会引起任何皱褶;
- 如果桌布是固定在桌子的四个角上,那么当拽桌布时,被拽的地方就会形成皱褶;
- 如果桌布任何地方都没有固定,那么桌布就会被拽走;
- 如果桌子的中间被挡住,那么拉力只会传导到桌布的中间。

观察上臂前筋膜腔的三维直角投影(图 17),可以解释肌筋膜的解剖和筋膜与骨的连接[12]。

---

[9] 单个运动神经元支配着广泛分布在肌肉中的肌纤维。通过连续刺激单个运动神经元,可以定位每个肌纤维隶属的运动单元。用这种方式可见与某一特定的运动-神经元相连的所有肌纤维收缩。运动单元的形成是有固定顺序的,这已经在实验动物和人体上都得到了证实,并在被动反射和自主收缩运动中进行了验证(Kandel E,1994)。
[10] 膜状筋膜是肌肉骨骼器官的间质结缔组织的一部分。在最深层它们以隔膜继续分隔各肌肉群,并最终止于包裹单一肌肉的肌束膜上。这层膜紧密联接着肌内膜,同时该肌内膜又环绕着单个肌纤维(Chiarugi G,1975)。
随意肌被结缔组织层包裹着,该层的结构与关节腔的外层膜结构一样;同时,它还决定着肌肉的形状;肌肉其表面滑动。该结缔组织层主要由胶原纤维构成,即所谓的肌肉外膜或肌外膜(Wirhed R,1992)。

[11] 运动单元的收缩不仅可由通过锥体系和锥体外系对运动神经元进行刺激的冲动引起,还可由牵张反射机制输出的 γ 冲动引起(Licht S,1971)。
[12] 上臂肌外膜的内层覆盖在其下面的肌肉上,并且延伸为不太明显的包绕肌肉的结缔组织鞘膜。除了向肌肉延伸以外,筋膜内层衍化出两个坚韧的纤维性间隔,分别为内侧和外侧肌间隔,并附着于肱骨。由此上臂筋膜形成的圆柱形腔被分成了两部分(Testut L,1987)。

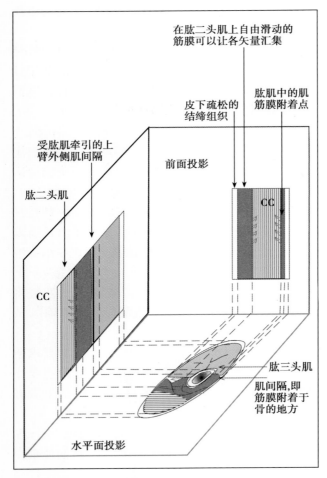

在肱二头肌上自由滑动的
筋膜可以让各矢量汇集

肱肌中的肌
筋膜附着点

皮下疏松的
结缔组织

前面投影

受肱肌牵引的上
臂外侧肌间隔

肱二头肌

CC

CC

肱三头肌

肌间隔，即
筋膜附着于
骨的地方

水平面投影

图 17. 上臂的直角投影

在水平面的投影上，可见上臂前筋膜腔内包绕有肱二头肌和肱肌；部分肱肌插入到双关节肌二头肌的肌间隔中，在筋膜腔内自由滑动。在该投影面上，特别要注意分隔肱二头肌和肱肌的筋膜。

这层筋膜使浅层的双关节纤维与深部的单关节纤维可以在不同时间收缩。后筋膜腔包括肌筋膜拮抗肌肱三头肌（灰色部分）。肱三头肌的外侧头和内侧头分别插入到肌间隔后部。

从冠状面投影来看，最外层为皮下疏松结缔组织，这不利于肉眼观察筋膜上肌肉的张力运动（图 15）。下一层是插入到肌间隔上的肱肌。当肱肌收缩时，张力矢量形成，图上由小箭头表示。筋膜使肌肉同步活动，从而保证了插入到内、外侧膈膜的纤维活动协调一致。中间层是二头肌上自由滑动的部分筋膜，它能使上述提到的各矢量向协调中心集中（cc）。

在矢状面投影上，突出显示了插入到肌间隔的肱肌和肘部屈肌筋膜向量的构造。在膈膜后半部分，三头肌外侧和内侧头插入点相同，但方

向相反。

肌筋膜单元的术语

每个肌筋膜单元由一个或多个运动单元、肌肉、其上覆盖的筋膜及相应运动关节构成。显然，以相关肌肉对肌筋膜单元进行命名并不恰当，所以采用了一种创新性的术语命名方式，即各肌筋膜单元的名称是由其进行运动的首字母和相应身体部位的首字母组成。例如：使足部向前运动的肌筋膜单元，可简写为前-足，an-pe（pe = pes = foot）；它包括向前运动的肌肉、相关的筋膜部分和参与向前运动的足部关节。在解剖学中，该运动通常被定义为足部背屈。但对于膝部来说，同样的运动方向称为伸展；肩部同样的运动称为前屈。用来定义身体各部分运动的众多术语都可以简写为一个共同的术语。这些术语与关节运动本身不相关，但与身体在三个平面上的运动有关（表 1）。

表 1. 运动的新旧术语

上肢运动	躯干运动	下肢运动	新术语
屈 伸	前屈 后伸	踝关节背屈 跖屈	前向运动 后向运动
内收 外展	侧屈	踝关节内翻 踝关节外翻	内向运动 外向运动
桡尺骨旋后旋前	旋转	髋关节外旋/ 髋关节内旋	外旋 内旋

在第二个表中，你会发现身体部位的各运动方向及疼痛位置的缩写（表 2）。这种缩写在肌筋膜运动的实践方面有两个积极作用：

表 2. 运动的空间平面和方向

矢状面		冠状面		水平面	
前	AN	内	ME	内旋	IR
后	RE	外	LA	外旋	ER

- 单向顺序之间的连续性变得一目了然。
- 能立即找到需要治疗的疼痛的肌筋膜单位的位置，如脚前面部分疼痛，缩写为"足，前 pe an"。

在矢状面上，所有身体部位的前向运动被称为前，ante，缩写为 an。任何身体部位向后运动叫后向运动"后，retro"（re）。在冠状面上，内向运动称为"内，medio"（me），外向运动称为"外，latero"（la）。

在水平面上,向身体内前方运动的组合称为"intra"或内旋;向外后方向的运动称为"extra"(er)或外旋。

　　肌筋膜单元名称的剩余部分由该单元人体节段/关节的首字母组成。考虑到拉丁语的国际特征,再一次选择使用拉丁术语(表3)。单独使用时,这些术语指某个关节或骨骼;当与运动方向一起使用时,它们指的是关节-肌-筋膜功能单元。在表3中,第三列表示每个节段的整体意义。将这些首字母和方向相连,那么每个肌筋膜单元所指的具体区域就会进一步界定出来。

表3. 身体部位名称

缩写	拉丁语	代表部位
SC	肩胛	肩胛-胸廓和锁骨关节+斜方肌、前锯肌、菱形肌
HU	肱骨	盂肱关节+三角肌、二头肌、冈上肌
CU	肘部	肘关节+臂筋膜+二头肌、三头肌、
CA	腕	桡腕关节+伸腕肌桡骨和尺骨
DI PO	指趾 拇指	腕骨间和指间关节+手部骨间肌
CP	头	颅骨和颞下颌关节+眼部直肌,颞肌
CL	颈	颈椎+颈筋膜+颈髂肋肌
TH	胸部	胸廓及胸肋关节+胸髂肋肌、胸肌
LU	腰部	腰椎+筋膜+腰髂肋肌、腹直肌
PV	骨盆	骶骨关节,耻骨关节+臀肌、斜肌、腹直肌
CX	髋部	髋关节、大腿+闭孔内肌、耻骨肌、梨状肌
GE	膝	膝关节+阔筋膜+股四头肌、股二头肌
TA	踝	踝关节(胫距)、小腿筋膜、腓肠肌、胫骨肌
PE	足	内跗骨、趾骨关节+筋膜+足部骨间肌

　　如:术语"肘部前向运动"(an-cu)是指上臂与前臂所有能够使肘关节向前运动的肌肉。

　　身体节段与运动方向组合使用,不仅有助于定义的肌筋膜单元的名称,也有助于精确界定疼痛的位置,即有助于确定肌筋膜单元及其特定的功能障碍。前部和后部肌筋膜单元的示意图(图18和图19)上有几个圆圈,分别勾勒出一个具体的肌筋膜单元,该单元的名字由附近首字母表示。例如,围绕足部(pe)的圆圈包括各关节、骨骼和内在的肌肉,它们作为一个整体功能单元进行运动,而不是各自独立运动。在足部(pe)的前向或后向运动中,脚后跟和脚趾之间有一个相互适应的过程。同样,

脚部的小肌肉也是成群一起活动,而不是各司其职。在足部前向或后向运动中,伸肌和屈肌作为一个功能单元一起活动。

　　手部和足部的每一个肌群或其他由更大肌肉块肌群组成的运动单元都是由一个具体的协调中心(cc)控制,以确保所有运动协调进行。身体前部的每一个圆圈包括前向、内向和内旋肌筋膜单元的协调中心。身体后部的每一个圆圈包括后向、外向和外旋肌筋膜单元。

　　踝骨附近的圆圈表示踝部肌筋膜单元,它包括踝关节(距胫),内外踝和使踝骨在三个空间平面中运动的肌肉。运动膝关节的肌筋膜单元向上到大

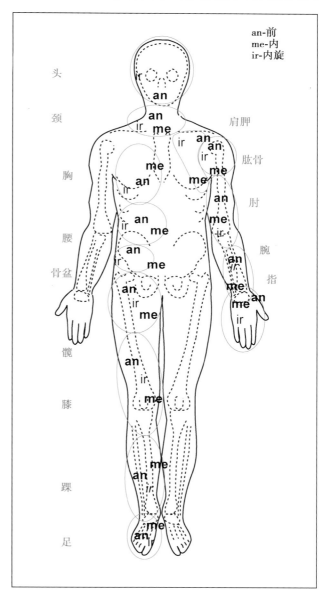

图18. 身体前面的肌筋膜单元

注:图中 re = 后向, an = 前向, me = 内向, la = 外向, er = 外旋, ir = 内旋

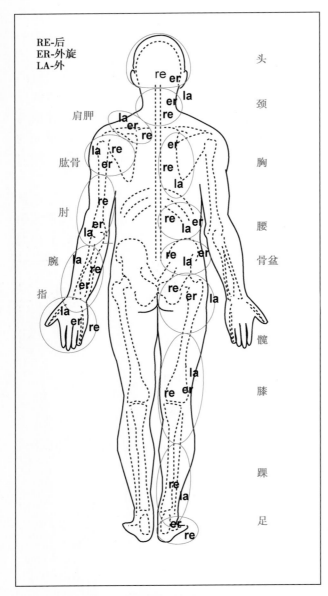

图 19. 身体后面的肌筋膜单元

注：图中 re = 后向，an = 前向，me = 内向，la = 外向，er = 外旋，ir = 内旋

腿的下三分之一处，向下到小腿的上三分之一处。其中包括两个头的腓肠肌，该肌主要参与膝关节的后向运动。臀部的肌筋膜单元从腹股沟韧带的前面延伸到骶结节韧带后面，包括大腿的上三分之一。

骨盆的肌筋膜单元（pv）从脐下延伸到耻骨前面，从髂腰韧带延伸到尿生殖膈后面。

腰部肌筋膜单元（lu）从胸廓出口下方延伸到肚脐，并从第一腰椎延伸到第五腰椎。

胸部（th）包括胸廓和胸椎，但不包括运动肩胛骨和肱骨的肌肉。

颈部肌筋膜单元（cl）从第七颈椎向上延伸到枕骨的后方，并向前延伸到下颌及相应的随意肌。

肩胛部肌筋膜单元（sc）后面的圆圈包括肩胛骨内侧缘和相关肌肉（斜方肌、提肌肩胛和菱形肌），它们能使肩胛骨作向后、向上及外旋运动。肩胛部前面的圆圈包括锁骨和相关肌肉（胸大肌、胸小肌和锁骨下肌），它们能使肩胛带作向前、向下和内旋运动。

肱骨肌筋膜单元（hu）包括盂肱关节、肩胛、胸部和臂部近侧三分之一的肌肉，它们能够使相应身体部位在三个平面中进行运动。

肘部肌筋膜单元（cu）的圆圈包括大部分二头肌（an）、三头肌（re）、部分前臂及在外向、内向运动中固定肘部的肌肉。

腕部肌筋膜单元（ca）包括腕关节和作用于该关节的前臂肌群。手部肌筋膜单元包括手指（di）和拇指（po）：因拇指与其他手指在功能上相互独立，所以需要对其进行区别。自主运动时单个手指能分别活动，但姿势反射时手指常同时运动。后四个手指的向心性运动，也叫内收，由掌侧骨间肌执行，这些肌肉由掌深筋膜统合；四指的离心性运动，即外展，由手背的骨间肌执行，由背深筋膜统合。此二筋膜有一个调和中心协调这两个方向的动作。

肌筋膜单元：主动肌和拮抗肌

通过主动收缩提供运动所需力量的肌肉叫主动肌；动作与主动肌相反的肌肉叫拮抗肌。这种解剖排列在肌筋膜单元更为精细准确。身体某一部位在某一平面向特定方向运动的肌筋膜单元都有一个在同一平面反向运动的肌筋膜单元。

肌筋膜单元只能收缩，因而其拮抗单元必须主动干预才能将相应身体部位拉回到中立位或起始位。肌筋膜单元的生理学研究将揭示筋膜是如何进行交互抑制的。第一部分内容将从解剖学角度证实主动肌和拮抗肌肌筋膜单元的筋膜连接。

如果把船的桅杆比作大腿股骨，则其相似的工作原理大致如下：（图 20）

● 在矢状面上，桅杆被船尾和船头的绳索拉直在垂直位；同理，股骨在矢状面上被股四头肌和股二头肌拉直在垂直位；

● 在额状面上，桅杆被侧索拉直在垂直位；同理，股骨被内、外侧肌间隔拉直在垂直位。

在这两个肌筋膜单元肌纤维的调节中，肌间隔和肌外膜鞘可能起着直接的作用。事实上，船的桅杆是在某一位置保持不动的，而大腿则在一定的空

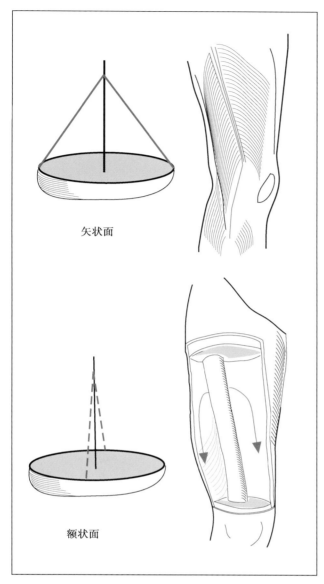

图 20. 船索与股部筋膜

矢状面

额状面

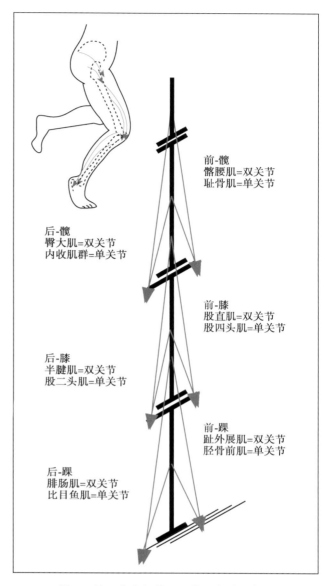

图 21. 被固定在矢状面上的垂直放置节段

前-髋
髂腰肌=双关节
耻骨肌=单关节

后-髋
臀大肌=双关节
内收肌群=单关节

前-膝
股直肌=双关节
股四头肌=单关节

后-膝
半腱肌=双关节
股二头肌=单关节

前-踝
趾外展肌=双关节
胫骨前肌=单关节

后-踝
腓肠肌=双关节
比目鱼肌=单关节

间内进行移动。运动（向前、向后或侧向）时，主动肌肌筋膜单元是主动启动，而拮抗肌筋膜单元则根据身体某部位的倾斜角度来调节适应（交互抑制）。

在人体，不是某一部位被维持在直立位，而是一组骨骼在不同平面上被维持在某一位置。从这一点来说，很显然每个肌筋膜单元都需要双关节纤维（图 21）。单关节纤维维持身体稳定，而双关节纤维调整身体上下对应部分的位置。

无论是肌纤维或者中枢神经系统，都无法单独进行这种协调调整：肌纤维没有固定的维度，而中枢神经系统有太多需要控制的变量。筋膜有固定的维度，用以适应关节的活动范围，因此它是真正适合这种协调控制的唯一结构。

第 2 章
肌筋膜单元的进化

上一章介绍了关节是如何在六个肌筋膜单元的控制下进行运动的,即两个筋膜单元控制一个运动平面。本章我们将探讨这些肌骨装置的结构是如何在进化过程中形成的。

三个平面上的运动进化

根据进化理论,第一个被掌握的运动平面是冠状面[13],侧屈是水生环境中最适合的运动方式。

腔肠动物(珊瑚虫、水母)在水中通过肌上皮细胞的收缩进行移动。它们整个身体呈一个内收/外展的运动模式,这有助于其在运动过程中过滤水分和获取营养。

这些动物的身体各部分都是一样的[14],其运动没有特定的方向性(图22)。

环节动物的身体有前后之分,并通过脑神经节对各相同体节进行控制。其身体收缩依然为内收/外展模式,蠕动方向取决于头部。

扁形动物[15]和后生动物(节肢动物)呈两侧对称,其肌肉样结构由中胚层分化而来。它们通过身体对称两侧的轮流收缩在环境中移动。这种冠状面上的左右侧屈使它们的运动沿矢状轴呈前后方向。

头索动物亚门和圆口纲脊椎动物[16]或海七鳃鳗

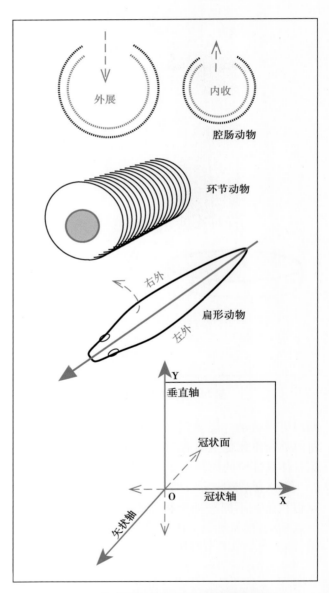

图22. 环节动物和扁形动物沿着矢状轴移动

属动物(七鳃鳗)是原生脊索动物,它们都有脊索或其他支持连接结构。

它们依然以侧屈为主要运动模式,但运动能力更强。这与以下因素有关:

---

[13] 在肌节中,随意肌纤维因与脊索平行而被首先区分出来,因此,它们收缩时会向同侧屈曲。两侧交替就会形成一个波状的运动模式,这也是胚胎的第一种运动方式(Chiarugi G,1975)。

[14] 腔肠动物由两层细胞构成,即外层(外胚层)和内层(内胚层),二者之间是胶质层,叫做 mesogla。腔肠动物有一个神经系统,但没有迹象显示有中枢控制。其身体各部分特征相同,这与解剖位置无关。这种类型的身体结构叫做辐射对称。这类动物在水中是漂浮的或不固定的(Stefanelli A,1968)。

[15] 有明确运动方向的动物往往呈两侧对称,并由单一的分节沿从头到尾的方向构成,这样可以有效地将其分成相同的两部分。扁形动物的身体有三层结构:外胚层、内胚层和中胚层。其肌肉系统来源于中胚层(Stefanelli A,1968)。

[16] 我们发现圆口纲脊椎动物(无颌类脊椎动物)通过隔膜沿水平面将身体分成体节,同时通过在尾部相连的背部中间矢状位的隔膜和腹部中间矢状位的隔膜将身体分为左右两半。因此,由筋膜间隔发展而来的肌节沿腹部向背部呈连续状态。我们发现七鳃鳗有两个半圆形的管道(Stefanelli A,1968)。

10

- 脊索提供了一个着力点,使肌肉向一个方向持续用力,从而促进肌力发展。
- 左右两侧的肌群被纵隔分开。

背鳍是纵隔的延伸,它加强了潜在的稳定性。根据肌群的活动情况,纵隔向左或右延伸(图 23)。

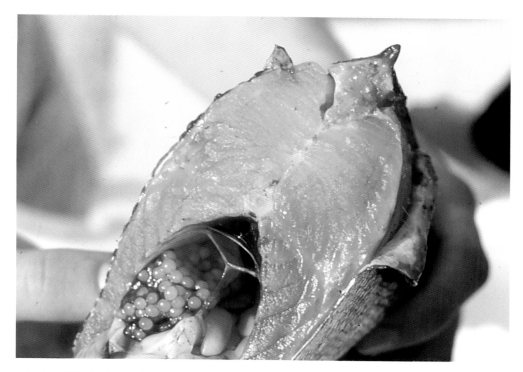

图 23. 鳟鱼的横切面上可见由椎骨向背鳍延伸的纵隔,它将肌群分为对称的两部分。隔膜上有肌纤维附着;这种在弹性结构上的附着方式可使一侧肌纤维的收缩向与其相拮抗的对侧传递

头索动物亚门有两个侧向运动的肌筋膜单元,它们相互拮抗。肌间隔对身体两侧相互拮抗的力量进行调节。肌肉间的筋隔膜[17]位于肌节之间,它是协调单侧肌纤维同时收缩的基本结构。头索动物亚门躯体一侧所有的肌肉可作为一个侧向运动的肌筋膜单元。但由于它只有一个驱动向量,所以其运动不是很精确。

部分脊椎动物(软骨鱼、软骨鲨)有横膈形成,将一侧肌群分成两部分,从而提高了侧向运动的准确性[18]。这是双向驱动能提高运动控制效果的例证

(图 24,图 25)。同样原理可见于身体各肌筋膜单元(单关节和双关节纤维)的力学组合中。

头部后向运动的肌肉由两侧背部肌群发展而来,而前向运动的肌肉则是来源于腹部肌群。随着在矢状面上的运动逐渐向整个躯干延伸,侧面间隔分成了两片。一片与参与后向运动的轴上肌相连;另一片与参与前向运动的轴下肌相连。轴上肌由胸腰筋膜的间隔包绕,而轴下肌由腹部筋膜的间隔包绕[19]。

水平面上运动的进化过程将在关于运动规划的章节中探讨。

现在来分析一下肌间隔在拮抗组织中的重要性。

腔肠动物与红海鞘或红饵的运动通过以下方式实现:身体所有细胞大规模、单向收缩,随后快速

---

[17] 动物的分节是按一定的排列顺序形成的——身体一侧的肌节与椎骨的数量对应。每一肌节的肌纤维按前后方向排列,只有部分与骨骼相连接。位于相邻肌节间的连接组织叫做肌间隔,它们强韧有力。大多数肌肉组织位于这些隔膜之间,它们在与脊柱相连之前按自己的方式运动。对于真骨鱼类,肋骨作为肌间骨膜来源于这些隔膜,它们有额外的支撑作用(Romer P,1996)。

[18] 对于颚口虫属动物,水平位或冠状位的隔膜将肌节分为背上段和腹下段,上端肌节作用于背部或轴上的肌肉,下段肌节作用于腹部、轴下的肌肉。轴上肌肉由脊神经背部分支支配,而轴下肌肉由腹分支支配(Stefanelli A,1968)。

[19] 轴上肌的作用是伸展或伸直脊柱,并使身体侧屈。它分为四组:椎间肌、最长肌、棘肌、髂肋肌。轴上肌继续向上进入颅骨延伸为鳃上肌;而轴下肌向上进入下颌骨延伸为鳃下肌(Kent GC,1997)。

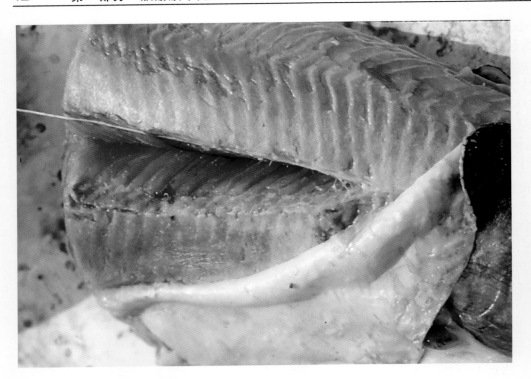

图 24. 鳟鱼的侧面观显示：肌隔膜位于肌节间，并向头部倾斜；横隔将腹肌（轴下肌）与背肌（轴上肌）隔开；有一薄筋膜层与肌纤维相连

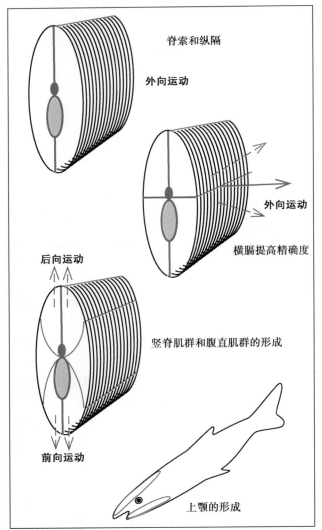

脊索和纵隔

外向运动

外向运动

横膈提高精确度

后向运动

竖脊肌群和腹直肌群的形成

前向运动

上颚的形成

图 25. 头索动物的脊索和纵隔及软骨鱼的横膈

完全放松,这样身体在重力作用下回到起始位。由于这种运动方式比较慢,所以机体为了加速运动而将自身分为相互拮抗的两个肌筋膜单元。环节动物相同的体节以此方式分成完全对称的两部分,这种现象已在头索动物中证实[20]。

　　鱼类的纵隔将其侧向运动肌群分成两部分,而人类的腹白线和椎骨棘突之间的棘上韧带保有同样的作用。这些筋隔膜将机体分为左右对称的两部分,它们在侧向运动时相互拮抗。(图26A)。

　　在两栖、爬行和哺乳动物的演变过程中,侧屈序列的变化与以下改变有关:

- 随着矢状面上运动的增加,侧屈运动逐渐减少。
- 侧屈肌在向背部迁移中不断萎缩,大部分变为髂肋肌。

　　在矢状面上,前部肌群借胸腰筋膜深层继续与后部肌群相连;胸腰筋膜将竖脊肌与髂腰肌隔开。另一条横筋膜连接腹直肌与胚胎轴下肌群(髂腰肌)(图26B)。

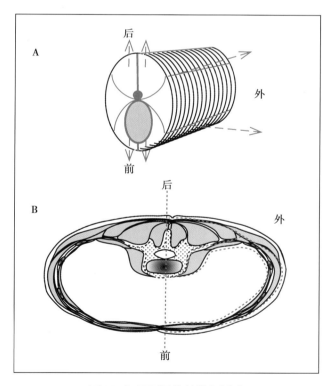

图 26. 躯干周围的拮抗肌活动

节段独立性的进化

　　圆口纲脊椎动物(七鳃鳗)没有下颚,它有着相同的身体节段,各节段一起连续活动。为了中断这种节段间的协同运动,使各节段能够相互独立,它的身体经历了漫长的演变。下颚是第一个从身体统一运动中独立出来的节段[21],其肌肉由鳃或咽弓衍化而来,下颌张开时可以看到下颌间肌。哺乳动物的咬肌、颞肌和翼状肌来自软骨鱼的下颌内收肌(表4);软骨鱼的下颌间肌在哺乳动物演变为前二腹肌。

表 4　节段肌肉的形成

节段	软骨鱼	人类
下颚		
第 1 咽鳃弓	下颌内收肌 下颌间肌	咬肌,颞肌 二腹肌前腹
颈部		
第 2 咽鳃弓(舌骨弓)	上提肌 颈部括约肌	茎突舌骨肌 镫骨肌 颈阔肌 面部肌肌节
第 3、4 咽鳃弓	鳃括约肌 鳃上提肌	环甲肌 斜方肌、胸锁乳突肌 斜方肌、胸锁乳突肌
躯干肌肌节	轴上肌 轴下肌	最长肌 颈长肌
肩胛带		
	早期斜方肌 轴上肌 轴下肌	斜方肌 菱形肌 胸小肌

　　鲨鱼的下颚呈折刀状闭合,它只能在矢状面上移动。或进一步说,鲨鱼捕食时要移动整个身体。但如果想捕食更快更节能,那么最好其颈部能够独立活动。因此,颈部是第二个从身体节段中分离出来的部分。

　　这组椎体使第二、三、四鳃弓的部分肌纤维相对于躯干的活动更加自由[22]。由于它们的颈部不

---

[20] 圆口纲脊椎动物和头索动物都有一个矢状位的结缔组织隔,它们均被结缔组织真皮层覆盖。结缔组织隔向中间扩展包绕着骨骼轴,其中脊髓位于背侧,而血管主干位于腹侧。结缔组织横隔位于肌节之间,也附着于矢状位的结缔组织隔上(Stefanelli A,1968)。

[21] 所有脊椎动物的第一弓的肌肉主要负责活动上颌骨和下颌骨。下颌内收肌是第一咽弓上最发达的肌肉。哺乳动物的这块肌肉分为三部分:咀嚼肌,颞肌和翼状肌(Kent GC,1997)。
[22] 低等四足动物有一块薄的颈括约肌,它如同颈圈一样覆盖在第二咽弓起点上,并与颈部皮肤相连。该膜在爬行动物和鸟类中被称为颈阔肌,它向背部延伸至头部皮下。哺乳动物的颈阔肌向面部扩展形成面部表情肌(Kent GC,1997)。

仅能沿矢状面活动,而且还可以在其他两个面上活动,因此其部分肌纤维起自躯体肌(轴上肌和轴下肌),部分起自第三鳃弓(环甲肌),还有一些起自第四鳃弓(斜方肌、胸锁乳突肌)。

　　肩胛带和骨盆带[23]随着四肢的发展而形成。这部分内容将与肌筋膜序列的发展一起讨论。

　　随着四肢的出现,胸部相对于腰部有了一定的自由活动度。这种活动的独立性打断了轴上肌的连续性,从而促进了胸长肌、颈肌及腰肌的发展。

从肌隔膜到肌筋膜单元

　　各节段的独立意味着肌节和肌筋膜隔膜完全放弃其单一节段性,而是根据新的力线重新分布。之前身体任一方向或面的运动都需要机体所有肌组织参与,但到了这个阶段,身体各部位只需要自己肌组织的参与[24]。这样逐渐形成了以下结构:每一节段由6个肌筋膜单元构成,每一肌筋膜单元由单关节纤维、双关节纤维和肌梭构成。

　　上述进化过程通过以下方式进行:
- 首先肌节沿张力线拉长。
- 随后,肌隔膜或体节隔膜,部分和单向肌纤维一起形成肌梭,部分包裹整个肌肉块形成肌外膜[25]。

　　观察硬骨鱼的这一进化过程[26],我们发现躯干侧屈可使肌节沿从头至尾方向拉长[27],从而诱导肌隔膜-筋膜与牵引方向平行排列。

　　至此,这些纤维延长并与多个节段相连。最终这些肌隔膜-筋膜不再是节段性,而是在肌纤维之间延长形成肌束膜。(图27,A、B)

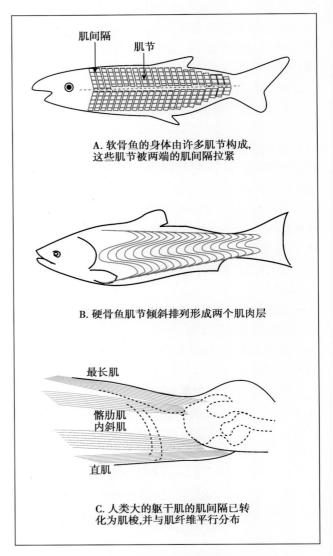

A. 软骨鱼的身体由许多肌节构成,这些肌节被两端的肌间隔拉紧

B. 硬骨鱼肌节倾斜排列形成两个肌肉层

C. 人类大的躯干肌的肌间隔已转化为肌梭,并与肌纤维平行分布

图 27. 由肌间隔至纵向肌群

椎体之间的深层肌仍然保持平行的肌纤维结构,这在某种程度上类似于最初的节段性结构;而趋向于浅表的肌肉将多个节段联结在一起。对于人体来说,脊椎旁的深层肌呈节段性;而趋向于浅表的肌肉延长连接多个体节,如:髂肋肌、最长肌(腰,胸,颈部)[28](图27,C)。椎骨和肋骨由肌隔膜衍化而来,它们仍保留着成系列存在的节段性肌纤维的参照点。多节段肌纤维以与之平行分布的肌梭作为参照点。

　　神经分布[29]沿肌肉结构变化同步调整:深层椎

---

[23] 对于鱼类,那些弓形结构肌肉沿着舌骨分布,能使咽腔和鳃裂变窄或增宽,它们是括约肌(背侧和腹侧)、提肌和内收肌。弓形结构的提肌形成一个薄肌肉层,之后逐渐演化为斜方肌和胸锁乳突肌(Kent GC,1997)。

[24] 肌肉器官的功能随着发展而进一步提高,这主要取决于骨骼不同部位的自主运动和构成肌群的不同肌纤维束间的功能分组。因此,肌肉没有各自单独的起点,而是以整个肌群有不同起点为最终形式(Chiarugi G,1975)。

[25] 肌筋膜(尤其是背部的肌筋膜)似乎是从肌隔膜演变而来,而肌间隔则是由位于肌间的间叶细胞组成的隔膜(Chiarugi G,1975)。

[26] 硬骨鱼的肌节在肌间隔上的附着面有增加的趋向。该附着面呈圆锥形,由此肌节的收缩不仅会作用于相邻的两块椎骨上,而且还会作用到较远的椎骨上。肌节后倾(向后)可使躯干肌的浅深两部分分开,这种分离形成了躯干的内、外斜肌。羊膜动物躯干部的横膈膜在不同点上消失,肌节融合形成纵向肌。

[27] 显然,轴下的肌间肌还含有早期肌纤维(第一波纹)。这首次表明了两侧由肌节分化而来的肌肉中含有一种肌纤维的基本成分,而这种基本成分是在该节段中间区域生成的。此外,在肌节生长和演化为肌肉的过程中,第二个波纹的肌纤维逐渐插入到早期肌纤维之间,并呈恒定模式,即肌节从背中部向腹侧部逐渐扩展(Cinnamon Y,1999)。

[28] 主要起于单一肌群中各肌节的融合部位的肌肉被称为多节段肌;与之相反,由单一肌节演化而来的为单节段肌(Chiarugi G,1975)。

[29] 有证据显示:早期脊椎动物没有地形性的运动柱;运动柱或肌节图与羊膜脊椎动物一起、或仅在其之前出现(Fetcho JR. 1987)。

间肌纤维肌梭少，而长的浅层肌纤维则肌梭较多[30]。七鳃鳗只有肌节有神经分布，其肌隔膜则没有；而哺乳动物的肌梭和肌纤维都有神经分布[31]。软骨鱼的肌肉没有肌梭[32]。它的各个肌纤维分别接收来自各自附着的肌隔膜-筋膜的反馈。肌肉逐渐纵向拉长时，不同的肌纤维会同时牵拉部分肌隔膜。这些肌隔膜将会慢慢演变为肌梭[33]。

由此，我们可以推出：肌梭是筋膜反馈的替代结构；对于人类来说，直接附着于筋膜上的肌肉没有肌梭，如：面部的表情肌[34]。

肌纤维是一种没有确切尺寸的收缩元素。起初，它与肌间隔相连；但随着进化发展，现在它与肌梭的胶原结构相连。

肌肉中肌梭的位置有以下功能：

- 指导单向纤维完成运动指令；
- 保证单向纤维连续收缩，从而使身体部位能在单一平面上运动。

肌梭是单向肌纤维与原始筋膜相关部分的连接部位。

机体的每块肌肉都含有启动外向、内向、后向、前向、内旋、或外旋的肌纤维（图28）。这些纤维最初由特定的肌间隔隔开。但随着肌肉的形成，这些间隔逐渐内陷形成肌束膜。

肌束膜与肌外膜和深筋膜相连[35]。这种连续性意味着单一肌纤维连接一个结构和一个协调中心，它们一起合作完成最终的特定任务。在肌外膜

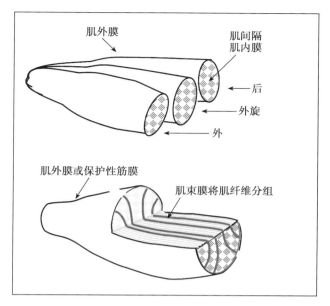

图28. 肌内膜、肌束膜和肌外筋膜

筋膜的特定点上，可见各单向肌纤维组相应的协调中心。

一个运动元单元有几千个肌梭，它们分布到多块肌肉中。仅靠中枢神经系统使它们活动同步是不可能的。它们需要在外周有一个矢量中心来协调运动。神经冲动启动肌纤维收缩的"有或无"，如：鲨鱼嘴部折刀样开合，但不能选择下颌以某一特定的角度闭合。只有在肌梭参与下，再合并肌纤维的不断启动，整个关节才可以在任一角度上制动。

当身体部位在单一平面上移动时，由于肌梭和高尔基腱器官的作用，单向纤维可不断地暂停活动。

所有关节都可在某一平面上进行一定程度的活动（图29）。运动时，相应的肌筋膜单元的肌纤维被顺序启动，就好像一系列变阻器一样。实际上，解剖学观察可见各肌肉的形成过程与变阻器类似。

胸大肌、背阔肌、臀大肌、三角肌等所有肌肉都由系列肌纤维构成[36]，这些肌纤维能依关节活动角度而顺序启动。

新鲜解剖的兔子[37]的背阔肌可见有数个肌纤维层可相互间独立滑动。

[30] 对肌梭在相关肌肉区中的节段性分布情况进行比较显示：其在外侧柱所有层面（髂肋肌）的密度都比在中间柱相对要高，而在内侧柱（半棘肌、多裂肌、回旋肌）的密度则最低（Amonoo-Kuofi A，1982）。
[31] 日本七鳃鳗肌节的外侧面被扁平细胞层覆盖，而其他面则被薄的外层覆盖，该薄层没有向肌节中相邻细胞的间隙内延伸。在肌节各肌肉薄层的内侧缘中部，可见一压紧的细轴突束；该处也是神经肌肉连接形成的部位。在肌间隔的末端或肌肉薄层的外侧缘均未发现神经末梢（NakaoT，1976）。
[32] 很多脊椎动物的肌梭都是一种特殊的感觉器官，用来测查肌肉的牵拉情况；其结构因脊椎动物种类的不同而异。Barker认为两栖动物是最早有肌梭的脊椎动物（Maeda N，1983）。
[33] 肌梭是肌肉独有的特征。爬行动物通过螺旋形扩展在其单一肌纤维周围形成环。哺乳动物的肌梭由包裹在结缔组织鞘中的小肌纤维群组成。每个肌纤维都是被螺旋形环或开花样扩展包绕。四肢内的肌梭数量远远多于躯干内的。它们与本体觉传导通路相连（Stefanelli A，1968）。
[34] 在解剖学上，人类几乎所有的肌肉中都有肌梭，它们由特殊的肌纤维构成。舌骨下肌和面部的表情肌没有肌梭（Pirola V，1996）。
[35] 每块肌肉的肌纤维的功能和神经支配各不相同（快速的白色纤维，慢速的红色纤维），因此它们不可能在一指令下同时活动。肌内膜可使激活的肌纤维在未激活肌表面滑动；而肌束膜则能连接单向的激活纤维。每块肌肉的结缔组织都含有胶原纤维和弹性纤维；它们如同一个弹性的骨架一样锚定肌纤维和筋膜。结缔组织与肌腱和肌肉的附着点相连续，其主要功能是将运动过程中的肌肉力量以适当的方式引导和分配到骨骼（Wheater P，1994）。
[36] 由于单一肌纤维相互间能独立收缩，所以肌肉不能作为一个功能单位（Chiarugi G，1975）。
[37] 为了证实前面的推论，我们对5只兔子的尸体进行了检查。第一只兔子宰杀后马上去皮，以对其结缔组织各层的情况进行研究。要想观察筋膜层的滑动和分离情况，保持组织的温暖非常重要（Stecco L，1997）。

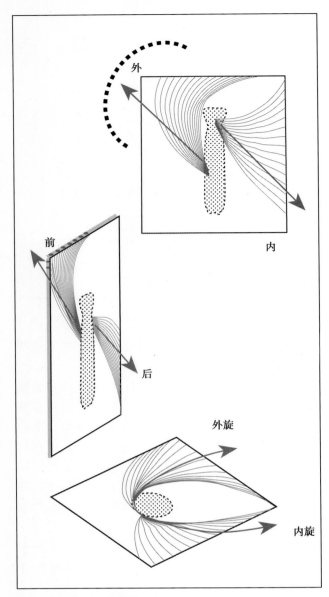

图 29. 各肌筋膜单元中的肌纤维被顺序激活

在肌腱层面,可见纤维能够依关节活动角度的不同而相应启动。

中枢神经系统向不同纤维发出冲动,但是它无法随肢体姿势改变而对纤维活动进行及时调整[38],如:减少远端纤维的活动或增加近端纤维的活动。中枢神经系统不能随所需力的变化来调整不同纤维的活动。只有对牵拉敏感的弹性结构(如:筋膜)才能启动或阻止肌梭和相应的肌纤维。

我们将在后面关于生理学的章节中,对此类外周调整装置的确切工作情况进行探讨。

---

[38] 大脑皮层并不知晓其指令发出后的的实际运行情况。不幸的是,皮层指令起效的背景条件却会不断变化,其最终效果必然因这些条件而改变。当将要发出的指令环境变化时,大脑并没有办法对其做出调整(Turvey M,1992)。

第 3 章
肌筋膜单元的生理

关于运动的构建,大脑只负责外周运动的规划,而肌纤维则只负责收缩。肌筋膜单元在某一特定神经冲动的激发下,启动身体特定部位的运动。肌纤维只能在自身特定的范围内进行运动,肌肉的收缩方式和方向都是由肌筋膜决定的。如果肌筋膜的协调中心的一致性发生变化,那么肌纤维的"参照系"和最终运动都将会不同。

协调中心和感知中心

几千年的经验显示:当人类机体的某些点被刺激时,会有疼痛向四周边放射,甚至传到较远的区域。对这些点进行适当地治疗有一定的效果。在不同的流派或文化中,上述点的叫法不同,但位置基本一样。

为什么这些点在所有人的身上位置基本相同呢? 要想了解原因,必须要弄清楚下述问题——各流派或文化是在哪些组织中发现这些点的? 他们一般倾向于这些点分布在不同组织中(如:肌肉、疏松结缔组织、骨膜、韧带、血管、神经等)。

但是,筋膜是唯一一种能在压力下进行自我调整的组织。它既有可塑性又有韧性,能在作用下改变自身的一致性。筋膜的这些特点足以解释它为什么会成为身体点的理想位置,而肌筋膜的生理也确认了这一假设。

每个肌筋膜单元都有一个协调中心(centre of coordination,cc)和一个感知中心(centre of perception,cp)。协调中心能够引导肌力走行,而感知中心则能觉察运动发生的关节的情况。上述张力在肌筋膜单元内的协调情况取决于筋膜的连续性。

实际上,肌力从肌肉深层向浅层的点传输,主要与肌内膜、肌束膜和肌外膜的一致性有关。

肌梭在肌内膜上的所有拉力均向肌外膜汇集(图30,A)。在最简单的肌筋膜单元(如:肱三头肌独立完成肘关节伸展)中,拉力汇集到同一肌肉的中点上。但是,即使在复杂的肌筋膜单元(如:运动由位于多块不同肌肉中的运动单元完成)中,所有拉力最终也会汇集到一个统一的点上。这种力量向某一点或CC的汇集方式主要与筋膜能够在单一肌束上自由滑动有关[39]。筋膜还需要有一些点能够锚定在骨骼上,以防牵拉时移位。鱼类的筋膜间隔能够联合单个肌节的活动,从而进行侧屈运动。人类各肌筋膜单元的协调中心能够联合与特定运动相关的所有运动单元的活动。协调中心的这些功能主要取决于各自对肌梭牵拉的适应情况[40],而非通过游离神经末梢信息的传入。肌梭附着于肌内膜上。当伽马冲动使其收缩时(图30,B),它们会牵拉整个筋膜结构[41,42]。这种牵拉不是随意的,而是会向某一确定的点或cc汇集,而这主要与筋膜内的可塑性有关。筋膜会根据牵拉进行自我调整。肌梭收缩时,筋膜变短,其中心部分会变大,环螺形末梢被激活[43]。Ⅰa和Ⅰb的传入纤维起自这些环螺形末梢,并将冲动向脊髓传递。只有冲动传送到脊髓时,才能经阿尔法纤维进行第二阶段的收缩。正常情况下是感觉不到这种神经-肌-筋膜的活动的。只有当其功能异常时,我们才会注意到它所

---

[39] 筋膜的内表面被一层疏松滑动组织覆盖,向内将之与肌肉隔开。肌外膜层位于筋膜和皮下组织之间。筋膜通过肌间隔锚定在骨骼上。这些深层的附着点对于筋膜纤维的方向走行影响显著。胶原纤维的方向有纵向、横向或斜向之分。筋膜是运动器官的基本单位(Lang J,1991)。

[40] 肌梭由4~10根随意运动的肌纤维束及包绕在其周围的胶原鞘组成。它们附着于肌内膜和胶原鞘上。伽马运动神经元产生的冲动可引起这些纤维收缩(Mazzocchi G,1996)。

[41] 伽马循环是随意肌收缩的基本条件,它能够保持有效位相性收缩所需的最佳肌张力。现已证明:每一次随意运动之前都会伴有所涉及的随意肌的肌张力轻度增加(Mazzocchi G,1996)。

[42] 每个肌梭都被筋膜包绕,以防止其拉长。因此肌梭参与神经肌肉的功能活动(Warren IH,1998)。

[43] 肌梭内的纤维附着于肌纤维周围的结缔组织上。在伽马运动神经元刺激下,它会发生短缩;随着肌肉的收缩,它会调整自身的长度以适应肌梭外纤维的变化(Baldissera F,1996)。

引起的关节疼痛。协调中心的致密化会使筋膜无法根据肌梭的牵拉而进行正确地调整,这意味着Ⅰa传入纤维和随之的阿尔法纤维没有被全部激活。因此,肌筋膜单元内只有部分肌纤维收缩,从而导致关节异常扭曲牵拉。

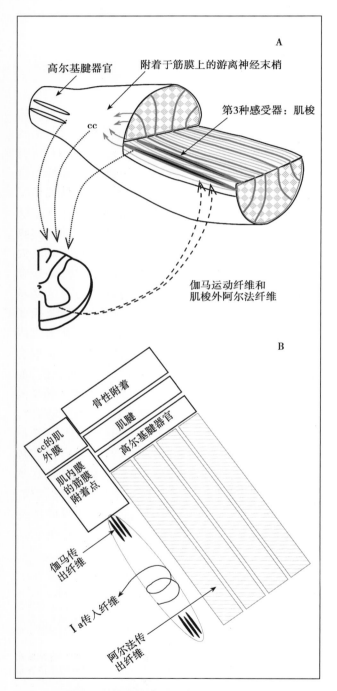

图30. 肌梭在筋膜上的牵拉和 cc 的形成

肌筋膜单元的感知中心位于关节内[44]。它与随意肌相连,并共享神经支配[45]。感知中心还是所有关节组件(如:韧带、肌腱和关节囊)的传入纤维的汇合处。筋膜与所有这些软组织成分相连。它能

反映出这些传入纤维的定向分布情况。多年累积的关节置换术经验证明:筋膜不仅是关节囊[46],它更是一种运动觉感受器。

筋膜的结构使其能够精确地激活游离神经末梢,从而确保程序化运动能够准确地反馈到大脑皮层。如果没有这个反馈,那么运动及传入将会非常混乱,如:肱骨、肘和腕前向运动的肌筋膜单元位于肌间隔的前面,这些上肢屈肌周围的筋膜隔间都锚定在上髁和茎突上。由于这些固定点的存在,沿筋膜序列分布的神经末梢只有在屈曲过程才会被牵拉和激活[47]。

机体所有关节囊、韧带和筋膜中的感受器都是一样的。但是由于它们所在位置的结构与特定的运动方向相连[48],所以它们传入的运动方向信息不同(如:屈曲运动、外展运动、后伸运动等)。如果没有筋膜分布图,大脑皮层会因为收到这些感受器传入的同样类型的神经冲动,而无法对其进行解读。

当关节周围的软组织(感知中心)不能根据生理线进行牵拉时,它们含有的感受器就会发出功能失调的信号,如:疼痛等。因此,由于疼痛部位或感知中心是功能失常所伴发的结果,所以不能将治疗重点放在这些部位,而是应着重在致病部位;或更准确地说,应在致密化的协调中心等处进行干预。它们才是造成肌纤维不能协调活动的原因所在。

筋膜的很多部位都可以发生致密化,但是只有肌筋膜单元的协调中心因致密化而不能协调活动时,才会继发其他反应。由于协调中心是筋膜中对拉伤最敏感的部分,所以它最常发生致密化。

---

[44] 我们希望显示肌群与相关的筋膜、神经一起构成了以下神经肌筋膜单元:屈肌、伸肌、外展肌、内收肌、内旋肌和外旋肌。肌肉运动时会牵拉关节囊和筋膜,这样会激活机械感受器。随后,筋膜会反馈整个运动情况(Stecco,1989)。

[45] 韧带和关节囊中有很多静态和动态感受器。关节囊的部分感觉神经与保护该关节囊的肌肉起自同一神经干(Viel E,1991)。

[46] 临床实验显示:关节置换术后,患者的运动感觉基本保持完整;这似乎说明了关节的信息传入存在有限的相关性。同时对放松状态下的手部肌肉进行检查发现:皮肤和掌指或指间关节囊的局部感觉缺失会引起手指的位置觉减弱(Baldissera F,1996)。

[47] 关节的不同活动范围分别激活不同的机械感受器。所有机械感受器的分布图决定了关节的整个活动范围。只有在关节活动的两个极端,韧带被最大化牵拉时,大部分感受器才会被激活(Baldissera F,1996)。

[48] 脊椎动物的敏感度主要取决于以下因素:1)上皮内的游离神经末梢或膨大 2)结缔组织内的游离神经末梢或膨大 3)结缔组织鞘包绕的末梢……上述外周感受器不可能总与特定的感觉相连,如:帕齐尼小体一直作为压力感受器,会因分布位置的不同而变为本体感受器或疼痛感受器(Stefanelli A,1968)。

cc 和牵涉痛

许多作者[49,50,51]将牵涉痛描述为闪痛,它在身体某些明确的点被挤压时产生。在筋膜手法治疗中,这些点被认为是协调中心。在正常情况下,刺激这些点既不会引起过度敏感反应,也不会产生牵涉痛。但当筋膜内的这些协调中心发生致密化时,即使非常轻微的刺激,也会使其变得敏感(痛觉过敏或异常性疼痛)[52]。在正常生理情况下,由于筋膜有一定的弹性,所以它能在不刺激游离神经末梢的情况下,根据挤压进行调整适应。在正常情况下,游离神经末梢参与躯体深部感觉活动或身体空间位置和运动的感知。在病理情况下(如:筋膜发生致密化),游离神经末梢会因张力过高而痛阈降低,所以即使最微小的挤压都足以超出痛阈,引起局部痛和牵涉痛。有时协调中心的致密化会引起筋膜张肌的反射性收缩[53],从而导致游离神经末梢处于持续紧张状态,并伴有整个序列的持续性疼痛(如:坐骨神经痛)。

反射或牵涉痛的区域分布并非总是边界清晰。实际上,靠近牵涉痛的主要地带几乎一直存有次要地带。而这种混乱的产生主要与筋膜中放射发生的方向有关。协调中心引起的放射区域有以下几种:作为肌筋膜单元的一部分的感知中心;或拮抗肌肌筋膜单元的感知中心;或整个肌筋膜序列;或经过特定协调中心的螺旋。

到底涉及的是纵向纤维还是螺旋纤维,主要与造成致密化的张应力的特定成分有关。最初,这些压力可以进行代偿,如:坐骨神经痛最初可见自发地进行自我解决。最常见的情况是:随着身体序列代偿的发展,致密化的协调中心安静下来(潜在的

触发点)。当身体无法平衡此压力时,筋膜开始发生慢性改变,并再次开始疼痛(如:慢性坐骨神经痛)。

协调中心的致密化与病理变化相关。最近认为协调中心有不同的起源。前面提到的坐骨神经痛是一种形式。此外,还可以考虑纤维肌痛[54]、筋膜炎、腱鞘炎、肌腱炎、滑囊炎、肩周炎等。这些慢性病表现出关节或肌腱的症状,但是它们都是因为运动这些结构的肌筋膜单元的协调中心发生致密化而致。

肌筋膜单元的回路

下表是关于肌筋膜单元生理的总结(图31)。

大脑产生关于运动方向的冲动,而不是关于特定肌肉的冲动。该冲动沿脊髓下行,借伽马纤维沿运动神经至肌肉。伽马循环通路兴奋肌梭内的收缩纤维。这些纤维收缩时会牵拉盘绕在其周围的环旋状终端及其所附着的结缔组织[55]。虽然这些收缩能够对结缔组织结构产生牵拉,但它还不足以对肌腱施加力量。由于肌肉结构的特点,部分牵拉会向无弹性的肌腱部分传递,部分会向有弹性的协调中心传递。协调中心能够对牵拉进行适应性调整。

这种调整可使肌梭短缩,并由此兴奋肌梭主要传入纤维。上述冲动经 I a 纤维传入到运动神经元池。在该部位,二级的运动传出部分经阿尔法纤维向肌肉方向传递。

二级的传出刺激会激活肌梭外纤维或随意肌纤维。

随意肌纤维的收缩引起关节运动,继而牵拉关节囊和感受器。感知中心的部分二级传入纤维将周围运动的信息传至脊髓,并继续向上至大脑。

如果没有这些循环通路,就不可能进行运动管理,尤其无法统筹任何时间、任何情况的所有可能因素。该反射性调整是根据张力情况在肌筋膜单

[49] 任一单块肌肉都有肌筋膜触发点(MTrP);这些触发点能够产生牵涉痛,并伴有远端的其他紊乱症状(Travell J,1998)。
[50] 痛觉过敏、异常性疼痛和之前关于牵涉痛区的一些较难理解的有关发现几乎在每例病患中都可以见到,疼痛领域的研究者使我们对它们有了一个基本的认识。最后,Hubbard 和 Berkoff(1993)进行了一个非常有趣的初步观察,他们发现肌梭可能与触发点相连。这使我们可以从另一个角度来理解 MPS 的本质(Gerwin RD,1994)。
[51] 肌肉引起的牵涉痛与关节引起的疼痛、及脊柱关节病相关的放射痛非常相似,这会导致误诊和治疗不当。患有关节病时,容易出现肌筋膜触发点(TP)的症状。目前从理论和实践角度均支持肌肉触发点会引发关节疾病(Reynolds MD,1981)。
[52] 对疼痛的描述,通常用"异常性疼痛"来取代之前惯用的"痛觉过敏"。这就如同把"光信号"转化为"疼痛信号"一样。类似的痛觉通常在没有任何刺激的情况下自发产生。有关"异常性疼痛"的结构情况目前知之甚少(Albe D,1997)。
[53] Kellgren 对身体的主要肌肉进行了研究,并指出:肌腹在盐水浸润下,刺激各肌肉远端的点会激发牵涉痛(Travell J,1998)。

[54] 肌筋膜的症状表现可能不完整、呈区域性、或最初呈纤维肌痛症状等。纤维肌痛的诊断要求必须有压痛点出现,如:肌肉或软组织肥厚区的深部压痛。压痛是痛点的典型特征。与触发点不同,它没有牵涉痛而只是在刺激点有痛感。目前已发现了 50 多个压痛点。对这些点最简单的检查方法是在关节或肌腱附着点周围进行指压(Todesco S,1998)。
[55] 伽马运动神经元的冲动会引起肌梭内肌纤维的极性收缩部分收缩。它们与两端相连,即肌梭内表面或肌内膜。显而易见,肌梭内纤维的收缩部分的变短可以引起纤维中间部分的牵拉。这和拉长整块肌肉一样,会激活传入终端……主要传入神经元发出冲动可兴奋肌梭所在肌肉的肌筋膜单元(Mazzocchi G,1996)。

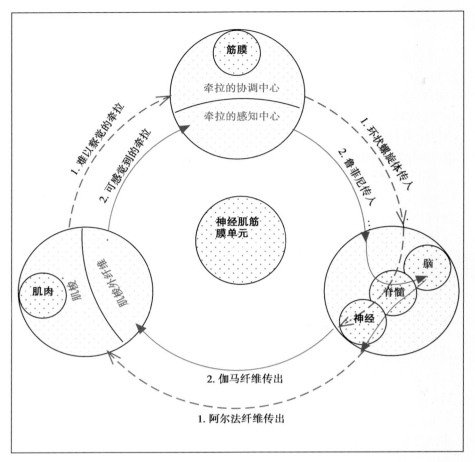

图 31. 肌筋膜单元的循环通路

元内进行的。因此,肌梭、鲁菲尼小体和高尔基腱器官对牵拉非常敏感。

主动肌和拮抗肌:肌筋膜的作用

所有神经生理学家都认同机体存在运动协调的外周系统。在对筋膜和肌梭如何干预肌筋膜单元内运动单元的组织情况进行检查后,现在我们来分析一下主动肌和拮抗肌肌筋膜单元之间负责外周协调的筋膜和高尔基腱器官是如何作用的。

对高尔基腱器官的结构进行研究很有必要,这有助于我们理解其功能。高尔基腱器官都是由盘绕在神经纤维周围的胶原纤维网构成,它与 10～20 个肌纤维相连。挤压胶原纤维可以激活该神经纤维的轴突。这些胶原纤维和部分轴突[56]呈螺旋状

分布(图 32,A)。这些螺旋根据肌肉的牵拉方向在自身周围环绕并挤压神经,或向外展开,因此,它们不会引发神经放电。肌筋膜单元内的牵拉线[57]因关节活动范围而异,它可以抑制特定的运动单元的活动。主动或被动牵拉肌纤维时,会挤压轴突,从而导致上述抑制反应的发生[58]。

高尔基腱器官有以下述三种活动方式:
1) 被单关节拮抗肌纤维抑制
2) 被双关节主动肌纤维(主动牵拉)渐进性抑制
3) 被双关节拮抗肌纤维(被动牵拉)连续抑制

---

[56] 高尔基腱器官被间隔细胞分为三个小腔:含有有髓神经纤维的神经元腔、含有轴突末梢的末梢腔、含有胶原纤维丝的纤维腔。三维重建显示:有髓纤维在失髓鞘前进行螺旋状盘绕,并在末梢腔内以无髓轴突终结(Nitatori T,1988)。

[57] 腱器官对活动敏感……分布式刺激法使运动单元大范围分级成为可能,不仅如此,这还能记录感受器相应冲动的发出率情况。抗张力发出率的测算发现:它高度非线性,并与之前简单力量作用有关的结构不一致(Proske U,1980)。

[58] 高尔基腱器官靠近肌腱和肌纤维之间的连接处。这些感受器由腱性筋膜构成。腱性筋膜起自 10 根或多于 10 根的肌纤维,它被结缔组织囊包绕,并由 1～2 根大的有髓神经纤维支配。每个腱性筋膜都是由细小的纤维丝网形成。这些纤维丝构成了螺旋纤维,它缠绕高尔基腱器官的神经轴突末梢和鲁菲尼小体。牵拉肌腱时,纤维之间的距离变小,神经末梢被挤压。感受器会产生冲动(Baldissera F,1996)。

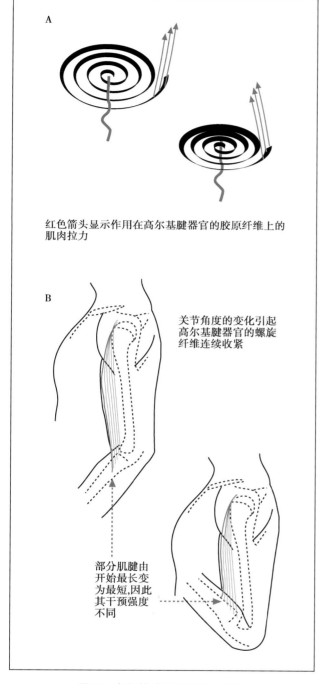

图 32. 高尔基腱器官的主动牵拉

A

红色箭头显示作用在高尔基腱器官的胶原纤维上的肌肉拉力

B

关节角度的变化引起高尔基腱器官的螺旋纤维连续收紧

部分肌腱由开始最长变为最短,因此其干预强度不同

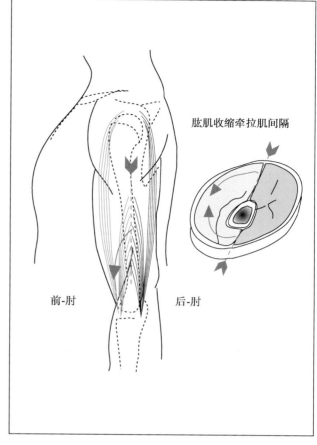

图 33. 高尔基腱器官的被动牵拉

肱肌收缩牵拉肌间隔

前-肘　　　　后-肘

单关节纤维的直接抑制

肌梭能够激活阿尔法纤维,这可能与神经冲动直接引起运动,或与被动牵拉有关,如:计划屈肘时,大脑会产生神经冲动,从而引起肘部前向运动的肌筋膜单元收缩。肘关节屈曲可牵拉拮抗肌筋膜单元(肘部后向运动),由此,该被动牵拉可激活肱三头肌的肌梭(图 33)。

主动肌和拮抗肌肌筋膜单元的协同收缩会限制运动。运动时关节必须固定,所以拮抗肌纤维只能部分收缩,从而只使部分运动受限。拮抗肌的双关节运动纤维(肱三头肌长头)可以固定肘关节和肩关节。由于它与高尔基腱器官垂直分布,所以当其收缩时,可使高尔基腱器官的螺旋纤维放松。

拮抗肌的单关节纤维(肱三头肌短头)和高尔基腱器官的纤维与内外侧肌间隔呈斜向分布。当附着于这些肌间隔上的肱肌收缩时,肱三头肌短头的斜向纤维被向前牵拉,继而激活高尔基腱器官,致使其收缩受限。

下面的情况可以支持上述假设:鲁菲尼末梢、高尔基腱器官类型[59]的鲁菲尼小体及高尔基腱器官皆由轴突周围的胶原纤维形成。它们之间的不同点如下:前面两个的胶原纤维彼此平行排列,而高尔基腱器官的纤维则呈螺旋分布。根据机械的观

---

[59] 对 10 例十字前后交叉韧带研究……3 例可见明显的神经结构:鲁菲尼末梢、高尔基腱器官类型的鲁菲尼小体和帕西尼小体;但没有发现高尔基腱器官(Raunest J,1998)。

点,平行纤维被牵拉时会挤压神经轴突;而高尔基腱器官的螺旋纤维只有在牵拉如同手表上紧发条一样时,才会对轴突产生挤压。

机体所有肌筋膜单元的单关节和双关节纤维都与上述结构的分布方式一样。我们将在后面的三章中着重分析肌筋膜单元的这一特点。

主动牵拉引起的受限

至此,我们已经探讨了高尔基腱器官在主动肌和拮抗肌肌筋膜单元中的相互抑制作用。现在我们开始研究高尔基腱器官是如何参与到主动肌肌筋膜单元的肌纤维收缩的控制环节的。

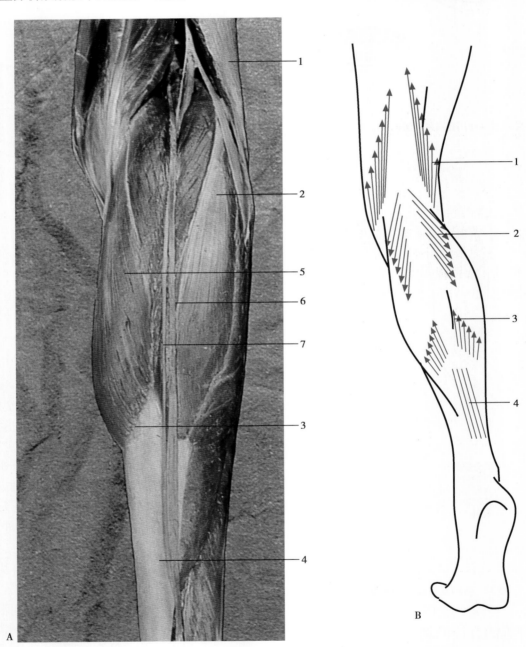

图 34. A. 小腿后部的间隔(来自 Fumagalli 的宏观人体解剖彩色摄影图谱。由 Francesco Vallardi 博士/Piccin Nuova Libraria 出版);B. 筋外膜的腱膜矢量示意图
1. 刺激股二头肌的腱器官的腱膜纤维。这些腱器官呈连续分布;其肌梭可随关节活动的角度不同而被顺序激活;2. 腱膜的胶原纤维与腓肠肌外侧头的近端肌腱融合;这些胶原纤维与膝关节后向运动单元的所有高尔基腱器官相互作用;3. 小腿三头肌的肌纤维呈扇形附着到跟腱上,这样可根据关节活动度的不同来顺序激活高尔基腱器官。由于踝关节的活动范围小于膝关节,所以跟腱上附着的肌纤维的伸展范围小于股二头肌的肌纤维;4. 小腿三头肌肌腱上呈平行分布、且不能伸展的胶原纤维;5. 腓肠肌的内侧头;6. 小隐静脉;7. 腓神经

高尔基腱器官的胶原纤维的肌梭不只与一根肌纤维相连,而是可能与 10 根肌纤维相连。这意味着胶原纤维的肌梭随肌纤维的牵拉情况而呈不同的收紧程度。一个运动单元由成百根肌纤维组成,它们一起被同时激活[60]。但是大块肌肉的收缩不可能从一种状态和谐地转化为另一种状态,如:肘部(肘关节)屈肌纤维在伸臂时与几乎完全屈臂时的干预不可能一样[61]。随着关节角度的变化,构成运动单元的成百根肌纤维被激活(图 32,B)。这取决于高尔基腱器官活动情况,即与一些肌纤维相连的高尔基腱器官会收紧,而与其他肌纤维相连的则不会收紧;并由此会导致同一运动单元的部分肌纤维活动受限,而其他肌纤维则收缩。

下面的情况可支持上述假设:肌纤维在肌腱上的附着点总是沿斜线分布,而不是在水平面上分布(图 34),如:观察两侧腓肠肌的近侧端可见其肌外膜转变为腱膜,并和肌腱一起上行附着到股骨上。该腱膜上可见系列胶原纤维,它们沿肌肉下方的力线分布。腱膜纤维因膝关节的角度不同而或多或少处于不同的紧张状态,并由此对高尔基腱器官产生不同的影响。

被动牵拉引起的受限

与前面讨论的部分相比,拮抗肌肌筋膜单元除一点之外,其他基本类似,即因被动牵拉会使纤维激活或受限。主动肌肌筋膜单元收缩会牵拉拮抗肌肌筋膜单元,而拮抗肌肌筋膜单元的肌梭被牵拉后会引起其肌纤维的收缩。

在前臂这一特例中,肘部前向运动(an-cu)的肌筋膜单元的收缩会牵拉肘部后向运动(re-cu)的肌筋膜单元,继而引起该单元收缩。在该肌筋膜单元中,与高尔基腱器官垂直分布的肌纤维是其中唯一能够保持主动运动的纤维(图 33)。

肌纤维与高尔基腱器官的垂直情况随肘关节的角度不同而不断变化。随关节的特定位置不同,保持关节稳定的相应的拮抗肌纤维会被激活。

下面的临床体验可以支持上述假设:很多患者甚至在无痛或无解剖损伤的情况下,抱怨有关节不稳或僵硬。当筋膜张力正常时,上述两种情况的症状会迅速消失。因为拮抗肌的高尔基腱器官被激活或抑制,所以关节的稳定性或活动性可能被重建了。当然,拮抗肌的高尔基腱器官只有在状况恰当时才可能会被激活或抑制。

---

[60] 一个运动单元是指一群功能不可分割的肌纤维,它们同时产生反应或不反应。据估计一个运动单元大概含有 100~200 根肌纤维(Licht S,1971)。
[61] 实际上,肌腱呈扇形附着于骨骼上,并随关节角度的变化而不断改变;肌腱的末端部分支持肌肉的牵拉力(Basmajian J,1984)。

第4章
上肢的肌筋膜单元

上肢各主要关节都分别有六个肌筋膜单元,总计30个肌筋膜单元。每个关节在矢状位(前-后)、冠状位(内-外)和水平位(内旋-外旋)上各有两个肌筋膜单元。所有肌筋膜单元都有一个协调中心和一个感知中心。

本章将探讨肌筋膜单元的以下内容:a)单关节和双关节肌纤维;b)肌筋膜牵拉的汇集点,即矢量的协调中心(cc);c)协调中心在其他方法使用的点上或点附近的叠加分布情况。

肩关节是一个复杂的运动系统,它基本可分为两个不同的组成部分:肩胛骨、锁骨部分(sc)和肱骨部分(hu)。虽然这两部分有自己独立运动的特定肌肉,但它们通常一起活动。肌筋膜单元运动时需要一定的力量,所以它们一般配有大块的肌肉,如:肘部前向运动(an-cu);肌筋膜单元参与关节的稳定,它们主要由筋膜、韧带及少量紧张筋膜的肌纤维组成,如:肘部外向运动(la-cu)。虽然肘部(肘关节)有稳定成分(外向和内向运动)和桡骨头的旋转成分,但目前通常只对其在矢状面上的运动(前向和后向运动)进行研究。

腕部(腕关节)的内旋运动是指桡尺骨远端部分旋前,它由旋前方肌完成。腕部的外向运动与桡偏相似,但当前臂处于解剖位时,它以桡侧腕伸肌活动为主;腕部的内向运动与尺偏相似,但在解剖位时,它以尺侧腕屈肌活动为主。例如,人行走时,前臂处于生理位,桡偏和尺偏是整个运动的一部分,而不单纯局限于一个方向性运动。腕部前向和后向运动也存有同样的争议:前臂处于解剖位时,由尺侧腕伸肌和桡侧腕屈肌主导;而在日常活动中,则是由指伸肌和指屈肌主导。

手部所有的小关节可分为两个功能单元,即拇指单元和四指单元。拇指有一个单纯的前向运动,而它的其他运动都是手部整体运动的一部分(如:对指运动、外展运动)。四指可进行远离中线(外向运动)和向中线运动(内向运动);手指打开和握拳都伴有旋转运动(内旋和外旋)和矢状位的运动(前向和后向),后者能够决定手部的整体运动。本章讨论节段性运动,如:手部的后向运动和内外旋运动,它们的肌筋膜单元的协调中心只进行单向运动的协调。

协调中心的定位

肌筋膜单元的协调中心由各种肌筋膜矢量形成,可以沿着浅层和深层肌纤维在肌束膜和肌外膜上的附着处勾画出各肌筋膜单元的筋膜所锚定的确切位置。但是临床经验显示:最好能够描述出各肌筋膜单元的解剖参照点,以便帮助治疗师进行筋膜致密化的实践检查。

从肌筋膜单元的感知中心(cp)的名称上很容易推出其定位,如:肱骨前向运动(an-hu)的肌筋膜单元的感知中心位于肩关节的前部;肘部前向运动(an-cu)的感知中心位于肘关节的前部(注意:上臂处于解剖位)等。第7章有三个表格描述了患者所提及的痛点(表7,表8,表9)。这些区域与肌筋膜单元的感知中心相对应。感知中心收到信号后,会产生疼痛以警示身体有肌筋膜单元功能失调;关节痛出现后,就比较容易追踪到有关的协调中心,如:如果患者抱怨肘关节前面疼痛,那么可以引导筋膜治疗师定位肘部前向运动的肌筋膜单元的协调中心。相关区域的协调中心本身并不总是同时伴有疼痛,如:肌腹上的痛觉感受器不会被运动牵拉和激惹。

协调中心与其他疗法的治疗点比较

协调中心、针刺穴位[62]和触发点之间存在相似性,这对于相关治疗师很有帮助。或进一步说,这可以证实筋膜治疗实践所用的这些点已经在几千年前就已经被成功地使用过了。后来,Cyriax 和 Maigne 对融合处的协调中心进行研究,并画出了推荐的治疗区域。有时针刺穴位和触发点(表5)与协调中心完全一样;而有时则不同。通常在上述疗法原理的研究中也会发现这类争议。在针灸治疗中,新穴位不在传统的经络上,所以通常在其前面加"ex"表示。

表 5 协调中心(cc)和其他点之间的对比

节段性的 cc 单关节 单方向	融合的 cc 多关节 多方向
肌筋膜序列	肌筋膜螺旋
肌肉上的穴位	关节上的穴位
主要经络	肌腱肌肉线
肌肉触发点	肌腱/韧带疗法

- 针灸穴位位置明确。但由于损伤或姿势不正确等因素,它在人体上的定位因人而异[63]。

- 针灸穴位在组织中的功能和深度并不都是一样的[64]。部分位于肌腹上,与节段性协调中心相关;部分位于肌腱上,与融合的协调中心相关。

- 节段性的协调中心或位于肌肉的运动点附近(神经进入肌肉的部位),或位于神经肌肉连接处的终端板附近。多关节有大量的神经肌肉板[65]。

- 有时,在对筋膜层面的协调中心进行治疗之前,很有必要先对皮肤层面的协调中心进行治疗。深部的纤维化进程可将胶原纤维丝向皮层延伸。

- 筋膜手法治疗中的融合处的协调中心与 Cyriax 在肌腱和韧带治疗中所用的区域相对应。这些协调中心同通过支持带和高尔基腱器官来组织运动。

- 由于骨膜(浅层)与筋膜相连,所以它上面的点刺激[66]有其特有的效果和牵涉痛方式。

- 当一个肌筋膜单元控制复杂的关节(如:手指)或多个关节(胸椎、颈椎等)时,其协调中心通常与 2 ~ 3 个针灸穴位相对应。在此情况下,协调中心将不再是一个单一的点,而是延伸为一小片加长的区域(图183 ~ 图188)。

---

[62] Melzack 和其他研究者对疼痛相关的针灸穴位和肌筋膜触发点之间的定位相关性进行了检查(这些针灸穴位来自针灸医生出版的书上)。在均差 3cm 时,二者呈 71% 的一般相关(Travell J,1998)。

[63] 针灸治疗的穴位点在身体上定位准确,且位置很小。根据我的经验发现:实际上治疗区域可能会有较为广泛和多变的定位点(Mann F,1995)。

[64] Gunn 以针刺不同神经结构的类型为基础,将针灸穴位点分为4类,并发现:2 类点是特定的肌肉运动点,2 类点是高尔基腱器官点(Travell J,1998)。

[65] 缝匠肌和股薄肌都有多个终端板(Travell J,1998)。

[66] 骨膜针刺的方法和正常针刺的方法一样。它们之间的不同之处在于骨膜针刺时要深直至骨膜。我曾听说德国有些医生从事骨膜按摩(Mann F,1995)。

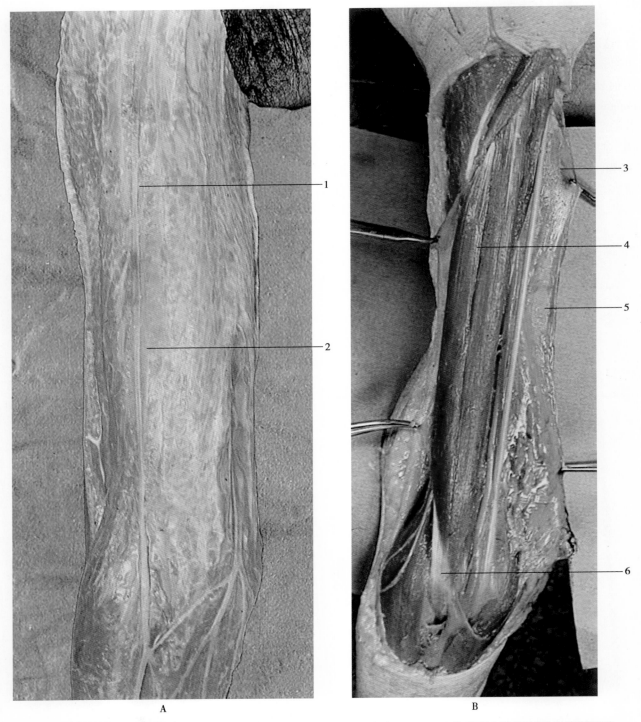

A   B

图 35. A-上臂前部的浅层和深层筋膜；**B-**上臂的前部隔间的解剖（来自 Fumagalli 的宏观人体解剖彩色摄影图谱。由 Francesco Vallardi 博士/Piccin Nuova Libraria 出版）

1. 被上臂浅层筋膜的疏松结缔组织包绕的头静脉；2. 上臂前部深筋膜的部分；3. 深筋膜被拉紧的切面；4. 肘部前向运动的协调中心的定位；作用于二头肌（双关节纤维）上的牵拉和附着于肌间隔上的肱肌纤维（单关节纤维）的牵拉在该点汇集；5. 与内侧肌间隔和肱肌肌外膜相连的深筋膜；6. 二头肌肌腱的远端，在该处明显可见肌纤维不断增加的附着点（以便顺序启用高尔基腱器官）

上肢前向运动的肌筋膜单元

肩胛骨前向运动的肌筋膜单元（an-sc）

肩胛骨的前向运动（肩胛骨向前向下移动）是由单关节（胸小肌）和双关节纤维（胸大肌）完成的。

这些矢量力的协调中心位于胸小肌的肌腹上方、喙突的下方（图36）。

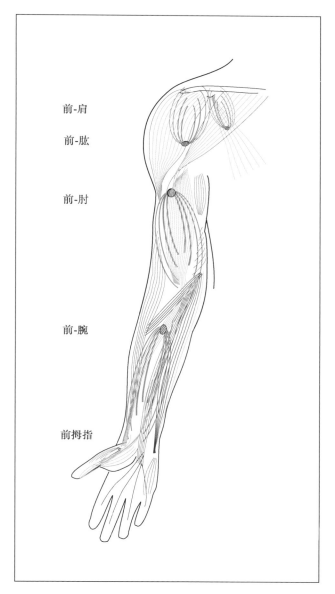

图 36. 上肢前向运动的肌筋膜单元

它所对应的针刺穴位是 LU 1 及胸小肌的触发点。

肱骨前向运动的肌筋膜单元（an-hu）

肱骨的前向运动（上臂前移最大至 90°）是由单关节（喙肱肌、三角肌）和双关节纤维（胸大肌的锁骨部和二头肌）完成的。

这些力的协调中心位于三角肌和胸大肌之间的凹陷处、二头肌短头的上方。

它所对应的针刺穴位是 LU 2 或 EX 91 及三角肌前部的触发点。

肘部前向运动的肌筋膜单元（an-cu）

肘部的前向运动（屈肘）是由单关节（肱肌）和双关节纤维（二头肌）完成的。

这些力的协调中心位于二头肌肌腹的上方或略偏外侧。

它所对应的针刺穴位是 LU 4（参考 soulie de Morant 的针灸图集）及二头肌外侧的触发点。

腕部前向运动的肌筋膜单元（an-ca）

腕部的前向运动（腕关节向前向外移动）是由单关节（拇长屈肌）和双关节纤维（桡侧腕屈肌）完成的。

这些力的协调中心位于拇长屈肌上方、桡侧腕屈肌的外侧。

它所对应的针刺穴位是 LU 6 及桡侧腕屈肌的触发点。

拇指前向运动的肌筋膜单元

拇指的前向运动（拇指在矢状面上向前移动）拇指是由单关节（拇短屈肌和拇短展肌）和双关节纤维（拇长屈肌）完成的。

这些力的协调中心位于大鱼际近侧端的外面。

它所对应的针刺穴位是 LU 10 及拇对掌肌的触发点（注：该点的操作更像是涉及了拇短展肌的筋膜，它位于拇对掌肌的浅层。拇短展肌使拇指向前移动，而不是向外侧移动）。

上肢后向运动的肌筋膜单元

肩胛骨后向运动的肌筋膜单元（re-sc）

肩胛骨的后向运动（肩胛骨在矢状位上向后移动）是由单关节（大菱形肌和小菱形肌）和双关节纤维（斜方肌）完成的。

这些矢量力的协调中心位于大小菱形肌肌腹的分界处（如果有分界的话）（图37）。

它所对应的针刺穴位是 SI 15 及小菱形肌的触

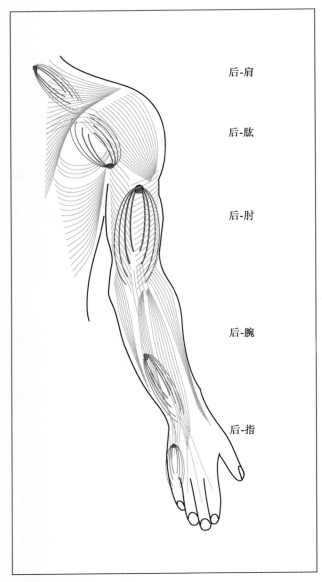

后-肩

后-肱

后-肘

后-腕

后-指

图 37. 上肢后向运动的肌筋膜单元

维（三头肌的长头）完成的。

这些力的协调中心位于三角肌附着点水平、肱三头肌的长头和外侧头之间。

它所对应的针刺穴位是 TE 12 及三头肌的第一个触发点。

腕部后向运动的肌筋膜单元（re-ca）

腕部的后向运动（腕关节背屈）是由单关节（起自尺骨的尺侧腕伸肌纤维）和双关节纤维（起自肱骨的尺侧腕伸肌和指伸肌纤维）完成的。

这些力的协调中心位于尺侧腕伸肌的肌腹上方，起自尺骨的纤维和起自肱骨的纤维在该处汇合。

它所对应的针刺穴位是 SI 7 及尺侧腕伸肌的触发点。

手指后向运动的肌筋膜单元（re-di）

手指的后向运动（伸手指并向尺侧偏）是由单关节（小指展肌）和双关节纤维（小指伸肌）完成的。

这些力的协调中心位于小指展肌上方、第五掌骨底（尺侧腕伸肌附着处）。

它所对应的针刺穴位是 SI 4 及小指展肌的触发点。

上肢内向运动的肌筋膜单元

肩胛骨内向运动的肌筋膜单元（me-sc）

肩胛骨的内向运动（肩胛骨主动向胸廓固定）是由单关节（前锯肌）和双关节纤维（背阔肌）完成的。

这些矢量力的协调中心位于前锯肌上方、沿腋壁中线、第 6 肋间隙（图 38）。

它所对应的针刺穴位是 SP 21 及前锯肌的触发点。

肱骨内向运动的肌筋膜单元（me-hu）

肱骨的内向运动（上臂向胸廓靠拢）是由单关节（二头肌的短头和喙肱肌）和双关节纤维（胸大肌和背阔肌）完成的。

这些矢量力的协调中心位于腋窝外侧壁上、喙肱肌的后面（矢量汇集紧张腋筋膜）。

它所对应的针刺穴位是 HT 1 及喙肱肌的触发点。

发点。

肱骨后向运动的肌筋膜单元（re-hu）

肱骨的后向运动（上臂在矢状位上后移）是由单关节（大圆肌、附着到肩胛冈上的部分三角肌）和双关节纤维（背阔肌和肱三头肌的长头）完成的。

这些力的协调中心位于大圆肌肌腹的上方、腋壁后部的后面。

它所对应的针刺穴位是 SI 9 及大圆肌的外侧触发点。

肘部后向运动的肌筋膜单元（re-cu）

肘部的后向运动（伸直或后伸肘关节）是由单关节（三头肌的外侧头和内侧头、肘肌）和双关节纤

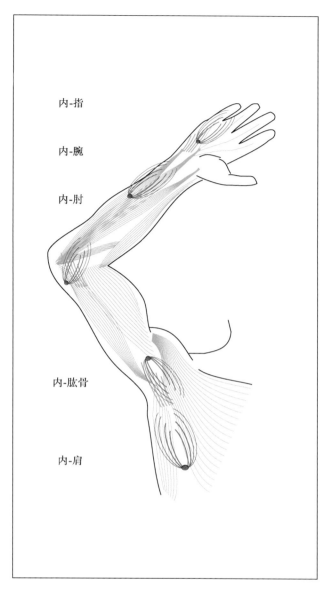

维)完成的。

这些力的协调中心位于尺侧腕屈肌上。

它所对应的针刺穴位是 HT 4 及尺侧腕屈肌的触发点。

手指内向运动的肌筋膜单元(me-di)

手指的内向运动(手指向中线方向内收)是由单关节(掌侧骨间肌、小指对掌肌)和双关节纤维(掌长肌-注:附着于该肌腱膜上的大小鱼际肌)完成的。

这些力的协调中心位于掌短肌和小指屈肌上。

它所对应的针刺穴位是 HT 8 及掌侧骨间肌的触发点。

上肢外向运动的肌筋膜单元

肩胛骨外向运动的肌筋膜单元(la-sc)

肩胛骨的外向运动(肩胛带上提-肱骨外展超过90°)是由单关节(肩胛舌骨肌和斜角肌的下部肌腹)和双关节纤维(斜方肌的上行纤维和胸锁乳突肌附着于锁骨上的纤维)完成的。

这些矢量力的协调中心位于斜方肌和胸锁乳突肌之间的斜角肌外侧上方(图 39)。

它所对应的针刺穴位是 LI 17 及斜角肌外侧的触发点。

肱骨外向运动的肌筋膜单元(la-hu)

肱骨的外向运动(上臂外展上提至90°)是由单关节(三角肌的中部和冈上肌)和双关节纤维(二头肌的长头)完成的。

这些矢量力的协调中心位于三角肌上方、肱骨大结节前面(冈上肌附着处)。

它所对应的针刺穴位是 LI 15 及三角肌的触发点。

肘部外向运动的肌筋膜单元(la-cu)

肘部的外向运动(上臂外展时固定或稳定肘关节)是由单关节(肱桡肌)和双关节纤维(桡侧腕长伸肌)完成的。

这些力的协调中心位于桡骨头水平的肱桡肌及其与桡侧腕长伸肌之间的分界沟上。

它所对应的针刺穴位是 LI 11 及肱桡肌的触发点。

图 38. 上肢内向运动的肌筋膜单元

肘部内向运动的肌筋膜单元(me-cu)

肘部的内向运动(内收时固定肘关节)是由单关节(与肱骨和尺骨相连的尺侧腕屈肌纤维)和双关节纤维(与肱骨和腕骨相连的尺侧腕屈肌纤维)完成的。

这些力的协调中心位于内侧肌间隔上、尺侧腕屈肌的起点。

它所对应的针刺穴位是 HT 2。

腕部内向运动的肌筋膜单元(me-ca)

腕部的内向运动(手从解剖学姿势尺偏)是由单关节(起自尺骨的尺侧腕屈肌纤维)和双关节纤维(起自肱骨的尺侧腕屈肌和小指屈肌纤

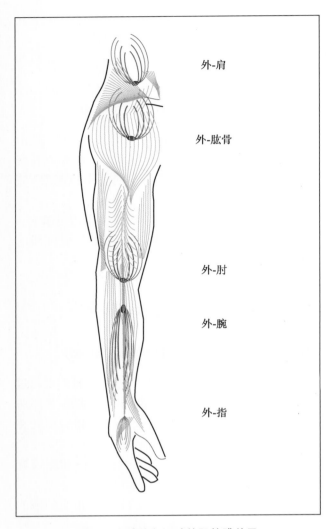

图 39. 上肢外向运动的肌筋膜单元

外-肩

外-肱骨

外-肘

外-腕

外-指

腕部外向运动的肌筋膜单元（la-ca）

　　腕部的外向运动（腕关节外展和后伸）是由单关节（附着于桡骨韧带上的桡侧腕伸肌纤维）和双关节纤维（附着于肱骨的两块桡侧腕伸肌纤维）完成的。

　　这些力的协调中心位于两块桡侧腕伸肌的肌腹上。

　　它所对应的针刺穴位是 LI 9 及桡侧腕短伸肌的触发点。

手指外向运动的肌筋膜单元（la-di）

　　手指的外向运动（手指张开）是由单关节（背侧骨间肌）和双关节纤维（拇长展肌）完成的。

　　这些力的协调中心位于第一背侧骨间肌上，准确地说是位于拇长展肌和其他四指骨间肌肌腱的筋膜连接处。

　　它所对应的针刺穴位是 LI 4 及第一背侧骨间肌的触发点。

上肢内旋运动的肌筋膜单元

肩胛骨内旋运动的肌筋膜单元（ir-sc）

　　肩胛骨的内旋运动（关节盂面向前下方）是由单关节（锁骨下肌）和双关节纤维（胸大肌）完成的（图 40）。

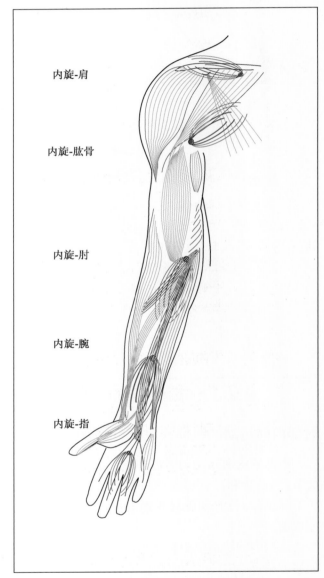

内旋-肩

内旋-肱骨

内旋-肘

内旋-腕

内旋-指

图 40. 上肢内旋运动的肌筋膜单元

　　这些矢量力的协调中心位于锁骨下方、锁骨下肌肌腹的上方。

　　它所对应的针刺穴位是 ST 13 及锁骨下肌的触发点。

肱骨内旋运动的肌筋膜单元（ir-hu）

肱骨的内旋运动（肩关节向内旋转）是由单关节（肩胛下肌）和双关节纤维（胸大肌和背阔肌）完成的。

这些矢量力的协调中心位于胸大肌肌腱的下方、喙锁筋膜的上方，并与肩胛下肌相连（该肌不能直接进行手法操作）。

它所对应的针刺穴位是 PC 2。

肘部内旋运动的肌筋膜单元（ir-cu）

肘部的内旋运动（桡骨头旋前）是由单关节（旋前圆肌）和双关节纤维（尺侧腕屈肌和掌长肌）完成的。

这些力的协调中心位于肘窝内侧缘的旋前圆肌上。

它所对应的针刺穴位是 PC 3 及旋前圆肌的触发点。

腕部内旋运动的肌筋膜单元（ir-ca）

腕部的内旋运动（桡-尺关节远端旋前）是由单关节（旋前方肌）和双关节纤维（肱桡肌、桡侧腕屈肌、掌长肌）完成的。

这些力的协调中心位于旋前方肌的近侧端上（掌长肌和桡侧腕屈肌的肌腱之间）。

它所对应的针刺穴位是 PC 4 及旋前方肌的触发点。

手指内旋运动的肌筋膜单元（ir-di）

手指的内旋运动（这里探讨的是手指屈曲伴内旋；而抓握将在下一章关于运动计划的部分中进行分析）是由单关节（蚓状肌）和双关节纤维（指伸屈肌和指浅屈肌）完成的。

这些力的协调中心位于掌腱膜及指屈肌的肌腱上。

它所对应的针刺穴位是 PC 8。

上肢外旋运动的肌筋膜单元

肩胛骨外旋运动的肌筋膜单元（er-sc）

肩胛骨的外旋运动（关节盂上提并外旋）是由单关节（前锯肌的下部）和双关节纤维（斜方肌的上部纤维）完成的。

这些矢量力的协调中心位于肩胛角的上方、前

锯肌筋膜和肩胛提肌筋膜（还会涉及 er-cl）及斜方肌上部纤维的汇合处（图 41）。

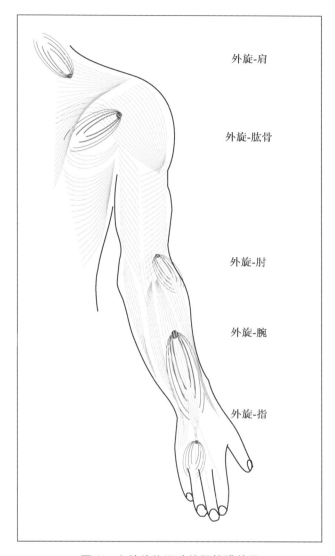

外旋-肩

外旋-肱骨

外旋-肘

外旋-腕

外旋-指

图 41. 上肢外旋运动的肌筋膜单元

它所对应的针刺穴位是 TE 15 及肩胛提肌远端的触发点。

肱骨外旋运动的肌筋膜单元（er-hu）

肱骨的外旋运动（上臂外旋）是由单关节（小圆肌、冈下肌）和双关节纤维（三角肌后部）完成的。

这些矢量力的协调中心位于冈下肌和小圆肌的肌腹上方、肩胛冈下方。

它所对应的针刺穴位是 TE 14 及三角肌后部或小圆肌的触发点。

肘部外旋运动的肌筋膜单元（er-cu）

肘部的外旋运动（在桡骨头水平旋后）是由单

关节(旋后肌)和双关节纤维(附着于桡骨粗隆的肱二头肌、肱桡肌)完成的。

这些矢量力的协调中心位于起自外侧肌间隔的旋后肌的起点上。

它所对应的针刺穴位是 TE 10 及旋后肌的触发点。

腕部外旋运动的肌筋膜单元(er-ca)

腕部的外旋运动(桡尺关节远端旋后)是由单关节(拇短伸肌和拇长展肌纤维,它们和旋前方肌一样附着有前臂骨间膜上,并延伸至桡尺骨之间)和双关节纤维(拇长伸肌和指伸肌-这些肌肉有纤维参与手张开的姿势,并放弃了部分水平面上的运动)完成的。

这些力的协调中心位于拇长伸肌和指伸肌上。

它所对应的针刺穴位是 TE 8 及拇长伸肌的触发点。

手指外旋运动的肌筋膜单元(er-di)

手指的外旋运动(手指)是由单关节(蚓状肌)和双关节纤维(指伸肌)完成的。

这些力的协调中心位于蚓状肌和背侧骨间肌上。背侧筋膜协调手指的精细运动,而腕部的协调中心参与其力量的协调。

它所对应的针刺穴位是 TE 3。

第 5 章
躯干的肌筋膜单元

和上肢所看到的相比,躯干的运动组织有几个方面与之不同。

矢状面

通常,描述躯干在三个平面上运动的术语非常让人困惑,如:"躯干屈曲"运动一般指向前弯曲的动作。虽然该运动通过竖脊肌的离心活动来完成,但是它是由颈部、胸部和腰部后向运动的肌筋膜单元进行控制。检查前向运动的肌肉、或躯干的"屈肌"时,人体需要仰卧位,上抬头胸部。

额状面

躯干没有内向运动。但是,沿中线分布的韧带能够迅速感知身体的校直状况。身体两侧的外向运动肌筋膜单元相互拮抗。因此,躯干与四肢的情况相反:四肢是每一个外向运动肌筋膜单元均有一个内向运动肌筋膜单元作为拮抗筋膜;躯干是通过身体对侧的外向运动肌筋膜单元将相应节段重新调整到中立位的。

水平面

肢体在水平面上的运动以某一固定的骨为杠杆,通过单个肌筋膜单元收缩完成,如:肱骨外旋是通过外旋肱骨肌筋膜单元(er-hu)完成的(图 42)。

对于躯干来说,由于现实中旋转运动在身体移动时才会产生,因此躯干的旋转需要耦合力。椎骨是内外旋运动耦合力的枢纽。

躯干运动的研究以局限于后旋躯干的背部肌肉为主,完全忽视了身体腹侧一直与之同步运动的肌肉。虽然躯干和四肢的运动存在上述差异,但对于二者,大脑统一解读为外旋是向外运动,内旋是向内运动。

头部的肌筋膜单元

头部被视为一个节段,它包括三个主要关节:眼睛及在眼眶中旋转的眼球、颞下颌关节、中耳及其听小骨。上述每个关节都有自己的肌肉和肌筋膜单元。

眼睛是一个球形关节(球窝关节),有六块肌肉可使眼球在三个平面上活动。

下颌骨可作向前、向两侧及环转运动[67],内部、前面和侧面的肌筋膜单元控制这些运动轨迹。

听骨链[68]由两块拮抗肌的相互运动决定,即鼓膜张肌和镫骨肌。镫骨的肌肉(镫骨肌)使鼓膜松弛[69];鼓膜的张力也受颈筋膜的牵拉来调节。

舌也位居头部。但由于它起源于咽下部肌肉组织[70],所以其协调中心位于颈部。

头部的肌组织起源于最早的三个咽弓和三个

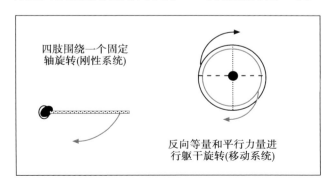

四肢围绕一个固定轴旋转(刚性系统)

反向等量和平行力量进行躯干旋转(移动系统)

图 42. 躯干部水平面上耦合力的作用

---

[67] 张嘴时,下方关节作旋转运动,上方关节向前滑动。这一运动主要由侧面的翼状肌控制。张嘴的同时,还会发生侧向运动(Platzer W,1979)。

[68] 耳内听小骨的形成与下颌关节的变换相关联:第二咽弓变换为镫骨。在哺乳动物,两块软骨成骨与上颌弓的初始关节分离,并入中耳:方形的变成砧骨,梅克尔氏软骨则变成锤骨(Stefanelli A,1968)。

[69] 锤骨的肌肉受三叉神经下颌支的支配,而其拮抗肌——镫骨肌有放松鼓膜的作用,受面神经支配的(Testut L,1987)。

[70] 膈肌的肌肉来源于下鳃部肌组织。因此,从这一区域开始有尾部移行和头部移行:尾部移行至躯干发展形成膈肌;头部肌肉移行至头部形成舌(Stefanelli A,1968)。

头部节段[71]，与躯干节段相延续。对这些起源来说，肌筋膜序列就是一种永存的证据，如：眼上直肌上提凝视，与竖脊肌同步运动。眼内筋膜通过帽状筋膜的纵向纤维与颈背部筋膜相延续，并通过枕肌和额肌的纵向牵拉保持张力。这些结构一起形成头部后向运动肌筋膜单元（re-cp），该单元分为三个小肌筋膜单元；各小肌筋膜单元分别有针对性地对下述肌肉的纤维进行协调：后-头（re-cp）1 协调眼睛的上直肌；后-头（re-cp）2 协调额肌；后-头（re-cp）3 协调枕肌。

上述肌筋膜单元的拮抗肌是头部前向运动肌筋膜单元（an-cp）。前-头（an-cp）也分为三个小肌筋膜单元：前-头（an-cp）1 协调眼睛的下直肌；前-头（an-cp）2 协调颧肌和提口角肌；前-头（an-cp）3 协调降口角肌和二腹肌前腹。这些肌肉是相连的[72]，并且由于它们起于眶下缘[73]，所以它们与后-头（re-cp）相反方向牵拉眼眶和面部筋膜。这种连续性对眼、头和颈部运动已有的协同运动有促进作用。由于这种有效协同运动的存在，抬眼时会低头困难，反之亦然。

提口角肌是提上唇肌的内侧部分。事实上，前者[74]是头部内向运动肌筋膜单元（me-cp）的一部分，后者是头部前向运动肌筋膜单元（an-cp）的一部分。

内-头 1（me-cp 1）起于眼睑内侧韧带；外-头 1（la-cp 1）起于眼睑外侧韧带。这两个韧带分别位于眼轮匝肌的相对的两侧：前者与泪腺囊关系密切；后者没有止于眼外侧角，而是与颞筋膜相连续[75]。外-头 2（la-cp 2）的协调中心（cc）位于此筋膜上，外-头 3（la-cp 3）位于咬肌筋膜内；咬肌筋膜与颞筋膜相连。

躯干前向运动的肌筋膜单元

头部前向运动的肌筋膜单元（an-cp）

头部前向运动由三个小单元形成（图43）：1 = 眼的下直肌，其协调中心位于眼球和眶下缘的中点之间；2 = 颧肌，其协调中心在鼻翼外侧；3 = 二腹肌的前腹，其协调中心在下颌骨体下缘上方。面部筋膜将它们连为一体，它被颈阔肌拉紧。

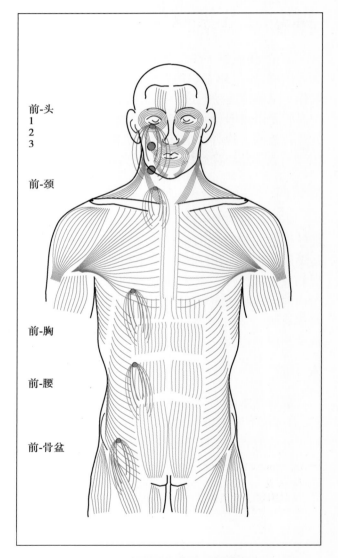

图 43. 躯干前向运动的肌筋膜单元

这些协调中心对应的针刺穴位是足阳明胃经的承泣、巨髎和大迎（ST 1，3，5），及颧肌和二腹肌前腹的触发点（图44）。

---

[71] 头部的肌肉来源于咽弓，也有部分肌组织来源于头部节段（Stefanelli A，1968）。

[72] 三角肌或降口角肌向上与颧肌融合，向两侧与颈阔肌束融合。同一肌肉据说接收部分源于咬肌筋膜的滑行纤维，通过降口角肌后在唇角汇集。滑行纤维通常位于三角肌深部，经额下与对侧滑动纤维汇合（Chiarugi G，1975）。

[73] 颧小肌的眶下部分和提口角肌于眶下孔上方起于眶下缘，向下插入到上唇（Chiarugi G，1975）。

[74] 提口角肌源于睑内侧韧带附近的上颌骨额突，垂直向下和外侧走行，部分插入鼻孔附近的皮肤，部分插入到上唇的皮肤（Chiarugi G，1975）。

[75] 眼轮匝肌的某些肌束通过致密结缔组织与颞筋膜相连，因此不会终止于眼外侧角（Chiarugi G，1975）。

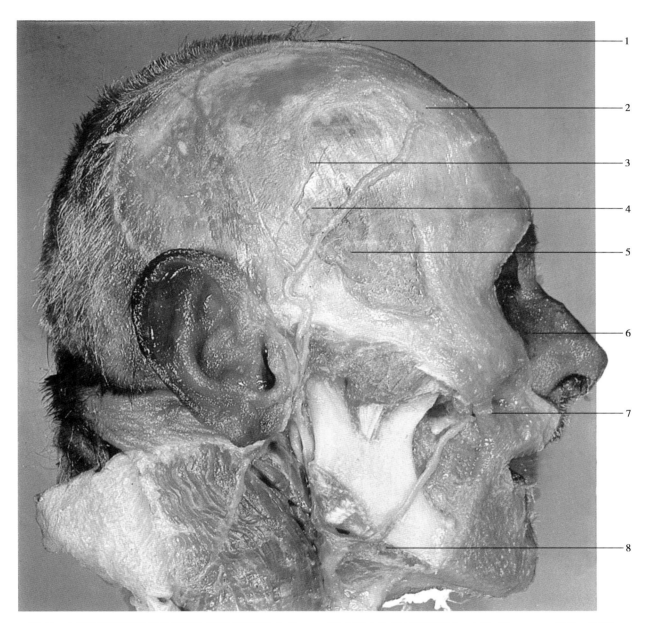

图 44. 头部颞侧区域的帽状腱膜和帽状筋膜（选自 Fumagalli 宏观人体解剖学彩图集，由 Dr Francesco Vallardi/Piccin Nuova Libraria 出版）

1. 头皮；2. 皮下结缔组织、浅筋膜或帽状腱膜。由于它能提供附着点，故称之为腱膜，如：额肌附着于前面（后-头 2）、枕肌附着于后面（后-头 3）、两侧是颞肌和耳部肌肉。3. 疏松滑动结缔组织层、未命名筋膜或腱膜下层；4. 深筋膜，这种帽状筋膜位于帽状腱膜深部，二者之间被前面的疏松结缔组织层分离，该筋膜连续覆盖了整个头盖骨；这种独立滑行运动能使其感知头部在三个平面上的运动；5. 颞肌筋膜向下与帽状筋膜相延续，向上与咬肌筋膜相延续；6. 前-头 1 的协调中心，它与眼直肌下部有关；7. 前-头 2 的协调中心，它位于额肌上方；8. 前-头 3 的协调中心，它位于二腹肌前腹上方，二腹肌后腹附着于乳突（后-颈，颈后矢状面）

颈部前向运动的肌筋膜单元（an-cl）

颈部前向运动（仰卧位抬头，颈部向前）是通过单关节肌肉纤维（颈长肌）和双关节肌肉纤维（胸锁乳突肌）完成的。

这些矢量力的协调中心位于胸锁乳突肌的前缘上方向外至甲状软骨。它们对应的针刺穴位是足阳明胃经的人迎（ST 9）及胸锁乳突肌前面的触发点（图 44）。

胸部前向运动的肌筋膜单元（an-th）

胸部前向运动（仰卧位上抬胸部）是通过单关节肌肉纤维（胸骨肌）和双关节肌肉纤维（胸大肌和腹直肌）完成的。

它们的协调中心紧贴着肋弓下缘下方，它们对应的针刺穴位是足阳明胃经的不容（ST 19）、及胸大肌下行纤维的触发点，而不是仅仅偶尔出现的胸骨肌的触发点。

腰部前向运动的肌筋膜单元（an-lu）

腰部前向运动（仰卧位上抬腹部）是由单关节肌肉纤维（从一个腱划延伸到另一个腱划的腹直肌纤维）和双关节肌肉纤维（腹斜肌和腹横肌）完成的。

它们的协调中心位于腹直肌上方、肚脐外侧，它们对应的针刺穴位是足阳明胃经的天枢（ST 25）及腹直肌的触发点。

骨盆前向运动的肌筋膜单元（an-pv）

骨盆前向运动（仰卧位上抬骨盆）是通过单关节肌肉纤维（髂腰肌；当股骨固定时，它能向前旋转骨盆）和双关节肌肉纤维（腹直肌）完成的。

它们的协调中心位于髂肌上方，它是最有可能作用于髂腰肌肌筋膜的点。它对应的针刺穴位是足阳明胃经的库房（ST 14）、及下部象限腹外斜肌的触发点。

躯干后向运动的肌筋膜单元

头部后向运动的肌筋膜单元（re-cp）

头部向后运动由三个小单元组成（图 45）：1 ＝眼的上直肌，其协调中心位于眉毛内缘；2 ＝颧肌，其协调中心位于额肌中央（图 44）；3 ＝枕肌；其协调中心位于该肌和竖脊肌之间。

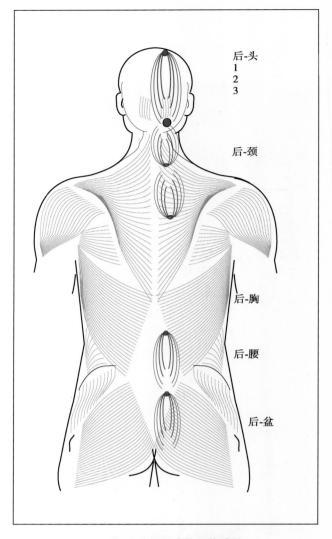

图 45. 躯干后向运动的肌筋膜单元

三者由帽状筋膜协调统一，而帽状筋膜由上述肌肉拉紧。

以上协调中心对应的针刺穴位是足太阳膀胱经的攒竹、曲差、玉枕（BL 2、4、9）、头半棘肌的触发点 3、及枕肌和额肌的触发点。

颈部后向运动的肌筋膜单元（re-cl）

颈部后向运动（后移颈部）是通过单关节肌纤维（颈多裂肌）和双关节肌肉纤维（颈半棘肌、颈最长肌）完成的。

它们的协调中心位于第六颈椎水平的竖脊肌肌群上方；它所对应的针刺穴位是手太阳小肠经的天窗（SI 16）及多裂肌的第一个触发点。

胸部后向运动的肌筋膜单元（re-th）

胸部向后运动（胸部过伸）是通过单关节肌肉

纤维(胸多裂肌)和双关节肌肉纤维(胸最长肌)完成的。

它们的协调中心位于第四胸椎水平的竖脊肌肌群上方;该中心的牵涉痛和紧张最常见于第七颈椎水平,如图 45 所示。

该协调中心对应的针刺穴位是足太阳膀胱经的厥阴俞(BL 14)、及竖脊肌的触发点。

腰部后向运动的肌筋膜单元(re-lu)

腰部向后运动(坐直)是通过单关节肌肉纤维(多裂肌)和双关节肌肉纤维(腰最长肌)完成的。

它们的协调中心位于第一腰椎水平的竖脊肌肌群上方。它所对应的针刺穴位是足太阳膀胱经的三焦俞(BL 22)及最长肌和多裂肌的触发点。

骨盆后向运动的肌筋膜单元(re-pv)

骨盆部后向运动(过伸)是通过单关节肌肉纤维(多裂肌)和双关节肌肉纤维(腰最长肌、腰方肌)完成的。

它们的协调中心位于髂腰韧带至腰方肌起点上方。它所对应的针刺穴位是足太阳膀胱经的关元俞(BL 26)、及第一骶椎水平多裂肌的触发点。

躯干内向运动的肌筋膜单元

头部内向运动的肌筋膜单元(me-cp)

头部内向运动(头部居中)可划分为三个小单元:1 = 眼内直肌;协调中心在眼内角。2 = 下颌骨中央的下颌舌骨肌间隙,协调中心在下巴下方。3 = 项韧带枕部附着处;协调中心在枕后隆突下方(图46)。

这些协调中心对应的针刺穴位是足太阳膀胱经的睛明(BL 1)、任脉的廉泉(CV 23)、督脉的风府(GV 16)。

颈前部内向运动的肌筋膜单元(me-cl)

颈部内向运动(颈部直立位)通过颈白线或颈前筋膜的中缝在前面协调,该线的协调中心位于胸骨上切迹,其对应的针刺穴位是任脉的天突(VC 22)。

颈后部内向运动的肌筋膜单元(me-cl r)

颈部内向运动通过项韧带在后面协调。

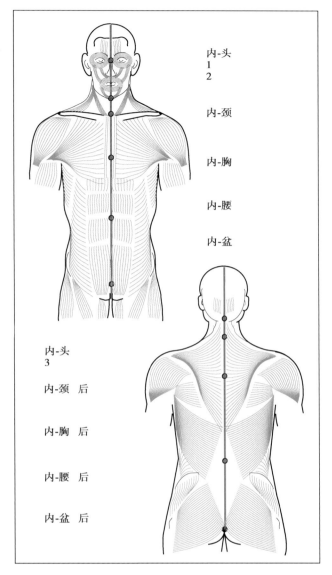

图 46. 躯干内向运动的肌筋膜单元

其协调中心位于该韧带上,它还有感知颈部在空间位置的作用。该协调中心对应的针刺穴位是督脉的大椎(GV 14)。

胸前部内向运动的肌筋膜单元(me-th)

前胸的内向运动通过两侧胸大肌间的胸骨筋膜进行。这些力的协调中心位于胸骨,其对应的针刺穴位是任脉的中庭(CV 16)。

胸后部内向运动的肌筋膜单元(me-th r)

这些矢量力的协调中心位于第四胸椎棘突和棘间韧带(需要注意的是:躯干的所有协调中心都有一个主要点,次要点位于其略近或略远的位置)。它所对应的针刺穴位是督脉的身柱(GV 12)。

腰前部内向运动的肌筋膜单元(me-lu)

这些矢量力的协调中心位于脐和剑突之间的腹白线上。

它所对应的针刺穴位是任脉的水分(CV 9)。

腰后部内向运动的肌筋膜单元(me-lu r)

这些力的协调中心位于腰椎的棘间韧带上。

它所对应的针刺穴位是督脉的命门(GV 4)。

骨盆前部内向运动的肌筋膜单元(me-pv)

这些力的协调中心位于紧张腹白线和锥状肌的两块肌肉之间。

它所对应的针刺穴位是任脉的中极(CV 3)。

骨盆后部内向运动的肌筋膜单元(me-pv r)

这些力的协调中心位于骶尾骨之间的耻尾肌肌筋膜缝。

它所对应的针刺穴位是督脉的腰俞(GV 2)。

躯干外向运动的肌筋膜单元

头部外向运动的肌筋膜单元(la-cp)

头部外向运动(图 47)可划分为三个小单元:1＝眼外直肌;协调中心位于眼外角。2＝颞肌;协调中心位于颞肌中心。3＝咬肌;协调中心位于该肌中心。咬肌和颞肌筋膜(即上面所提到的两块肌肉的延伸物)参与下颌骨的闭合运动。

上述协调中心对应足少阳胆经的瞳子髎(GB 1)、足阳明胃经头维(ST 8)、颊车(ST 6)、以及颞肌(1、2、3——依据发现筋膜致密化的位置)和咬肌的触发点。

颈部外向运动的肌筋膜单元(la-cl)

颈部外向运动(颈部侧屈)是通过单关节肌肉纤维(斜角肌)和双关节肌肉纤维(胸锁乳突肌)完成的。这些矢力的协调中心位于甲状软骨水平的胸锁乳突肌侧面部分。

它所对应的针刺穴位是手阳明大肠经的扶突(LI 18)及胸锁乳突肌胸骨和锁骨部分的触发点。该肌有多个触发点分别参与不同的活动。

胸部外向运动的肌筋膜单元(la-th)

胸部外向运动(侧屈)是通过单关节肌肉纤维

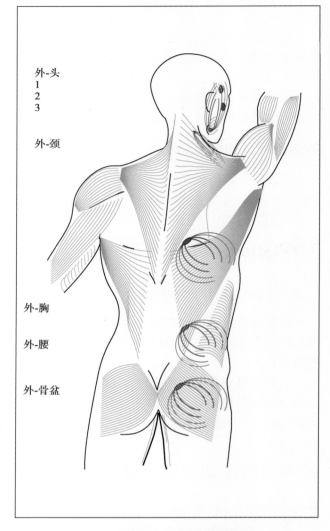

图 47. 躯干外向运动的肌筋膜单元

(棘间肌、横突间肌、肋间肌)和双关节肌肉纤维(髂肋肌、斜方肌)完成的。

这些矢力的协调中心位于髂肋肌以上、斜方肌的下缘。

它所对应的针刺穴位是足太阳膀胱经的膈关(BL 46)及髂肋肌的触发点。

腰部外向运动的肌筋膜单元(la-lu)

腰部外向运动(向一侧屈曲)是通过单关节肌肉纤维(腰方肌)和双关节肌肉纤维(髂肋肌、腹外斜肌)实现的。

这些力量的协调中心位于腰方肌上。

它所对应的针刺穴位足太阳膀胱经的志室(BL 52)及腰方肌的触发点。

骨盆外向运动的肌筋膜单元（la-pv）

骨盆的外向运动（稳定骨盆负重）是通过单关节肌肉纤维（臀中肌）和双关节肌肉纤维（臀大肌）实现的。

这些力量的协调中心位于臀部肌肉——臀中肌和臀大肌上，第四骶孔水平。

它所对应的针刺穴位是足太阳膀胱经的秩边（BL 54）及上面所提及肌肉的触发点。

躯干内旋运动的肌筋膜单元

头部内旋运动的肌筋膜单元（ir-cp）

头部内旋运动可划分为三个小单元：1＝眼的下斜肌；协调中心位于眉毛外侧。2＝外侧翼状肌附着于颞颌关节面处；协调中心位于耳屏和下颌头；3＝内侧翼状肌；协调中心位于耳垂和下颌颈。翼状肌的肌筋膜将上述三个小单元协调统一（图48）。

以上协调中心对应的针刺穴位是手少阳三焦经的丝竹空（TE 23）、耳门（TE 21）、足少阳胆经的听会穴（GB 2）、以及翼状肌的触发点。

颈部内旋运动的肌筋膜单元（ir-cl）

颈部内旋运动（使外旋的颈部回到中立位）是通过单关节肌肉纤维（前斜角肌）和双关节肌肉纤维（胸锁乳突肌）完成的。

这些力的协调中心位于前斜角肌上、胸锁乳突肌的两头之间。

它所对应的针刺穴位是足阳明胃经的气舍（ST 11）和前面提到肌肉的触发点。

胸部内旋运动的肌筋膜单元（ir-th）

胸部内旋运动（一侧胸廓向前运动）是通过单关节肌肉纤维（肋间肌）和双关节肌肉纤维（胸大肌、背阔肌、腹外斜肌）完成的。

这些力量的协调中心位于锁骨中线、第5/6肋间隙的肋间肌上。

它所对应的针刺穴位是足厥阴肝经的期门（LR 14）。

腰部内旋运动的肌筋膜单元（ir-lu）

腰部内旋运动（同侧肋缘向前运动）是通过单关节肌肉纤维（腹横肌——保持一定的节段结构，

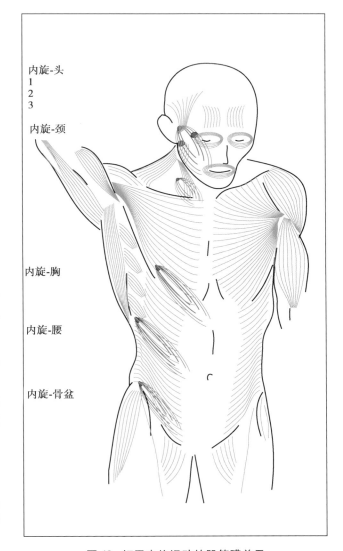

图48. 躯干内旋运动的肌筋膜单元

止于腹白线）和双关节肌肉纤维（腹斜肌，其肌纤维与多个节段结构交叉，并与外层纤维相连，且不干扰对侧的内层纤维）进行的。

这些力量的协调中心位于第十一肋骨之下。

它所对应的针刺穴位是足厥阴肝经的章门（LR 13）和腹外斜肌外侧的触发点。

骨盆内旋运动的肌筋膜单元（ir-pv）

骨盆的内旋运动（髂骨向前运动）是通过单关节肌肉纤维（臀小肌）和双关节肌肉纤维（腹斜肌、阔筋膜张肌和缝匠肌）实现的。

这些力量的协调中心位于臀小肌上方、紧贴于髂前上棘下面。

它所对应的针刺穴位是足少阳胆经的五枢（GB 27）和臀小肌的触发点（当股骨不固定时，该肌能内旋髋关节；股骨固定时，能内旋转骨盆）。

躯干外旋运动的肌筋膜单元

头部外旋运动的肌筋膜单元（er-cp）

头部外旋运动分为三个小单元：1＝眼的上斜肌；协调中心位于眉毛中中央；2＝耳上肌，协调中心位于耳轮上；3＝耳后肌，协调中心在于项线和颞骨的乳突部的耳后肌起点处（图49）。颞顶筋膜，自眼眶向帽状腱膜、帽状筋膜和枕骨延伸，将上述三个

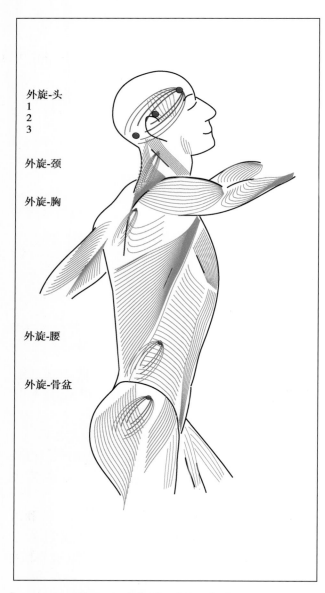

外旋-头
1
2
3

外旋-颈

外旋-胸

外旋-腰

外旋-骨盆

图49. 躯干外旋运动的肌筋膜单元

小单元连接统一。这些协调中心对应的针刺穴位是足少阳胆经的阳白（GB 14）、率谷（GB 8）、完骨穴（GB 12）。

颈部外旋运动的肌筋膜单元（er-cl）

颈部外旋运动（向后看）是通过单关节肌肉纤维（颈回旋肌-多裂肌的深层）和双关节肌肉纤维（头夹肌、肩胛提肌）完成的。

这些矢力的协调中心位于头夹肌和颈回旋肌上方，第2、3颈椎横突水平。

它所对应的针刺穴位是手少阳三焦经的天牖（TE 16）和头夹肌的触发点。

胸部外旋运动的肌筋膜单元（er-th）

胸部外旋运动（一侧胸廓向后旋转）是通过单关节肌肉纤维（上后锯肌）和双关节肌肉纤维（背阔肌）完成的。

这些力量的协调中心位于上后锯肌起点近肩胛骨脊柱缘上。

它所对应的针刺穴位是足太阳膀胱经的魄户（BL 42）和上后锯肌的触发点。

腰部外旋运动的肌筋膜单元（er-lu）

腰部的外旋运动（肋缘向后旋转）是通过单关节肌肉纤维（下后锯肌）和双关节肌肉纤维（背阔肌）实行的。

这些力量的协调中心位于第十二肋至下后锯肌的起点上。

它所对应的针刺穴位是足太阳膀胱经的大肠俞（BL 25）和下后锯肌的触发点。

骨盆外旋运动的肌筋膜单元（er-pv）

骨盆外旋运动（er-pv）是通过单关节肌肉纤维（臀中肌）和双关节肌肉纤维（臀大肌）实现的。

这些力量的协调中心位于臀中肌上方，紧贴髂嵴最高点下方；在该处臀肌筋膜为很多肌纤维提供了插入点。许多结缔组织薄层由此处向后延伸，或于肌纤维间相互缠绕，或向上于骶结节韧带相连。

该协调中心所对应的针刺穴位是足少阳胆经的居髎（GB 29）和臀中肌的触发点。

第 6 章
下肢的肌筋膜单元

下肢仅由四部分组成。骨盆带主要与躯干同步活动,所以已将之归到上一章中。本章主要探讨下肢运动轨迹的各种术语及其在针灸经络和肌筋膜序列上的区别,然后讲述单一肌筋膜单元。

运动术语上的差异

大脑不会从单块肌肉层面来阐释运动,而是从空间平面的层面来解释运动的发生[76]。例如:人行走时,大脑指挥下肢向前运动,并由此带动大腿、膝和足进行前向运动。

在解剖学中,"屈曲"一词是指关节闭合,而"伸展"则是指关节打开。以前面的下肢前向运动为例,这些词的具体描述如下:屈髋、伸膝、足部背屈。这种相同动作轨迹的描述方式不能反映神经肌肉组织的活动。大脑如何构建运动,下肢如何进行运动?二者的这种相互矛盾的命名方式非常普遍,并且还可见于拮抗肌的运动中。

正常步态时,髋、膝、踝,足向后运动,而相应的经典解剖用语是:伸髋、膝屈曲和足跖屈。

此外,不同作者对于足的内外翻的叫法不同;特别是将之与前臂旋前和旋后动作进行对照时,经常会让人感到困惑。本书中提及的这些术语是关于神经肌肉组织的另一种合理叫法,这可以简化运动研究的分析过程。

针灸经络上的不同

古代中国人通过压迫某些确定的点所引起的牵涉痛的分布情况来研究经络的走行。牵涉痛可以沿不同的筋膜分布,其中最常见的是沿着与单向肌筋膜单元序列平行分布的筋膜内胶原纤维。这些辐射的解剖结构知识,可在临床应用上进行以下调整:

- 中医认为胆经(GB)是一个曲折的通路,牵涉痛沿股骨和腓骨的前后部之间分布。但从解剖观点看这两骨前面的点位于参与外向运动的肌群上,而两骨后面的点则位于参与膝踝外旋运动的肌群上。
- 胃经(ST)与前向运动的肌筋膜单元相对应;在躯干部,该经和脾经平行走行,而在下肢,这两条经络相互分开。二经在横跨腹股沟水平的走行情况更多是基于理论上或哲学上的原因,而非解剖学所得。
- 肝经(内旋运动)与胆经(外旋运动)相互拮抗。为了协调足部在水平面上的运动,肝经(LR)从跗指展肌上方走行。

下肢前向运动的肌筋膜单元

髋前向运动的肌筋膜单元

髋前向运动(臀部)(大腿前移)是由单关节(耻骨肌,长收肌)和双关节纤维(髂腰肌、阔筋膜张肌、缝匠肌、股薄肌)来完成的。

这些矢量力的协调中心位于外侧耻骨肌[77]和髂腰肌之上,腹股沟韧带之下。(如图 50)

该 cc 点对应的针灸穴位是 SP12 及耻骨肌的触发点。

---

[76] 我们已经能证实,单独刺激运动皮层的一个点会导致其所支配区域的多块肌肉收缩,而不是某块单独肌肉(Light S,1971)。

[77] 耻骨肌呈现多种变异形式。它可分为浅深两层,或内外侧两部分。在后一种情况下,外侧部分由股神经分支支配或闭孔附属的神经分支支配,而内侧部分则是由闭孔神经支配(Travell J. 1998)。

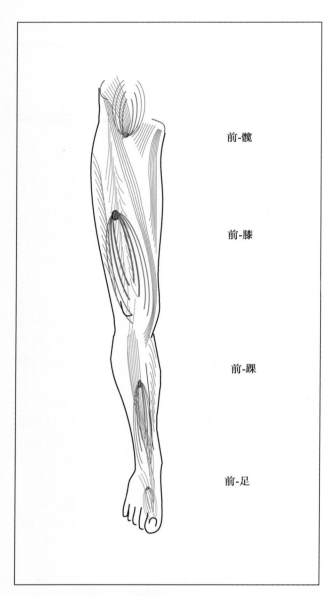

前-髋

前-膝

前-踝

前-足

图 50. 下肢前向运动的肌筋膜单元

膝前向运动的肌筋膜单元

膝前向运动（膝）（膝前移）是由单关节（股内侧，中间和外侧）和双关节纤维（腹直肌）来完成的。（图 51）

这些力量的协调中心位于股中间肌、大腿中部的触发点上。

该 cc 点对应的针灸穴位是 ST32 及股四头肌的触发点[78]。

踝前向运动的肌筋膜单元

距骨前向运动（足背屈）是由单关节（胫骨前肌[79]）和双关节纤维（蹈长伸肌和趾长伸肌）来完成的。

这些力量的协调中心位于胫骨前肌、小腿中点上。

该 cc 点对应的针灸穴位是 ST37 及胫骨前肌的触发点。

足前向运动的肌筋膜单元

足前向运动（抬足/大足趾向上和向前）是由单关节（蹈短伸肌）和双关节纤维（蹈长伸肌和趾长伸肌）来完成的。

这些力量的协调中心位于第一、二跖骨间的蹈短伸肌上。

该 cc 点对应的针灸穴位是 LR3 和蹈短伸肌的触发点。

---

[78] 股中间肌有多个深部触发点（TP），这些点往往难以通过触诊定位。股外侧肌的中心部分通常也有系列深部 TP，它们可以通过深部触诊定位（Travell J. 1998）。

[79] 在非负重的肢体上，前面的胫骨在距胫关节处背屈足部，可伴有距骨下方的跗骨间关节上抬（Travell J. 1998）。

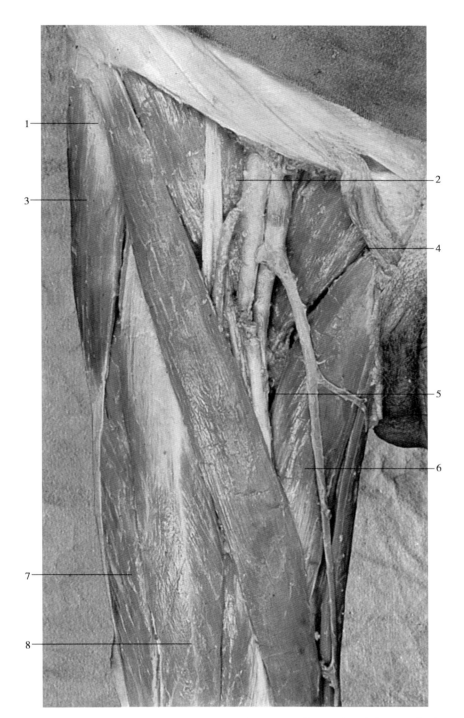

图 51. 大腿的前内侧的隔间和股骨三角（选自宏观人体解剖学彩色摄影图谱，由 Francesco VallardiPiccin 博士／NuovaLibraria 出版）

1. 髋前外侧（an-la-cx）协调中心的融合处，前面（缝匠肌附着于腹股沟韧带上）和外侧（阔筋膜张肌）的向量在该点汇集；2. 前-髋（an-cx）的协调中心位于髂腰肌上；3. 外-髋（la-cx）的协调中心位于阔筋膜张肌的肌腹上；4. 前-内-髋（an-me-cx）协调中心的融合处，前面（耻骨肌）和内侧（收肌群）的向量在该点汇集；5. 内旋-髋（ir-cx）的协调中心位于股骨三角的顶点；6. 内-髋（me-cx）的协调中心位于股薄肌的肌外膜在该点与长收肌相连；7. 外-膝（la-ge）的协调中心位于大腿中部，肌纤维作用于膝关节的位置；8. 前-膝（an-ge）的协调中心位于股直肌（双关节纤维）上、在股四头肌的内外侧头形成的两矢量的合力部位

下肢后向运动的肌筋膜单元

髋后向运动的肌筋膜单元

髋后向运动（大腿后移）是由单关节（臀大肌的骶结节纤维）和双关节纤维（半腱肌[80]、起于骶结节韧带的部分股二头肌、半膜肌）来完成的。

这些矢量力的协调中心位于在骶结节韧带上方的臀大肌上（如图52）。

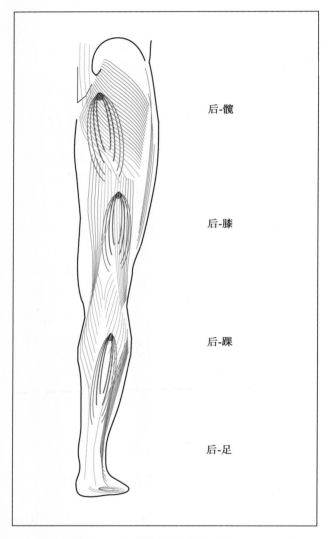

后-髋

后-膝

后-踝

后-足

图52. 下肢后向运动的肌筋膜单元

该cc点对应的针灸穴位是BL30及臀大肌触发点。

膝后向运动的肌筋膜单元

膝后向运动（小腿后移）是由单关节（股二头肌短头）和双关节纤维（股二头肌长头、半腱肌、半膜肌和腓肠肌的近端部分）来完成的。

这些力量的协调中心位于大腿中部，股二头肌的内侧。

该cc点对应的针灸穴位BL37及大腿后面肌群的触发点[81]。

踝后向运动的肌筋膜单元

距骨后向运动（上抬脚趾）是由单关节（比目鱼肌）和双关节纤维（腓肠肌、趾长屈肌、腓骨肌）来完成的。

这些力量的协调中心位于小腿三头肌上，在小腿的中部、略偏向腓骨肌处。

该cc点对应的针灸穴位BL58及比目鱼肌的第3个触发点[82]。

足后向运动的肌筋膜单元

足后向运动（脚）（脚外侧蹬地——该筋间隔与小腿三头肌的筋间隔相连）是由单关节（小趾展肌、小趾短屈肌）和双关节纤维（附着于第五跖骨底的腓骨短肌和短屈肌）来完成的。

这些力量的协调中心位于短屈肌和小趾展肌上。

该cc点对应的针灸穴位是BL64及小趾展肌的触发点。

下肢内向运动的肌筋膜单元

髋内向运动的肌筋膜单元

髋内向运动（内收大腿）是由单关节（长收肌、短收肌、大收肌）和双关节纤维（股薄肌）来完成的。

这些力的协调中心位于股薄肌向前的近端1/3水平处。（如图53）

该cc点对应的针灸穴位是LR10及内收肌群的触发点[83]。

---

[80] 半腱肌与股二头肌长头共同起自坐骨结节的后面。在大腿中部，半腱肌肌腹的中心部分被腱性凹口分开（Travell J. 1998）。

[81] 触发点的检查：钳形触诊通常用于大腿内侧后部的检查，而扁平触诊则通常用于股二头肌的检查（Travell J. 1998）。

[82] 病人比目鱼肌的第3个触发点剧烈疼痛意味着相连的闭锁关节狭窄。比目鱼肌的第3个触发点的浸润可消除疼痛和狭窄口的收缩（Travell J. 1998）。

[83] 来自大腿的长收肌和短收肌的肌筋膜触发点的牵涉痛向上深入至腹股沟区，向下至膝盖处。股薄肌的TP点可使浅表疼痛放射至整个大腿内侧（Travell J. 1998）。

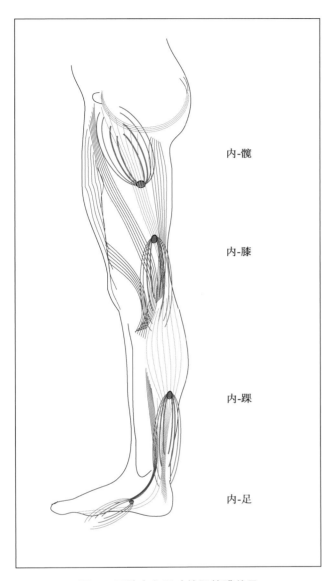

图 53. 下肢内向运动的肌筋膜单元

膝内向运动的肌筋膜单元

膝内向运动(内侧稳定膝关节)是由单关节(半腱肌腱性凹口下方的远端部分;该肌的肌腱附着于胫骨内侧,它能稳定膝关节,防止其向内偏移)和双关节纤维(股薄肌的远端部分,该部分由与同一肌的近端部分分别由自身的神经肌肉板独立支配)来完成的。

这些力量的协调中心位于股薄肌和缝匠肌远端部分上。

该 cc 点对应的针灸穴位是 SP11,在缝匠肌及股薄肌的触发点。

踝内向运动的肌筋膜单元

距骨内向运动(踝关节向内移动)是由单关节

(胫骨后肌)和双关节纤维(小腿三头肌和趾长屈肌)来完成的。

这些力量的协调中心位于小腿三头肌上、比目鱼肌和腓肠肌内侧头合并处。

该 cc 点对应的针灸穴位是 KI9 及小腿三头肌的内侧触发点。

足内向运动的肌筋膜单元

足内向运动(脚)(足内收,伴足底纵弓和横弓同时增大)是由单关节(足底骨间肌、蹈短屈肌、起自足底长韧带的蹈内收肌斜头)和双关节纤维(蹈长屈肌和趾长屈肌)来完成的。

这些力量的协调中心位于胫骨肌向后的舟骨附着点上;该肌腱是蹈短屈肌的起点。

这个 cc 点对应的针灸穴位是 KI2 及趾短屈肌与蹈短屈肌的触发点。

下肢外向运动的肌筋膜单元

髋外向运动的肌筋膜单元

髋外向运动(大腿外展)是由单关节(臀中肌和臀小肌)和双关节纤维(阔筋膜张肌和臀大肌)来完成的。

这些力的协调中心位于阔筋膜张肌上(图 54)。

该 cc 点对应的针灸穴位是 ST31 及阔筋膜张肌的触发点。

膝外向运动的肌筋膜单元

膝外向运动(阻碍膝盖向外偏移)是由单关节(股二头肌短头)和双关节纤维(股二头肌长头和阔筋膜张肌的髂胫束[84];这些肌肉的肌腱附着于腓骨和胫骨上)来完成的。

这些力量的协调中心位于髂胫束近股二头肌短头起点处[85]。

该 cc 点对应的针灸穴位是 GB3 及股二头肌的触发点。

---

[84] 阔筋膜张肌协助臀中肌稳定骨盆,其远端纤维有稳定膝关节的作用(Travell J. 1998)。
[85] 股二头肌长头可以起自骶骨、尾骨和骶结节韧带。它与半腱肌一样有一个腱性凹口。在大腿的远端部分,二头肌长头和短头经合为一个腱附着于腓骨头的外侧,该腱分为三部分。儿童大腿后部的肌肉有肌筋膜触发点(TP),但这些痛通常被诊断为(或被简单地忽略为)"成长痛"(Travell J. 1998)。

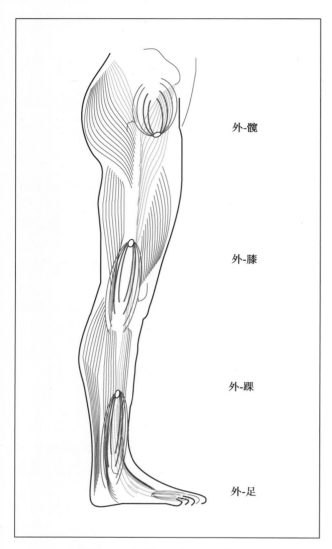

图54. 下肢外向运动的肌筋膜单元

外-髋

外-膝

外-踝

外-足

距骨外向运动的肌筋膜单元

距骨外向运动（踝关节向外移动；但首先稳定踝关节，阻止其向内侧方向扭曲）是由单关节（第三腓骨肌）和双关节纤维（趾长伸肌）来完成的。

这些力量的协调中心位于第三腓骨肌在趾长伸肌的起点处。

该cc点对应的针灸穴位是ST40和趾长伸肌的触发点[86]。

足外向运动的肌筋膜单元

足外向运动（脚）（脚趾偏离中线张开）是由单关节（足背骨间肌）和双关节纤维（趾长伸肌）来完成的。

这些力量的协调中心位于第3和第4足背骨间肌上。

该cc点对应的针灸穴位是ST43及足背骨间肌的触发点。

下肢内旋运动的肌筋膜单元

髋内旋运动的肌筋膜单元

髋内旋运动（髋关节向内旋转）是由单关节（耻骨肌[87]）和双关节纤维（阔筋膜张肌、大收肌和臀小肌）来完成的。

这些力的协调中心位于股三角的顶点上（图55）。

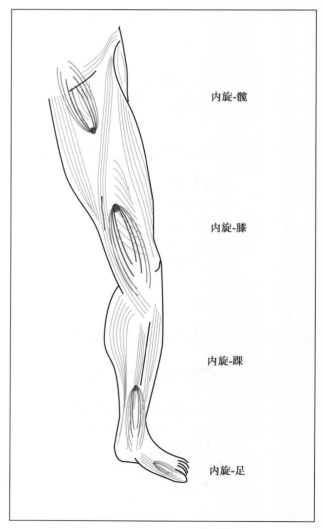

内旋-髋

内旋-膝

内旋-踝

内旋-足

图55. 下肢内旋运动的肌筋膜单元

[86] 电刺激趾长伸肌可引起四趾的近端趾骨伸展、足外展和外侧缘上抬（翻转）（Travell J. 1998）。

[87] 目前，对于耻骨肌是否能内旋或外旋大腿，一直存有争议。被动牵拉耻骨肌时，大腿是否处于外旋或内旋状态似乎并不重要（Travell J. 1998）。

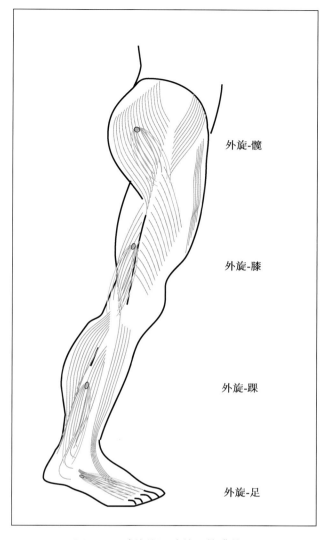

该 cc 点对应的针灸穴位是 LR11（阴廉）及耻骨肌的触发点。

膝内旋运动的肌筋膜单元

膝内旋运动（胫骨内侧髁的内旋）是由单关节（腘肌）和双关节纤维（半膜肌、缝匠肌、半腱肌、股薄肌）来完成的。

这些力量的协调中心位于缝匠肌的远端部分和缝匠肌下方的筋膜上。

该 cc 点对应的针灸穴位是 LR9 及缝匠肌的触发点[88]。

踝内旋运动的肌筋膜单元

距骨内旋运动（踝保持水平位，所以踝关节不动）是由单关节（胫骨后肌）和双关节纤维（趾长伸肌）来完成的（图 55）。

这些力量的协调中心位于胫骨后肌上，或更准确地说，位于该肌在深部横筋膜的内侧部分的附着处。

该 cc 点对应的针灸穴位是 LR5 及趾长伸肌的触发点。

足内旋运动的肌筋膜单元

足内旋运动（前脚掌向中线或内侧偏移，特别是大脚趾）是由单关节（踇外展肌）和双关节纤维（踇长屈肌[89]）来完成的。

这些力量的协调中心位于踇外展肌的前部。

该 cc 点对应的针灸穴位是 SP3 及踇外展肌的触发点。

下肢外旋运动的肌筋膜单元

髋外旋运动的肌筋膜单元

髋外旋运动（髋向外旋转）是由单关节（梨状肌、孖肌、股方肌、闭孔内肌）和双关节纤维（臀大肌、缝匠肌、髂腰肌）完成的。

这些矢量力的协调中心位于臀大肌中部上方的梨状肌上。（图 56）

图 56. 下肢外旋运动的肌筋膜单元

外旋-髋

外旋-膝

外旋-踝

外旋-足

该 cc 点对应的针灸穴位是 GB30 及梨状肌的触发点[90]。

膝外旋运动的肌筋膜单元

膝外旋运动（膝部的胫骨外侧髁外旋）是由单关节（股二头肌短头）和双关节纤维（股二头肌长头）完成的。

这些力量的协调中心位于股二头肌短头在外侧肌间隔的起点上。

该 cc 点对应的针灸穴位是 GB32 及股二头肌

---

[88] 缝匠肌的腱性交界没有对齐，它们不像腹直肌那样形成明显的腱划，缝匠肌与腹股沟韧带、髂耻线、髌韧带及半腱肌肌腱等均有额外连接（Travell J. 1998）。

[89] 在非承重脚踇长屈肌协助跖屈和内翻。踇趾展肌向上附着于跟骨结节、屈肌支持带、跖腱膜及趾短屈肌的肌间隔。踇趾展肌的附属结构可从浅筋膜沿胫骨后肌或神经走行，至内踝上方，附着于踇趾展肌的中部（Travell J. 1998）。

[90] 梨状肌触发点的牵涉痛可以放射到骶髂区、臀部的外侧、髋关节的后部及大腿的近端 2/3。大腿另外 5 块外旋肌所产生的牵涉痛区域与梨状肌的相同（Travell J. 1998）。

的触发点[91]。

踝外旋运动的肌筋膜单元

距骨外旋运动(足在水平面上向外运动)是由单关节(腓骨短肌)和双关节纤维(腓骨长肌)完成的。

这些力量的协调中心位于小腿的中部、腓骨长肌和短肌上。

该 cc 点对应的针灸穴位是 GB35 及腓骨长肌的触发点[92]。

足外旋运动的肌筋膜单元

足外旋运动(前脚向外运动)是由单关节(趾短伸肌)和双关节纤维(腓骨长肌)完成的。

这些力量的协调中心位于外踝下方的趾短伸肌上。

该 cc 点对应的针灸穴位是 GB40 及趾短伸肌的触发点[93]。

---

[91] 由于大腿后部肌肉综合征相关的纤维化紧张带不是由肌肉组织形成的,而是由结缔组织形成的,所以应当将之与触发点的紧张带区分开。髋关节有咔嗒响声,多是因股二头肌肌腱在坐骨结节附着处的错位而致(Travell J. 1998)。

[92] 腓骨长肌和短肌形成小腿的外侧隔间,而第三腓骨肌则是前部隔间的一部分,这些肌肉功能减弱会在第二、三跖骨头下方形成鸡眼(Travell J. 1998)。

---

[93] 足趾的长短屈肌和长短伸肌与蚓状肌和骨间肌作为同步运动,它们是一个功能单元(肌筋膜单元)(Travell J. 1998)。

第 7 章
肌筋膜单元的手法治疗

学习了肌筋膜单元的解剖和生理以后,现在来研究一下它们的功能失调和相应的治疗。肌筋膜单元功能失调的病理表现因人而异,但其病因却只有一个:协调中心的致密化。致密化是指筋膜不能拉长,和不能调节其下方肌纤维的紧张。

筋膜功能失调的治疗手段(调整手法)和致病原因(致密化)一样,都是独一无二的。其难点在于如何找到个体正确的治疗点和选择最恰当的治疗强度以恢复筋膜弹性。因人而异的个别化评估非常有用。通过分析症状、致病原因,可以帮助确定致密化的点;根据病人和作用组织的类型不同,从强度、时间、和深度几个方面对筋膜手法治疗进行分级,有助于提高治疗效果。

筋膜的可塑性和延展性

很多作者[94]谈到过:过度使用综合征、重复性应激损伤、软组织或关节外风湿病,仅对其组织进行治疗,并不能真正地解决其功能失调。通常行关节内组织手术效果不错。但是,一些最新研究表明:这些手术的效果主要取决于对筋膜的修整,而不是手术的切除,如:椎间盘突出手术的切除[95]。在一些医院(休斯顿,亚历山大)的膝关节炎手术中,只进行了筋膜的修整,效果优于关节内手术。

因此,通常筋膜是重复性应激损伤(RSI)致痛的主要因素,而非其他组织:

- 不可能是肌肉组织,因为肌肉使用过度会肥厚。

- 不可能是骨组织,更不可能是软骨,因为它们几乎没有痛觉感受器。
- 不可能是神经干,因为它传导周围组织收到的痛觉。
- 不可能是血管组织[96],因为疼痛区的毛细管与非疼痛区的没有发现不同。
- 所以,只能是筋膜,因为它是神经分布最丰富的组织[97]。
  - 筋膜[98]是一种弹性组织,它能够刺激神经感受器。
  - 筋膜是一种弹性组织,但它有明确的局限性。该局限性使它能够协调运动、感知运动,并提示姿势变化[99]。
  - 在筋膜中,有些部位神经支配丰富。这些部位是肌筋膜单元的协调中心[100]和感知中心。
- 所以,只能是筋膜,因为当它受到反复不协调、不恰当的刺激时,它会调整其纤维网:
  - 可塑性是物质因外部压力而出现永久变形的属性。
  - 在筋膜中,有些部位受肌肉牵拉大,这些部位是肌筋膜单元的协调中心。
  - 多种因素同时作用可引起这些点的基质进行调整。

---

[94] 有些职业涉及到功能性使用过度,主要与反复长时间地进行某一运动有关。美国人将之定为累积性创伤失调(CTD)的病变根源。这一专业术语实质上指累及神经、肌肉、肌腱、韧带、动脉、静脉、结缔组织和偶发性骨性结构(上髁炎、腕管综合征、扳机指、奎尔万氏腱鞘炎等)的病案(CossuM,2000)。

[95] 椎间盘经由覆盖它的腰背筋膜的缺损处突出。对于年轻女性,体力活动增加似乎是致病因素。20 例突出患者中,19 例进行了手术切除和腰背筋膜缺损修复术。治疗效果良好(Light HG,1983)。

[96] 与对照组相比,发现:撞击综合征患者三角肌的肌纤维中结缔组织增多,但是毛细管作用没有区别(KrombergM,1997)。

[97] Fribourg 大学的两位解剖研究者拍摄了 51 人小腿筋膜的一些电子显微照片。他们吃惊地发现:该筋膜的胶原纤维之间有许多无髓神经纤维和许多敏感神经末梢。对于疼痛性肌筋膜综合征,手法治疗师用机械和/或温度刺激通常有效,现在有新的说辞来解释其治疗程序的合理性(StraubesandJ,1996)。

[98] 电子显微镜研究显示:与小直径传入纤维相连的多种敏感神经末梢属于游离神经末梢,以分布在围绕肌肉的结缔组织中为典型特点(MenseS,1993)。

[99] 在结缔组织里有不同种类的神经末来感知机械作用、疼痛刺激和温度变化(GrayH,1993)。

[100] 另一方面,Heine 根据宏观和组织学检查,证明:针灸穴位位于筋膜体的穿孔处。神经血管丛通过这些穿孔继续向深层走行(HeineH,1988)。

这些因素包括重复性机械刺激、温度刺激和化学/代谢功能失常（表6）。某个人可能以机械刺激为主，另一个人可能以温度刺激为主，而再一个人则可能以遗传因素为主[101]。但是，他们都会伴有代谢和自主神经系统功能失调[102,103]。

表6. 筋膜的应激反应

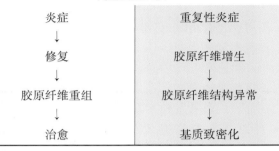

重复性机械刺激
温度和交感神经系统应激
代谢功能失调

炎症	重复性炎症
↓	↓
修复	胶原纤维增生
↓	↓
胶原纤维重组	胶原纤维结构异常
↓	↓
治愈	基质致密化

因此结缔组织基质的调整或筋膜的致密化是由于多种因素的综合影响，并因人而异。

正常情况下，所有应激性或外伤性刺激会引起局部炎症水肿，如：突然扭伤伴筋膜撕裂。休息有利于成纤维细胞的活动和损伤的修复；生理性运动能够可促使胶原纤维（由成纤维细胞产生）重新沿牵拉线排列；最终，损伤部位完全恢复。如果筋膜被沿着生理线拉紧，且这种张力在身体两侧达到平衡，那么就会发生筋膜增生肥厚而不是代偿。毫无疑问，筋膜是维持身体比例平衡的必需部分。

如果人类仍然能感知到筋膜，那么他们会有瘙痒的感觉，这是由于这些部位的代谢降解产物饱和造成。和动物一样，人会用手去够那个部位，并下意识地进行结缔组织基质流动性的恢复。但不幸的是，由于大脑被太多外在因素分心，所以它注意到筋膜功能失调时，筋膜早已由最初的水肿变成了

酸中毒、纤维化和硬化等，并伴有继发的疼痛。

一般来说，这种筋膜致密化是由于重复性炎症（过度使用，重复拉伤）引起胶原纤维数目增多而成[104]。这些纤维通常不沿着生理线排列，或是因为疼痛造成姿势异常，或是因为外伤本身需要那部分固定[105]。基质的致密化[106]不能被自然清楚，因为身体不能区分多余的胶原纤维与正常的生理性纤维；只有准确的外在干预才能改变结缔组织的性状。

筋膜是可塑的也是有延展性的[107]，这是说它在受到外在刺激时会改变它的性状。手法操作对筋膜有效，因为它非常容易触及，且有较强的自我修复和再生能力。

协调中心的改变可造成关节（感知中心）疼痛及可能的关节运动障碍。急性损伤可能会直接影响关节活动；通过放松关节可使减少疼痛传入，消除肌筋膜单元的过度张力。但是，如果是慢性损伤并已造成协调中心的致密化，那么需要直接对协调中心施以手法治疗。

在致密化的协调中心进行手法操作时，必须要有足够的时间，以便筋膜摩擦产生热量。这种热可改变基质的黏滞性，并启动炎性恢复过程[108]。筋膜治疗师以此消除纤维连接蛋白网（它阻碍协调中

---

[101] 腹股沟疝和所有横筋膜变弱是一种常见病变，原因未知。细胞培养中MMP-2水平的持久性变化提示：这是一种基因缺陷，而非环境因素，并且可能是该种病变的根源（Bellon J，2001）。

[102] 我们之前的生物力学和组织学研究提示：结缔组织病变可能在腹股沟疝的发生中起作用。据此，我们做了横筋膜和直肌鞘的纤维生物化学检查：胶原萃取率显著增加……提示胶原的分子改变可能与腹股沟疝的形成有关（Pans A，2001）。

[103] 有倾向认为：结缔组织是由两种不同但相互关联的细胞群组成，即慢速转变的常住细胞和那些不断从组织中经血液流注来的细胞。这种动态的观点用以概括局限性和播散性炎症、免疫反应和纤维化过程中的组织发生和细胞生成（Bernard SG，1968）。

[104] 胶原纤维对机械压力的抵抗仅在一系列分子内和分子间连接形成时才可能产生。胶原合成和沉积的不当调节可引发增生性瘢痕、纤维化和器官功能失常。成人组织中的胶原进行慢速转变（分解代谢），多多少少需要几个月。胶原不应当被简单视为一种被动的、惰性填充物；实际上，这种蛋白粘连在表浅细胞上，能够调节形态形成、转运化学活性物质、促进血小板聚集和细胞凝聚（Rubin E，1993）。

[105] 触发点的激活和持续存在可能是源于该部分或节段长期固定于石膏中（Travell J，1998）。

[106] 所有结缔组织都有两个主要成分，即细胞和细胞间质。细胞间质是结缔组织种类物理性质的决定成分。筋膜的基质呈半液体、凝胶状。它含有七种多糖链和纤维蛋白……纤维连接蛋白是一种糖蛋白，控制胶原在细胞间质中的沉积和导向（Wheater P，1994）。

[107] 结缔组织的可塑性回弹由结缔组织矩阵中的纤维排列产生。胶原纤维本身没有弹性，但由于其盘绕交织排列，所以它可发生弹性位移和复位。当这些纤维密地缠结在一起或与运动方向排列不一致时，它们的弹性潜能就分散消失了……细胞间质是一种蛋白溶液。蛋白溶液的一个主要特性是它们对温度改变有反应：热的温度下是流动的（溶液），冷的温度下是稠厚的（凝胶）……正常状态时，血液循能进行热量供给、及营养与垃圾清除。当毛细血管循环减少时，这胶质状态发生改变：从溶液变成凝胶，其性状更像胶水，将结缔组织纤维困为不能移动的缠结块。有组织应激就会有纤维增生，从而形成肥厚的间质块或的纤维块。触诊时可感知到不能移动的有触痛的增厚物。这种堆积可以通过手法干预或者运动治疗逆转，马上可见间质的物理性质发生改变（Schultz R，1996）。

[108] 炎性反应是身体康复连锁反应和免疫/修复系统的第一步。该过程好像是通过重吸收过多的纤维增生来刺激结缔组织的重新塑形（Stover SA，1998）。

心的功能),随后,筋膜逐渐恢复其生理弹性[109]。只有筋膜张力平衡时,新的胶原纤维才会沿着正常力线排列。因此,治疗干预不能仅仅局限于一点,考虑到所有可能的姿势代偿非常重要。

评估表的编制

对失衡的协调中心进行正确治疗是功能迅速恢复的唯一途径。仅仅通过触诊或确定一个高度敏感点来定位协调中心是不够的。肢体发炎时,整个筋膜常常会高度敏感。因此,着手前先必须先确定哪个点需要治疗。编写准确的评估量表有助于点的正确选择,并为对治疗过程进行简洁记录。评估量表包括患者的个人信息、病史(图 189)、最初症状的简要描述和治疗的点。治疗师以评估量表开始筋膜手法的操作,该量表包括预设的治疗点、运动及触诊评估等。

以下为评估量表的基本要求:

- 可读性:这是量表的第一要素。初次看到量表时,很可能会忽视这一要素。但随着对其中专业术语的学习,所有相关的缩略语浅显易懂变得非常重要;
- 简单化:根据病人的表述,将数据记录到评估表中(表 11)。疼痛位置(SiPa):"我的上臂(hu)外侧(la)痛了六个月(6m)"。致痛动作(PaMo):"当我向外(la)上举胳膊时,疼痛加重";通常这一特定信息不单纯指运动方向,患者常常会示范运动姿势、或运动范围。对于这种情况,最痛的动作通过运动评估确定;
- 功能性:前两个数据可以显示哪个肌筋膜单元与问题直接相关(la-hu)。
- 可复制:任一筋膜治疗师使用同样的数据,记录的疼痛位置和致痛动作相同;
- 准确性:不是泛泛记录数据(如:肩周炎),而是能够准确地概括出疼痛的位置(肱骨外侧 = la-hu)和引发疼痛的动作(外展-la)。如果有关节运动范围受限,那其受限的程度要记录下来(如:肱骨只能外展 20° = lahu 20°)。

准确的评估量表应一直忠于患者的病史和所有从构设的假说中得出的推论。治疗师应当避免根据自己的理解解释数据;同时还应避免一些推测性错误,如:推测出某些适合相似功能失调的治疗点手法。

数据

疼痛位置(SiPa)

提及自己的疼痛时,患者会指出涉及的肌筋膜单元的感知中心。下表中列出了一些常见的上肢(表 7)、躯干(表 8)、和下肢(表 9)疼痛位置,以及在评估表上记录它们的方法。

表 7. 上肢常见的疼痛位置

肩胛骨,肩关节近端	外 内	斜方肌上缘 肩胛骨下前锯肌上
	后 前	肩胛骨内缘 胸小肌区
	外旋 内旋	肩胛骨上角 胸锁关节
肱骨,肩关节远端	外 内	三角肌外侧 腋窝
	后 前	盂后肱关节 盂前肱关节
	外旋 内旋	肩袖肌腱上方 内旋肌止点上
肘	外 内	外上髁 内上髁
	后 前	肱三头肌的远端肌腱 肘窝
	外旋 内旋	敏感的鹰嘴 正中神经鞘
腕	外 内	外侧桡腕关节 豌豆骨敏感
	后 前	尺侧伸肌肌腱炎 桡侧屈肌肌腱炎
	外旋 内旋	指伸肌肌腱炎 指屈肌肌腱炎
指	外 内	背侧骨间肌功能失常 掌侧骨间肌功能失常
	后 前	小指不利 拇指疼痛
	外旋 内旋	无名指障碍 中指障碍

---

[109] 炎性阶段过后,康复过程由肉芽组织修复或替代死亡组织而完成,肉芽组织由于成纤维细胞的活动变为成熟的瘢痕组织。这些细胞分泌细胞间质的成分(胶原,蛋白聚糖),过量的肌筋膜成纤维细胞可引起挛缩硬化伴组织变形。许多病理状态有以下特点:浅筋膜的挛缩硬化和不可逆纤维化,它们的基本过程与伤口形成过程相类,如杜普伊特伦症 Dupuytrens(掌挛缩硬化)。

哺乳动物的肉芽组织与炎症有关,它是两栖动物芽基的剩余物。无论如何,肉芽组织不会形成某一肢体,而只是成为致密结缔组织,最终变成瘢痕。细胞间质和细胞是修复过程的两个主要成分。只有包含一定信息的间质能引导迁徙、粘连和细胞排列(RubinE,1993)。

表 8. 躯干常见的疼痛位置

头	外	头痛:颞部,下颌
	内	鼻,口,内眼
	后	枕-前头痛
	前	颞下颌关节
	外旋	耳周头痛
	内旋	耳前痛
颈	外	单侧颈痛
	内	前和后颈痛
	后	椎旁肌肉僵硬
	前	双侧前颈和咽喉
	外旋	同侧斜颈
	内旋	转向对侧的斜颈
胸	外	外侧肋间痛
	内	胸骨痛,压迫感
	后	背痛
	前	前胸壁僵硬
	外旋	同侧颈背痛
	内旋	前肋间放射痛
腰	外	不能向一侧弯曲
	内	脐上内脏问题
	后	伸直时下背痛
	前	腹直肌痛
	外旋	腰旋转时侧面痛
	内旋	胁肋部放射痛
骨盆	外	负重时臀肌痛
	内	腹股沟拉伤,尾骨痛
	后	骶髂关节僵硬
	前	髂窝内放射痛
	外旋	大转子附近敏感
	内旋	腹股沟韧带紧张

表 9. 下肢常见的疼痛位置

髋	外	阔筋膜张肌痉挛
	内	内收肌挛缩
	后	坐骨结节敏感
	前	髂前上棘肌腱炎
	外旋	股后关节痛
	内旋	股三角的痛
膝	外	髂胫束紧张
	内	膝内侧痛
	后	腘窝肿胀
	前	髌韧带
	外旋	股二头肌肌腱炎
	内旋	胫骨内侧髁下方敏感

踝	外	外踝
	内	内踝
	后	跟腱
	前	趾伸肌肌腱炎
	外旋	腓侧肌腱路径
	内旋	趾屈肌腱
足	外	趾间肌
	内	背侧趾间肌跖侧
	后	足外侧腔室
	前	足蹬短伸肌
	外旋	趾短伸肌
	内旋	蹬趾展肌

例如:如果在评估表上写"外肱骨(lahu)",它是指患者有肱骨外侧疼痛。如果写的是"内肱骨(mehu)",则是指患者有腋窝疼痛。病变的详情可以在症状记录部分时附加注释。在此阶段,数据收集简明扼要以引导治疗师确定功能失常的肌筋膜单元非常重要。

疼痛位置是在外侧(la)或内侧(me)时,表示病变与额状面相连。运动评估可准确指出引发疼痛的动作。躯干部内向运动(内收)由前韧带(白线)和中线后韧带(棘间韧带)调节。若疼痛位于内侧和前侧,记录"内胸(meth)"就足够了;但若疼痛位于棘间韧带或项韧带,那么要加上"后(r)"来表示它是后面的或向后的点,即"内胸后(methr)"。

当患者指出关节的一个特定点为疼痛位置(Si-Pa)时,筋膜治疗师应当注意该点是运动的启动点(cp)。由于协调中心(cc)的致密化,该点本身会呈现出运动不协调。由于协调中心所在的位置没有明显移位,所以不会挤压或干扰感受器。因此,只要没被触及到,协调中心本身不会造成疼痛。掌握肌筋膜单元结构的知识可使治疗师从感知中心(cp)追根溯源到特定肌筋膜单元的协调中心(cc)。

疼痛强度的主观评价应当记录到评估表上。该信息用星号表示。表10将筋膜手法中用的星号评级与其他常用的评级(国际残障分类标准、目测类比评级、日常活动评级和运动机能学评级)进行总结和比较。这种星号评级法可将运动时引起的疼痛、关节活动受限、节段中肌肉的软弱、及两侧对比情况等,进行综合考虑。单独肌筋膜单元变弱,用一个星号表示;若合并关节受限,则用二个星号表示;若再伴有疼痛,那么加上第三个星号。有时只有疼痛,没有变弱或关节活动范围减小,但疼痛程度非常剧烈以致不能正常生活,这类的情况也会用三个星号来表示。

表 10. 疼痛评估(Pa)

	轻度痛	中度痛	重度痛
筋膜手法	*	* *	* * *
日常活动评级	无法运动	无法工作	无法生活
国际分类	缺陷	无能	残障
运动机能学评级	受力	关节	疼痛
目测类比评级	−50%	50%	+50%

下述附加数据能进一步界定和量化疼痛:

- 记录疼痛的发作时间可帮助判断是主要疼痛还是代偿性或次要疼痛。下面的缩略语简短且易于理解:日(d),月(m),年(y)。例如:若患者有某一特定不适六个月,那么可记录为:6m。
- 有时疼痛是持续的(cont),或反复发作(rel)且很有规律。例如:肩周炎每月加重一次,该状况持续了六个月,可记录为:6mrel1xm;头痛每天一次(1xd)或每周发作一次(4xm)。
- 有些疼痛的性质可以通过 24 小时加重情况来判断。疼痛夜间加重(nt)提示无痛时间是因为代偿性收缩放松;疼痛早晨加重(am)提示筋膜一定程度的僵硬、或不能适应位置的改变;疼痛下午加重(pm)提示筋膜由于过度使用造成摩擦而引起炎症。

　评估表上所有的数据均可用缩写形式记录(表 11)。通过一行的记录就能知道患者右肩外侧疼痛(右=rt;左=lt;双侧=bi);且夜间(nt)加重(^);疼痛自在六个月前开始,间歇性发作,每月一次。疼痛急性发作时,患者不能进行正常的生活活动(不能工作、穿衣)。经一周或一个月治疗,可将治疗前后的所有数据进行比较,以更准确地评估治疗效果。

表 11. 病人数据的记录方式

疼痛部位	肱骨　外侧　右侧夜间加重　6 月 反复　1 月一次 * * *

假说

　从之前的数据可明显看出患者的肩周炎位于肱骨外侧,由此可推断 la-hu 的肌筋膜单元的协调中心(cc)致密化。因此,治疗的治疗部位是该协调

中心(cc),而不是疼痛的关节(cp)。由于筋膜治疗是疼痛的,所以马上集中于单一肌筋膜单元治疗之前最好统筹所有可能的假说。如果只考虑受影响的节段,肩外侧痛也可能是因为拮抗肌肌筋膜单元(内-肱骨,me-hu)或外旋运动的肌筋膜单元(外旋-肱骨,er-hu)的不协调造成。尽管后一单元位于肩后侧和外侧,其症状可能会与外展运动肌筋膜单元的症状重叠。患者经常会提到一些不太可能的症状,这都需要进行核实。例如:患者可能抱怨外展时疼痛,但实际上真正最痛的可能在外旋过程中,病人只是下意识地一起避免。

　不要将数据归为某一单一假说,而是要对所有可能的假说进行分析。例如:肩痛可有四种不同的推断:

1. 盂肱(hu)关节的弥漫性疼痛:可以假设与运动该关节的六个肌筋膜单元都相关。运动评估会显示具体哪个(些)肌筋膜单元造成疼痛以及疼痛程度如何。

2. 疼痛集中于肱骨外侧,外展时加重(外-肱骨,la-hu):可以假设是由主动肌肌筋膜单元的协调中心导致。触诊和运动评估会对此进行证实。

3. 疼痛集中于肱骨外侧,内收时加重(内-肱骨,me-hu):可以假设是由拮抗肌肌筋膜单元的协调中心导致。运动评估可帮助确定该假说的正确性。

4. 疼痛集中于肱骨外侧,外展和内收时均加重:可以假设这与主动肌和拮抗肌肌筋膜单元的协调中心均相关。

　头脑开明有助于避免冲动,得出的结论会比较客观。切记:炎症时筋膜周围通常比较敏感。如果开始时不做各种假设而直接进行触诊评估(如 la-hu 的 cc 案例),那么极易引起相关区域过度敏感。治疗前要对各治疗点进行比较,这样最终的选择会更客观。

验证

　验证分为两部分:运动评估和触诊评估。
　运动评估包括:

- 主动运动评估:患者在分别三个空间平面中运动疼痛节段,记录所有的关节活动受限。
- 被动运动评估:分别在三个平面中被动运动患者的疼痛节段,以发现其为避开关节活动而进行的代偿运动。
- 阻力运动评估:病人运动时施以最大阻力,以检查肌肉力量;可能的话,将对侧进行对比检查。
　上述运动评估的目的是为了找出造成关节功

能障碍的肌筋膜单元。为了找到该特定单元,下表(表12)可用来对与该运动节段相关的所有六个肌筋膜单元进行比较。

下表记录了肱骨(hu)节段的运动评估:外展运动确定是最痛的(**)。星号在这里也表示疼痛强度:一个星号指运动时稍有疼痛,两个星号指很痛,而三个星号则是指非常剧烈的疼痛。但若是轻微疼痛伴有严重的肌肉衰弱致使胳膊不能上举,也可以用三个星号表示。上表中还显出肱骨内收和前向运动的肌筋膜单元活动时有轻微疼痛。

表 12. 运动评估表

额状面	矢状面	水平面
外-肱骨**	后-肱骨	外旋-肱骨
内-肱骨*	前-肱骨*	内旋-肱骨

下一步是触诊评估,以比较这三个肌筋膜单元协调中心的致密化程度。

触诊评估应当包括:

● 疼痛:有时即使轻轻地触摸 cc 也会引起疼痛。但是仅此一个参数是不够的,因为发炎节段的疼痛可能会很广泛。触诊时应当由浅入深,并用触及筋膜所需的最小压力。

● 致密化:经过练习,协调中心所在的位置可以很容易地确定;可在致密化的病例上触到肉芽组织或结节。

● 牵涉痛:牵涉痛通常会从协调中心延至感知中心;不会马上出现,而是受压一段时间后出现。所有患者都会有针刺样或刀割样感觉,而非单纯的压力感。

综上所述,如果协调中心有疼痛感、致密化和伴有延至感知中心的牵涉痛,那么该协调中心即为最可能的治疗对象。

在此,治疗师徒手检查到的和病人的描述或感受,应该有一定的一致性。

记录感知中心(cp)的状况或疼痛位置可完善病案。下列信息也应当记录到评估表上:

– 任何关节肿胀/水肿(问题节段的周长)。
– 感知中心的敏感度,这可以用压力痛觉计检测。
– 任何颜色发红、温度差异和其他与功能失调有关的参量。

治疗

核实确定需要治疗的协调中心后,接下来就要进行手法治疗。治疗强度或深度因下述原因调整:

– 当深筋膜的问题扩延影响到皮下疏松结缔组织时,可进行表层摩擦(Jarricot's 皮肤划痕症,Valleix's 炎性膜,Dicke's 皮肤划痕症);

– 当基质有严重肿胀时,可进行静态按压或牵拉(Kellgren's 压痛点,Strauss'压痛结节);

– 当出现肉芽组织或筋膜组织致密化时,可进行深层摩擦(Travell's 触发点,Froriep's 肌硬化,Good's 肌痛点,Maigne'scellulagiczones 皮肤病变区)。

筋膜治疗师治疗的大部分患者都有慢性功能失调伴基质致密化。治疗师为了省力,可以使用肘和指关节治疗。将肘或指关节放到要治疗的协调中心上足够的时间,直至最初的疼痛反应消失[110]。这种过度敏感是由于游离神经末梢(位于硬化的组织中,不能牵拉)以非生理模式紧张造成。如果不是新近形成或仍处于构建阶段(水肿),仅用较小压力就能调整基质状态的情况[111]非常少见。筋膜手法治疗能对筋膜的致密处产生摩擦或牵拉。治疗师肘部的皮肤与患者的皮肤紧贴,带动其疏松的皮下组织一同活动,并将摩擦直接传递到筋膜(图58)。治疗中所用的压力当以患者能够承受为准,因此,患者和治疗师之间不断地交流反馈非常必要。

治疗中,向患者了解下述问题会有帮助:

– 进行治疗的协调中心是否有牵涉痛传到感知中心,症状是否加重;

– 进行治疗的协调中心是否出现尖锐的针刺样疼痛(正确的)或仅仅是较强的压力感;

– 患者是否要求短暂休息(与此同时,筋膜能产生更多热,有利于基质的修复);

– 对于协调中心流动性的恢复,治疗师是否可以通过疼痛的突然消失来证实。

操作时,治疗师可用适当的身体重量进行施压,而非单纯的肌肉力量。这需要治疗师姿势正确,重力与施加压力的方向一致;压力由轻到重逐渐增加,同时,接触面逐渐扩大直至触及致密的协

---

[110] 旋转针刺手法强烈刺激肌肉本体感受器而产生的感觉在中医称为得气。这种感觉与正常疼痛体验不同。只有亲自体验,才能体会到肌筋膜疼痛的特点(Mann F,1995)。

[111] 基质是间质的非纤维成分,间质中还包含细胞和纤维。它含有粘性凝胶(含高比例的水分),主要与碳水化合物和蛋白多糖分子相连。支架性的蛋白多糖对细胞和其他间质成分的粘连以及整体的相互作用非常重要。这些蛋白多糖包括层粘连蛋白和纤维连接蛋白,它们好像在不同间质成分间充当粘连剂。无固定形状的基质主要由粗面内质网的成纤维细胞合成(Gray H,1993)。

调中心。这时,压力不再增加,但要持续,直至达到调整组织粘滞性所需的温度。

当温度升高到凝胶变液体的临界点时,筋膜基质改变,局部痛(游离神经末梢放松)和牵涉痛(由于运动协调改善和关节范围正常化)[112]均突然减轻。

致密化部位性状的转变正常几分钟内就可达到。有时可能会选择疼痛但是没有致密化的点进行治疗。在这种情况中,组织是有弹性的,并能顺应肘关节的运动。由于缺乏摩擦产生(即意味着不会有温度升高),所以这种操作往往所需时间会较长,且疼痛不会减轻。

图 57 显示患者的局部痛和牵涉痛的产生存在时间关联。

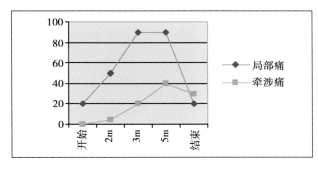

图 57. 治疗中的反应

红线显示患者在治疗的第一分钟疼痛增加,并在高位持续了几分钟。当手法操作所引起的温度升高达到使基质从凝胶状转为液体状所需水平时,疼痛突然消失。

绿线显示牵涉痛在治疗开始后如何很快发生变化,以及局部疼痛减轻后如何减弱。

以之前提到的肩周炎患者为例:治疗时,患者侧卧位,痛侧在上。筋膜治疗师将一手放到治疗床上,以调节治疗中所需施加的重力和压力;将另一肘置于肱骨外侧的协调中心上。在此点上进行手法操作,直至筋膜的性状发生改变。治疗师最好双手均能灵活操作,以免单手劳累过度造成损伤。

治疗后可能发生的反应

手法治疗结束后,治疗点可能出现下列反应:

- 治疗结束后,患者当时会感到自身症状改善,治疗点周围有一定程度的温热感。该部位可能有因疏松结缔组织移位造成的小压痕。

- 十分钟后(图 59),病人可能会出现症状加重和局部酸痛感增加。这是由于以血液流入增加,渗出增多而形成的水肿造成。筋膜的手法操作打破了基质的粘连,为成纤维细胞的新的导向铺路。

- 在筋膜炎性阶段之后的几小时[113],中性粒细胞和巨噬细胞先后到达,一同清除新形成的坏死物质。肌成纤维细胞变得活跃,产生新的Ⅲ型胶原纤维。

- 治疗后三天,患者可能有暂时的症状加重。如果之前伴有出血倾向,治疗点区域可能会有小血肿出现。

- 治疗后五天,患者会发现局部酸痛感减轻,症状改善。

- 治疗后二十天,最初的Ⅲ型胶原蛋白慢慢沿着牵拉线的方向定位,之后逐渐被更稳定的Ⅰ型胶原蛋白取代。

图 59 显示进行治疗的协调中心发生肿胀和患者的症状相关。治疗刚结束时,由于肿胀还没发生,患者当时感觉症状好转。

十分钟后,随着炎症反应,患者可能有症状加重。炎症反应在 24 小时后消失,而筋膜的张力平衡的自我调整可以持续到治疗后五天。

结果和预后

如果治疗后症状显著改善,那么问题就有可能彻底消除,因此不需要进一步预约治疗。这种情况可在评估表上进行治疗的协调中心旁边划上三个加号(+++)。

如果治疗后症状改善 50% 以上,那么评估表上可以画上两个加号(++)。这种情况很可能需要第二次治疗以解除残留轻微症状。

如果治疗后疼痛或者关节活动受限改善低于50%,那么评估表上可以划上一个加号(+),并要继续预约治疗以更好地确定问题所在,核实最初的假说。

如果治疗后没有即时显效,或一周后患者又回到原先的症状,那么可在进行治疗的协调中心旁边记录零(0);同时需要重新从头进行详细的病史收

---

[112] 因此,治疗师调整患者的肌筋膜紧张状态;或症状至少当即减轻50%,关节活动范围增加,和患者主观感觉治疗部位有轻快感(FerrariS,1998)。

[113] 增强的软组织运动是软组织纤维化的运动。这种控制性的微创造成微血管创伤引起局部炎症反应。该过程刺激结缔组织重吸收过多纤维和再生来重新造型。
　纤维形成的方向似乎取决于作用于组织的应力……
　成纤维细胞的沿线运动……由产生的压电电流决定
需要指出:多数情况下胶原蛋白按照精确的几何模式排列,成连续的层次在不同方向有规律地交替(StoverS,1998)。

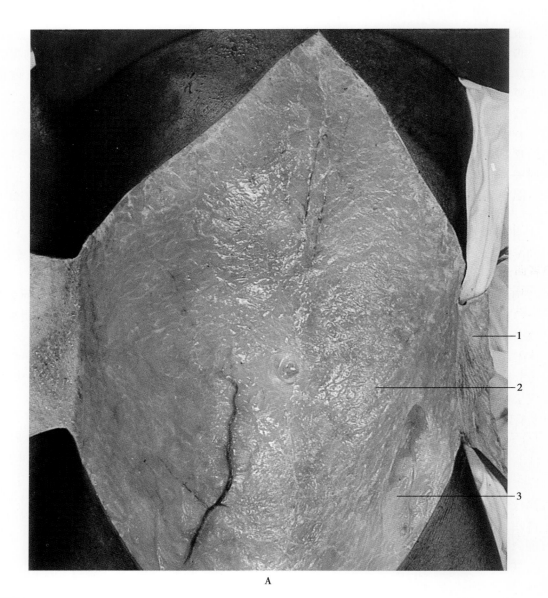

A

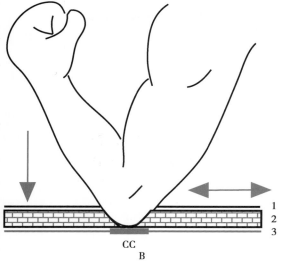

CC

B

图 58. A-腹壁解剖：皮下平面（来自 Fumagalli-宏观人体解剖彩色摄影图谱，由 FrancescoVallardi 博士/Piccin-NuovaLibraria 出版）；B-筋膜手法治疗图例

1. 手法治疗过程中，治疗师的皮肤必须与病人皮肤紧贴，以免来回滑动造成擦伤；2. 缓慢地深压可移动皮下疏松结缔组织，从而触及到筋膜层。疏松结缔组织将皮肤的外界感觉（皮肤节）与筋膜的本体感觉（筋膜节）隔开；3. 部分腹深筋膜与疏松结缔组织分离。手法操作必须到达该筋膜，尤其是肌筋膜单元的协调中心；进一步说，手法操作只有作用到致密化且有牵涉痛的协调中心才能起效

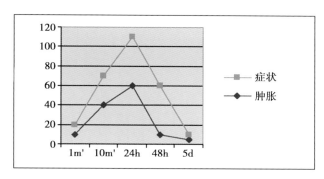

图 59. 治疗后的反应

集、假说及验证。

如果第二次治疗后疼痛仍持续存在,那么建议患者回去找医生做进一步的检查(如肿瘤、内部紊乱、神经炎……)。

经常会出现这样一种情况:最初的治疗消除了一处疼痛而造成另一处出现疼痛。这主要是由于身体因应对不稳定姿势而产生的代偿消除后,打破了之前微弱的平衡而引起。在此情况下,随着身体各代偿状况显现,身体逐渐好转修复。

有时还会出现下述情况:手法治疗后,筋膜因姿势性张力改变而调整,导致机体出现新症状。这种情况建议进行两到三周治疗,然后间断一个月。实际上,胶原纤维大约需要二十天来适应新的姿势,身体同样也需要时间来调整。

临床病例研究

下述关于节段问题的病例研究中,第一例显示治疗师如何沿着疼痛部位、或感知中心,追溯到同一肌筋膜单元的协调中心;第二例显示同一个平面上,运动相同节段的主动肌和拮抗肌肌筋膜单元之间如何相互补偿。

从肌筋膜单元的感知中心到协调中心

一个 18 岁的运动员被医生诊断为右踝扭伤,所问问题如下:

1. 你哪里痛?
   - 右踝(rtta)。
2. 右踝脚踝哪一部分?
   - 外侧(la)。
3. 疼痛有多长时间了?
   - 迄今为止有一个月了(1m)。
4. 你以前扭伤过脚踝吗?
   - 没有,这是第一次。
5. 疼痛会影响你做什么?
   - 主要影响跑步。
6. 你的关节能自由活动吗?
   - 不能。我必须使它保持内翻位(me-5°)。

在评估表上,这些回答可被总结为:

SiPA	TA LA rt 1m * ME −5°

上述数据指向某一假说:la-ta 的肌筋膜单元(踝外侧疼痛)或 me-ta 的(活动受限)。

然后,触诊和运动评估可对此进行核实。

在运动评估中,发现脚踝因向外运动的肌筋膜单元的疼痛导致向内运动范围明显受限。评估结果见下表:

额状面	矢状面	水平面
外-踝 **	后-踝	外旋-踝
内-踝	前-踝	内旋-踝

触诊评估证实距骨外侧疼痛是同一肌筋膜单元协调中心致密化的结果(图 60)。

然后,对外-踝协调中心的点进行治疗,该点即为一个月前扭伤时受损筋膜。一个月前由于患者马上恢复训练,导致扭伤部位的炎症复发。在该点治疗几分钟后,可感觉到组织突然放松。通过进行治疗后运动评估(基本上是重复最初的运动评估),可确定关节活动度完全恢复,疼痛消除(la-ta+++)。

从拮抗肌肌筋膜单元的感知中心到协调中心

一个 40 岁的家庭主妇被医生诊断为右上髁炎,治疗从主观评估开始:

1. 你感觉哪里痛?
   - 右肘(curt)。
2. 在肘的哪个部位?
   - 在外侧(la)。
3. 疼痛困扰你有多久了?
   - 大约 3 个月了(3m)。
4. 你以前肘部痛过吗?
   - 没有,这是第一次。
5. 疼痛妨碍你做什么?
   - 我不能做事(**)。
6. 关节活动受限吗?
   - 我不能完全伸直它(re-10°)。

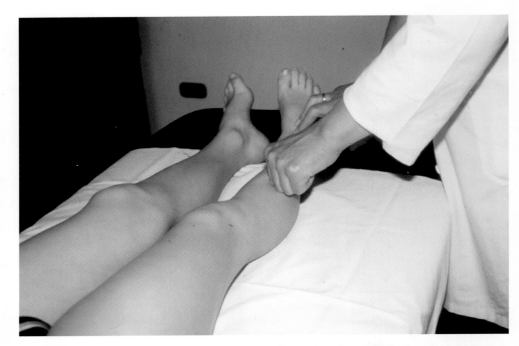

图 60. 指关节触诊-手法操作。筋膜治疗师用指关节可避免手指肌腱的劳损。对特别致密化的点进行长时间的手法操作可选用此方法。需要注意：所有协调中心的治疗都需要患者和治疗师的姿势定位精确。本照片中，正在治疗外-踝的协调中心

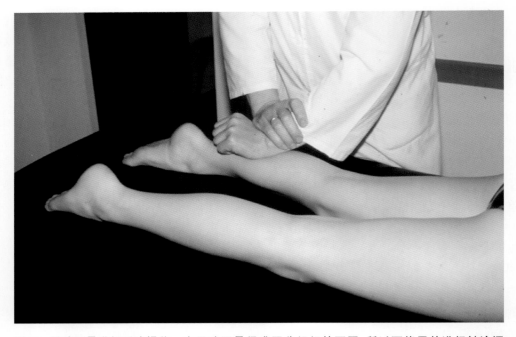

图 61. 用豌豆骨进行手法操作。由于豌豆骨很难区分组织的不同，所以不能用其进行触诊评估。但是，对特别敏感的点进行缺血性和止痛施压时，该骨性突起尤为有用。本照片中，正在治疗后-踝的协调中心

上述数据总结如下：

疼痛部位	外　肘　右侧　3 月** 　后-10°

据此数据可假设与外-肘（la-cu）和后-肘（re-cu）的肌筋膜单元有关。

通过运动和触诊评估来核实这些假说。

在运动评估中，抗阻力外展时有力，且肘部能够保持自己的位置；而抗阻力内收时，由于外侧疼痛肘部无法保持自己的位置。

评估结果见下表：

额状面	矢状面	水平面
后-肘*	后-肘	外旋-肘
前-肘**	前-肘	内旋-肘

内收用了两个星号，这是因为对该肌筋膜单元在运动评估时疼痛增加，伴力量缺失。肘部伸展只用了一个星号，因为其运动仅轻微受限，没有疼痛或力量减弱。

由此可推断：肘外侧疼痛是因为额状面上参与肘关节位置保持的主动肌和拮抗肌肌筋膜单元之间失衡导致。该病例中，内-肘的肌筋膜单元协调不良造成肘部外侧的游离神经末梢劳损。

对比内-肘和外-肘的协调中心的触诊评估，证实内侧肌筋膜单元致密化。

对内-肘进行治疗首先会造成肘外侧的牵涉痛，之后疼痛解除并伴有完全伸展恢复。在评估表中，该结果可记录为内-肘+++，即在内-肘的协调中心旁画三个加号。

第二部分

肌筋膜序列

第 8 章
肌筋膜序列的解剖

肌筋膜序列的研究考虑到两种不同形式的筋膜组织:

- 一种是指单一筋膜腔中将躯干或四肢的单向肌筋膜单元进行协调统一的筋膜组织(例如:上臂和前臂前面的筋膜腔,它包绕着肱骨前面、肘及前臂、腕和拇指的肌筋膜单元)(图62);
- 第二种是指在一个空间平面上保持身体一致性的连接序列(例如:负重外展时,会激活冠状面上所有的序列,如图63中,上肢外侧的序列、对侧躯干外侧的序列、前臂的外侧和内侧序列。

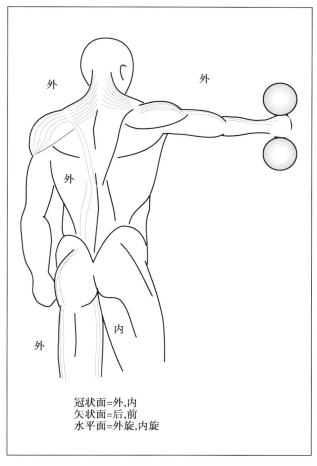

图 63. 同一平面上序列间的连续性

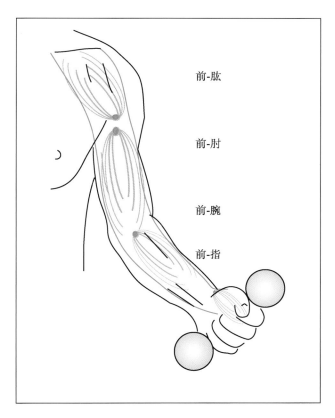

图 62. 上肢前向运动的序列

筋膜点的致密化可引起代偿反应,而上述两种筋膜装置就是这些代偿反应向全身播散的路径。

自古以来,肌骨疼痛被称为风湿病(该词来自希腊语"rheuma"=流动),即好像能从一个身体一部位流动到另一个部位。这种疼痛的"流动"并不是偶发的,而是沿着筋膜组织的结构进行的。

在本书的第一部分中,我们已经对筋膜的两大功能进行了分析,即:

- 连接作用,将沿同一方向运动身体节段的运动单元连接到一起;
- 隔离作用,将一块肌肉的纤维分隔成双关节纤维和单关节纤维两部分。

在第二部分中，我们将会分析筋膜另外的两个功能，即：

- 连接将躯干或肢体向同一方向运动的所有肌筋膜单元的功能[114]；
- 感知身体在三个平面上的运动的功能。

筋膜要想事先感知和协调功能，就必须能够保持一定的静态张力，这种静态张力或基础张力，对于感知因姿势的变化而导致的牵拉至关重要；不仅如此，它还能使筋膜根据身体的整体需要在肌筋膜单元内进行张力调整。

CC 的致密化改变会引起其筋膜单元内的失衡。这种失衡可以被传播到拮抗的肌筋膜单元，继而至肌筋膜序列，最终到达同一平面内的其他序列。因此，单点筋膜致密化引起的张力异常不会在身体内随意传播。

这些代偿不仅仅只沿着单向序列发展，它们还经常调整同一个空间平面内的拮抗肌筋膜单元之间的张力，例如：如果船的桅杆处于完美的平衡状态，那么两侧绳索的拉力应当相同。若部分绳索变湿缩短，那么桅杆就会被拉向它那一侧；只有对侧绳索张力增加，才能防止桅杆从垂直位偏移。同样在人体内，如果某项体育活动仅仅强化了主动肌的肌筋膜单元，那么拮抗肌的肌筋膜单元就会被迫增加纤维以保持原有的平衡。

如果人体是由单个关节构成，那么拮抗平衡将足以保持姿势的一致性。然而事实不是这样，人体是由多个"桅杆"叠摞到一起，并彼此间相互连接。每个关节会调节自己的近端和远侧部分。肌筋膜序列将所有肌筋膜单元连接到一起以使机体能在一个平面内保持垂直状态。

因筋膜致密化而形成的代偿沿着筋膜序列分布，这主要遵循以下两个基本策略：

- 代偿可能是升序，也可能是降序。右侧背部疼痛既可能是颈部外向运动的 cc 发生致密化的结果（降序代偿），也可能是髋关节外向运动的 cc 发生致密化的结果（升序代偿）。
- 代偿可能在同侧，也可能在对侧。同侧代偿沿着相同的序列发展（外-髋，外-腰，外-肱骨）；肢体对侧的代偿位于拮抗序列（外-髋，外-腰，外-肱骨），

躯干对侧的代偿位于身体的对侧。例如：右侧外-腰的致密化可能会引起左侧外-盆或外-胸的致密化。这种代偿能够使身体保持垂直状态，但会限制关节的运动范围。在这种情况下，人不会产生剧烈疼痛，但运动时会觉得紧张和受阻。

肌筋膜序列的结构

肢体序列的内部结构是由一系列位于单一筋膜腔中的单向肌肉链构成，如：肱三头肌筋膜腔（后，re）或小腿前部筋膜腔（前，an）（图64A，B）。躯干后向运动的序列（后，re）是由两个平行的筋膜腔构成（右侧和左侧竖脊肌），而其前向运动的序列（前，an）则是由被腹白线分开的左、右腹直肌构成。

在肌筋膜单元的描述中，单关节纤维和双关节纤维都会被特别强调。单关节纤维参与单一肌筋膜单元的活动，而双关节纤维则参与肌筋膜单元的构建。上肢前向运动肌筋膜单元的分析显示：肱骨前向运动（屈）的肌筋膜单元通过肱二头肌腱膜与肘部前向运动相连；以此类推，肘部前向运动通过桡侧腕屈肌与腕骨前向运动的肌筋膜单元相连。

肌纤维只提供收缩力；该力由神经冲动激发，并由与之并联和串联排列的筋膜成分的牵拉来进行调节。在对肌筋膜单元内的这种调节机制进行检查后，需要关注其沿某一序列进行力量统筹时的作用。

局部解剖学[115]再次被作为解释生理学的一种手段。

在人体所有部位的筋膜都是由下方肌肉的肌腱扩张而拉紧的。如前所述，肘部（图65，图89）肱二头肌的二头肌腱膜向近端方向牵拉前臂筋膜。而筋膜同时会被桡侧腕屈肌向远端牵拉。由于皮下疏松结缔组织（浅筋膜）沿深筋膜自由滑动在生理学上肉眼不可见，所以正常情况下，看不到该张力。显然，肘关节屈曲时，肱二头肌收缩使前臂筋膜紧张，继而将张力传送到桡侧腕屈肌。桡侧腕屈肌的肌梭因牵拉而激活，从而使肘部前向运动的肌筋膜单元和腕部前向运动的肌筋膜单元同步活动。在臂后方，可见相同的组织结构：肱三头肌的一个

---

[114] 如果把某一肌肉与其协同作用的其他肌肉分开考虑，将很难理解其功能。腱膜和肌鞘将所有的收缩因素连接到一个独有的系统中。该系统的单个组件通过神经反射而有一定的自主权（Benninghoff G，1972）。

[115] 前臂的臂前筋膜向上与连于上臂的臂筋膜。臂前筋膜由起自上髁和二头肌腱膜的横向、纵向或斜向纤维构成。其表面与浅筋膜相贴，后者极易在其上方滑动；其深面覆盖在肌肉上，该肌肉通过各种肌腱扩展与之相连（Testut L.，1987）。

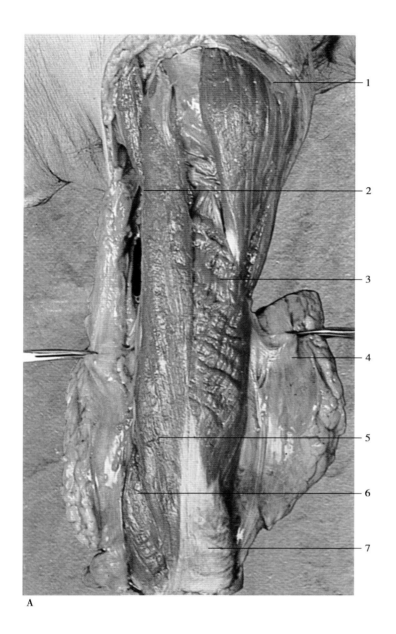

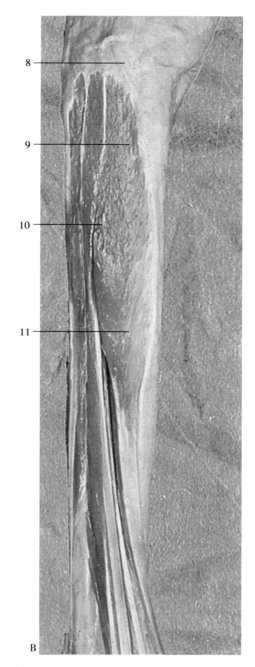

图 64. A-臂后筋膜腔的解剖;B-腿前方筋膜腔(选自 Fumagalli 彩色宏观人体解剖学摄影图谱,-Francesco·Val-
lardi 博士／Piccin,Nuova libraria 出版)

A-1. 切割开的三角肌深筋膜;2. 肱三头肌的长头,参与肱骨后向运动肌筋膜单元的形成;3. 肱三头肌的外侧头,
其上面覆盖着松弛的肌外膜(松弛是因为下方肌肉缺乏静态张力);4. 上臂的深筋膜与浅筋膜相连,两者都被切
开并翻转过来,以显示出其下方的肌肉组织。深筋膜形成了臂后方的筋膜腔,里面有肘部后向运动的肌筋膜单
元;其近端与肱骨后向运动的肌筋膜单元相连,远端与腕骨后向运动的肌筋膜单元相连;5. 肱三头肌的长头、内
侧头和外侧头都参与了肘关节后向运动的形成;6. 肱三头肌内侧头;7. 肱三头肌远端肌腱穿过筋膜延伸,到达
前臂后方的筋膜腔(后,re 序列)。B-8. 膝部的深筋膜;9. 胫前肌的肌纤维;为了显示出下方的肌纤维(牵拉前向
运动序列的纤维),解剖学家移除了深筋膜(它在此处与浅筋膜相连);10. 胫前肌和趾长伸肌肌腱间的肌间隔;
11. 胫前肌的浅筋膜;在此处,它可以在深筋膜下方自由滑动(前-踝的 cc)

肌腱头向下扩展,与尺侧腕伸肌的一些纤维相连[116],从而使前臂后方的筋膜保持紧张(图 65)。

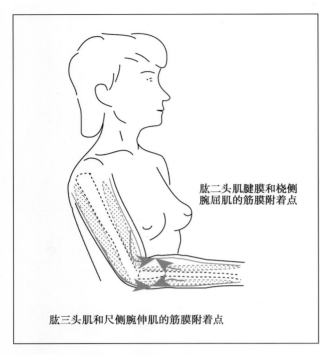

肱二头肌腱膜和桡侧
腕屈肌的筋膜附着点

肱三头肌和尺侧腕伸肌的筋膜附着点

图 65. 沿序列分布的肌筋膜附着点

该单向肌肉链在单一腔隔中被筋膜包饶。在该筋膜腔中,部分筋膜可以在肌纤维上自由滑动,并沿着肢体传送张力;而另一部分则加入到肌纤维中,并加强肌纤维的张力。由于上述肌筋膜连接(所有单一肌筋膜单元序列描述中都会强调)的存在,单向肌筋膜单元可以根据需求同步活动。

单向肌筋膜单元的统一由以下四个因素决定:

1. 双关节肌肉纤维;例如,二头肌长头参与肱骨和肘部的前向运动;

2. 延伸到肌纤维的筋膜;例如:位于上臂前筋膜腔的肱二头肌和肱肌与肱骨前向运动的筋膜单元和腕骨的前向运动的肌筋膜单元相延续。

3. 肌筋膜单元的部分肌纤维在其覆盖筋膜上的附着点,例如:胸大肌附着于肱筋膜,肱二头肌通过二头肌腱膜附着于前臂筋膜。

4. 纵向排列的肌内筋膜和胶原纤维,例如:臂的纵向纤维和前臂筋膜的前部在单向肌筋膜单元之间形成连接。肌内膜、肌束膜、肌外膜与单个肌筋膜单元中的单向运动单位相连接的情况与此非常相似。

在我们这个神奇的身体组织中,所有的肌筋膜序列都遵循上述规则。由此可以清楚地知道大脑专注活动肢体远端部位时,肢体的剩余部位如何自我调整来进行配合。

根据 Hill 模型[117],我们可以认为与肌纤维平行分布的结缔组织结构,有以下组成部分:

- 肌束膜和肌外膜[118];它们因单向运动单元的牵拉而向某一点或协调中心(肌筋膜单元)会聚;
- 筋膜在单向肌筋膜单元上自由滑动,以便能够感知近端和远端肌筋膜单元(肌筋膜序列)的牵拉;
- 韧带的斜向纤维在筋膜中自由滑动[119],并使融合的协调中心同步活动以适应复杂运动的需求(螺旋肌筋膜单元)。

躯干序列的外部结构

肢体(臂或腿)的后向运动序列是由单一筋膜腔组成;而躯干的后向运动序列则是由竖脊肌的两个筋膜腔组成。棘突两侧的这两条伸肌链因胸腰筋膜而形成一个肌筋膜序列。胸腰筋膜常见于身体的两侧,与椎骨的棘突相连。因此,后-腰(re-lu)和后-胸(re-th)的协调中心的致密化改变不总是对称的,或更确切地说,它位于身体左右两侧不同的体节中。

在身体前面的拮抗肌序列(前,an)中有相同的肌筋膜结构。躯干前向运动时,腹直肌的筋膜腔与前-腰(an-lu)和前-胸(an-th)的两侧序列同步。

躯干的外向运动是通过外-胸(la-th)、外-腰(la-lu)和外-盆(la-pv)的单个肌筋膜单元完成的,同时它还与同侧前面外向运动的肌肉组织协同作用[120]。因此,外向运动序列有一条后面的力线和一条前面的力线:后面的力线由节段性的协调中心(cc)构成;前面的力线由前-外-胸(an-la-th),前-外-腰(an-la-lu)和前-外-盆(an-la-pv)融合的协调中心(cc)构成。

---

[116] 部分肱三头肌肌腱延伸到前臂筋膜,它几乎完全覆盖肘肌的肌肉(Platzer W,1979)。
尺侧腕伸肌起于肱骨外上髁,并被肘部的桡侧副韧带和前臂筋膜覆盖…(Chiarugi G,1975 年)。

[117] 从 Hill 的力学模型可以看出:收缩组织不活动时,肌肉的延展性因平行因素的阻碍而受限,这些平行因素被称为外部胶原和内部胶原,它包裹着肌肉。肌肉最大化的延长是通过胶原纤维丝之间的滑动实现的,并因这些平行排列的弹性因素延展能力差而受限(Esnault M,1988)。
[118] 深筋膜与单块肌肉的肌外膜相对应,并与同一肌肉的肌束膜和肌内膜相延续。筋膜可在相邻结构之间相互滑动;它是由不同的层次组成(Lockart RD,1978)。
[119] 通常很难区分肌筋膜(或深筋膜)与腱膜。和腱膜一样,我们在筋膜中也发现了很多平行纤维层,但它们与相连的层成直角排列(Gary H,1993)。
[120] 肌肉或肌群并不是孤立地进行力学活动,而是受神经系统、控制能够完成多个动作的大复合体的一部分……我们需要考虑能使颈部外向运动和起于腹部止于大腿的长肌束:所有这类非线性筋膜参与躯干的侧屈…(BenninghoffG,1972)。

在水平面上进行协调稳定的运动必须要有两个向量的参与。同一水平面上的两个序列方向对立才能完成运动。因此,躯干在水平面上的主动运动需要同时激活外旋运动序列和对侧的内旋运动序列才能实现(耦合力)。

虽然在躯干序列上有如此明显的差异,但是关于单关节纤维和双关节纤维的原则仍然被推崇,即这些纤维附着到筋膜上,筋膜与各种肌筋膜单元相连,并能自由地滑动。

序列和空间平面

每个肌筋膜序列都不是一个孤立的实体。它与其他序列在同一空间平面上形成一个功能单元。
- 因此,躯干和四肢的内外侧序列形成一个功能单元,该单元能使身体节段在冠状面上保持直立位。
- 躯干和四肢的前后序列形成一个功能单元,该单元能使身体节段在矢状面上保持直立位。
- 躯干和四肢的内外旋序列使身体节段在水平面上保持协调。

这些功能单元参与正常姿势的管理,同时,它们还是治疗师寻找病理性代偿的途径。

序列和姿势的管理

日常生活的活动通过同一平面上的姿势性代偿来调节:右手提起满满一桶东西,需要左臂向外侧抬起以代偿冠状面上的失衡(图 66)。如果躯干和上肢的外向运动序列与躯干和下肢外向运动序列没有连续性,那么将无法保持该姿势的平衡。当满桶的重量移动时,姿势会随着筋膜张力的变化自动进行调节。

观察一下矢状面上保持平衡的例子(图 66)。显然,增加腹部[121]的体积需要肩部后面的平衡来代偿。通常胖人或孕妇身体姿势的调整不会导致疼痛,因为这种代偿是在整个序列对称和渐进发生的。

筋膜维持生理范围内或尽可能最经济的位置的平衡。当出现引起筋膜这一功能进行调整的因素时,疼痛才会发生。例如,筋膜治疗师总是用同

---

[121] 最近提出:棘间韧带还有一个功能就是能够将胸腰筋膜固定到脊柱上。棘间韧带的胶原纤维与胸腰筋膜的胶原纤维融合。实验和理论研究均形成以下建议:筋膜张力由腹部肌肉的收缩产生,并逐渐扩展到腰椎,从而为提重物时提供支持稳定(Thesh K,1985)。

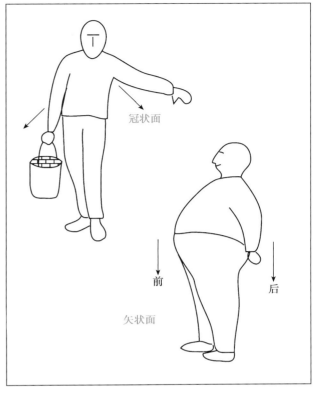

图 66. 同一平面上序列间的补偿

一肘关节操作,那么身体的一侧筋膜就会被强化;由此导致姿势失衡和胶原纤维紊乱,继而出现疼痛。反之,如果两侧肘关节交替使用,那么就可均衡地对两侧的肌肉和筋膜进行强化,从而不会发生疼痛。

空间平面上的序列和代偿

如果筋膜发生致密化,那么所需的姿势调整(如:怀孕期间)就无法进行。筋膜无法延长会将异常的张力作用于感受器,从而导致疼痛。为了消除疼痛,身体会采取各种可能的策略:在某些情况下,它会限制关节的运动范围;在许多情况下,它试图利用单向序列的弹性来替代筋膜致密化。这种特殊的平衡张力的尝试,可以使紧张的游离神经末梢放松,疼痛减轻,或至少暂时止痛。但是,代偿不会解决最初的致密化,还会慢慢地沿着同一平面上的序列产生其他的致密化。疼痛显然是解除了,但每个致密化都会变成一个潜在的不平衡因素。一个异常的动作则可能引起急性疼痛。

慢性疼痛是持续性的。这是因为由于长时间的累积形成了大量的致密化,而使筋膜失去了代偿能力所致。由于儿童正处于生长发育期,其肌骨系统弹性强,所以对于致密化有较强的代偿能力;但

是如果不及时矫正,可能会产生畸形。成年人的致密化可以通过对侧的致密化来中和,继而该点会被近端的致密化消除。但是,当筋膜丧失调整能力或其维持姿势的能力受损时,施加于感受器的异常张力就会持续不断。在此阶段中,为了中和疼痛,身体没有其他选择而只能通过各种关节的变形来调整。筋膜手法治疗可以对身体因异常筋膜张力而导致的缓慢改变进行干预和预防。

有时,很多致密化改变不同时显现而是交替出现。这是因为某一肌筋膜单元的收缩可能会暂时消除另一肌筋膜单元的张力而致。在这种情况下,病人开始会诉说背痛,然后背痛似乎缓解了,接着会说颈部疼痛,然后疼痛又转移到肩部或下肢,之后又回到背痛。仔细研究平面上代偿的形成,将有助于发现发生致密化最严重的肌筋膜单元。

有时,运动系统的疼痛可能与内部或内脏问题有关。例如,这类疼痛可能被诊断为绞痛,通常认为因小胆结石的运动造成。但是实际上原因并不是胆结石本身,而是因为内部筋膜僵化、无法适应这些小晶体通过时引发的突然拉伸所致。如果管道的筋膜健康、有弹性,那么即使有大结石也不会引起疼痛。内脏的这些牵扯痛沿着内外部筋膜的分布和延续发生。

对代偿原因进行调查发现,疼痛大多位于两个空间平面中(如:外向运动和外旋运动)。找出失衡的主要原因有助于找到代偿的起点。所以,虽然外向运动与外旋运动都有关,但一个疗程只能对一个平面上的 cc 进行调整。如果疗效良好(如 ++ 或 +++),那就说明这是一个适应证,并可依此制定治疗方案。如果一疗程对两个平面进行治疗,而结果又不确定,那么将很难决定在哪个平面上继续治疗。治疗要一直以消除阻碍活动的所有致密化、帮助筋膜恢复协调功能为目标。

终止于身体末端的序列

患者只在一个平面上出现功能障碍的情况比较少见。选择治疗序列可以通过询问患者手指、脚趾或头部是否有针刺感和/或畸形来协助。筋膜沿某一序列发生代偿时,可出现远端感觉异常。这意味着致密化由一个至多个顺序增加,最终累积到序列末端。在这些区域中,神经感受器被异常牵拉,从而致使传入的信息转化为感觉异常。有时,沿着序列的张力会被远端部位的变形而中和(拇外翻、

锤状趾、扳机指等)。在实践中,与这些图示上相比,序列与手指(或脚趾)的确切关系,很少能确定清楚。例如,上肢外向运动的序列止于食指,但第一骨肌间的筋膜继续在其他骨肌间的肌肉上面延伸。所以,有时感觉异常可能会全手分布。

上肢的末端

前向运动的序列止于大指头(拇指);外向运动的止于食指;内旋运动的止于中指,外旋运动的止于无名指,内向运动和后向运动的序列终于小指。

为了操纵物体并感知其三维结构,各手指的运动相对独立。实际上,为了达到这一目的,每个手指都有一个特定的 mf 序列终止(图 67)。

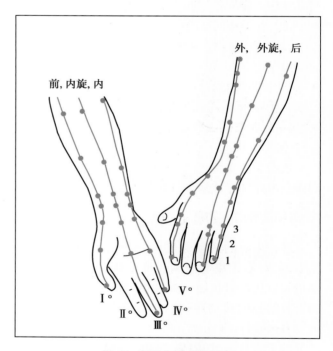

图 67. 序列在手上的汇合

可用罗马数字来标明哪个手指受影响:Ⅰ°=拇指,第Ⅱ°=食指…等。可用阿拉伯数字来表示特定手指的哪个指间关节参与了活动:1=远端和中段指(趾)骨间关节;2=中、近端指(趾)骨之间的关节,3=掌骨和近端指(趾)骨之间的关节,而在拇指和大脚趾的情况下数字 3 则表示腕掌关节和踝-跖关节)。

下肢的末端

前向运动和内旋运动的序列止于大脚趾;外向运动和内向运动的止于中间的三个脚趾;后向运动和外旋运动的两个序列在小趾结束。

脚趾有点像天线,感知下方的地面和组织上面的序列进行适当地调整(图68)。许多翻正反射是由这些相互的张力来管理的,如:脚被牵拉时位置的各种变化,激活了不同的序列和肌筋膜单元。

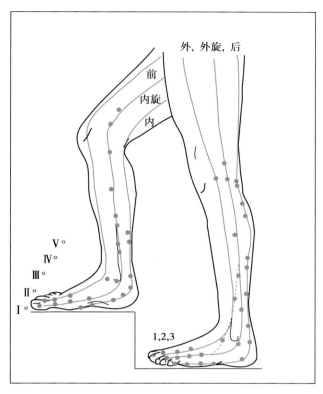

图 68. 序列在脚上的汇合

由于脚趾倾向于集体活动,所以,脚趾(大脚指、中间三个脚趾和小脚趾)间不需要各自独立运动。

头的末端(头皮)

四肢的序列并入到躯干序列后,于头部终止(图69)。因为头部有感知方向的器官(眼睛和耳朵),所以头部所有的序列都以精确的方式向其定向。

从头部筋膜产生的一个病态征象通常表示一

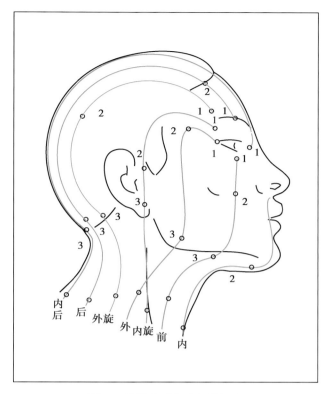

图 69. 筋膜序列在头部的汇合

个特定的平面,而不是一个序列。例如,如果患者在头部后向运动时出现眩晕或耳鸣,那么可以合理地假设致密化发生在矢状面上。如果侧躺时眩晕加重,那么就表示发生在冠状面上。别的患者可能会抱怨转头时眩晕(如:在车内转头),这表示发生在水平面上。

某一特定序列的问题指征还可以从疼痛或单眼固有肌功能失调来推断。例如,如果患者抱怨在单眼或双眼向上凝视时出现疼痛,那么这就表示后向运动序列有问题。

颞下颌关节功能障碍提供的特异性导向较少。如果疼痛主要在咬肌闭合时加重,那么很可能与外向运动的序列有关;该序列在颞肌和咬肌里分别有一个亚单元。

第 9 章
肌筋膜序列的进化

肌筋膜序列可以被认为是一种中枢神经系统众多功能的解剖,如:牵涉痛、协调、空间感知和促进。为了验证这一假设,本章会对各种因素进行详细考察。

- 首先,躯干的肌筋膜序列与四肢的肌筋膜序列相连接。这种连续性是特定的,且有差异性。更确切的说,比如躯干的后向运动序列(轴上肌),与四肢的相关序列(伸肌)相连接;同样地,躯干的前向运动序列(轴下肌)是与四肢相应的前向运动序列(屈肌)相连接,等等。这种连续性将在四肢深层肌肉的进化部分中进行说明。
- 在许多复杂运动活动中,肢体运动是通过信息的相互交流来指导完成的。在正常的步态循环中,一侧上肢向前运动,同时会伴有对侧下肢向前运动。这种外周运动的协调,在由大的浅层肌形成的肌筋膜连接中有其解剖进化的基础。
- 身体三维情况及其运动的感知是肌筋膜序列进化的直接结果。肌筋膜序列的形成是渐进性的,它随着人体对新的平面上的运动的进一步掌握而逐渐形成(水生环境>侧向运动=冠状面;陆地环境>后向运动=矢状面;复杂运动活动=水平面)。

四肢深层肌肉的进化

在整个进化长河中,大自然已经尝试了所有可能的策略,以使运动更快、更节能。其中一个策略证明:鱼类躯干侧面的扁平凸起(鱼鳍)的进化能够加强鱼的侧向运动,从而提高了其在水中的推进能力(图70)。鱼鳍与冠状面上的运动相关,因此它们来源于躯干侧屈运动的肌肉[122]。

在人类胚胎中,肢体的成长历程与之类似;在

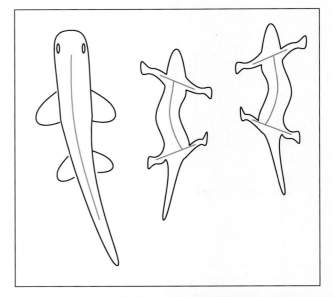

图70. 与蝾螈的四肢相似,鲨鱼鳍能加强其躯干的侧屈

第四周结束的时候,肢芽由身体侧面的脊演化而来。该脊是通过胚体壁侧板中胚层的增殖而形成的,这与轴旁体节的中胚层相同。每个体节都是由一个骨节、一个皮区和一个肌节构成的。这些体节的部分细胞混合了胚体壁间质和神经嵴[123]。因此,成长的肢芽中包含一个在外部的外胚层及一个在内部的含有混合性起源的间质细胞核。

在成对的鱼鳍(由鱼体侧面向外突出)的基底部,会伴有下述进化:形成进行上下运动的肌肉芽[124]。

---

[122] 第四周结束的时候,四肢开始形成小的分支,即肢芽,它起自沿躯干的两侧延伸的细小侧嵴。这个嵴与鱼的鳍褶如出一辙(Gray H,1993 年)。

[123] 胚体壁间质接收附近神经嵴的结构,同时还融合了邻近的皮节、肌节和骨节(Gray H,1993 年)。

[124] 鳍伸肌(升肌)来源于背胚;鳍屈肌(降肌)源于腹胚。衍生的肌肉系统与带状结构(腹鳍、胸鳍)、及覆盖鳍基部的筋膜之间建立了连接。胸鳍与肩胛骨的关节窝相连接,腹鳍与髂骨侧部相关联。髂骨在背侧与骶椎粗大的横突相连:两栖类动物有一块骶骨,爬行类有两块,而哺乳动物有多块。四肢肌肉的出现源于躯干的肌肉体节和肌节,因此它是躯干系统的一部分。内附肌和外附肌之间的区别(起源于四肢)是不正确的(Romer P,1996 年)。

这些肌肉相当于人体的深层肌肉层:胸小肌,连接肩胛骨的前向运动序列到躯干前向运动的轴下肌序列;菱形肌,连接肩胛骨的后向运动序列到躯干后向运动的轴上肌序列(图71)。

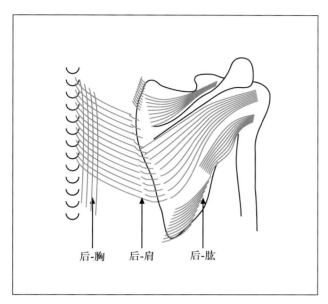

后-胸　　后-肩　　后-肱

图71. 菱形肌连接躯干的后向运动序列和上肢的后向运动

人类的骨盆比两侧肩胛骨的活动度小,因此这两个带状结构的肌肉构造并不完全相同。臀中肌是深层的单关节肌,它起自髂嵴,并与轴上肌链相连。它使股骨后向运动,并与躯干的后向运动序列相连。与之类似,在肩胛带,冈上肌与菱形肌相连,并连接轴上肌和肱骨后向运动的肌筋膜单元。

在下面的章节中,有关序列之间的连续性的描述将着重强调四肢的各肌筋膜单元如何与对等的躯干肌筋膜单元相融合。这种模式是不仅存在于深层肌肉层,同时还存在于浅表肌肉的单向纤维中。

四肢浅表肌肉的进化

两栖动物的肢体与躯干同步运动。与鱼类的鳍相似,它们能够增强侧向运动的推进。两栖动物的肢体与躯干位于同一平面上,即和地面平行[125]。其肌筋膜连接主要通过躯干的轴上肌和轴下肌,如:右侧肢体的运动只能遵循躯干的调控,而不能

通过左侧肢体的运动来调节。这种运动方式一直需要躯干同步活动,所以仍然非常耗能。另一方面,如果没有躯干作为参照点,肢体根本不可能同步运动。

为了改善运动,逐渐进化发展使一个肢体的筋膜能够与另一个肢体的筋膜相连。这种进化过程经历了多个阶段,现在我们将对此进行检验[126]。

有尾两栖类(两栖类)的斜方肌和背阔肌筋膜横向嵌入竖脊肌。由于其两肢的筋膜仍然是分开的,所以与蝾螈相似,这类动物的四肢与躯干同步运动。而斑点楔齿蜥(爬行类)的两前肢则能同步运动,这是因为它两侧的斜方肌筋膜,跨越竖脊肌链,在棘上韧带平面相连引起。(图72)。

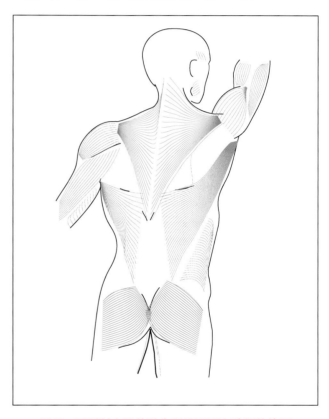

图72. 两侧斜方肌的融合促进了两上肢间的协同

两下肢的筋膜连接可以在臀筋膜处验证。由于该筋膜跨越骶骨,所以它能有效地同步左右下肢的活动。在所有前进时,两后腿同步运动的动物中(例如兔子,袋鼠等),这种类型的肌筋膜组织占了主流。这种运动是重复性的。仅仅通过加大频率

---

[125] 原始的陆地四足动物的肢体由三个节段构成:近心节段(茎状骨赘)从体侧伸出,它由单一骨元素构成,即肱骨或股骨。它们开始就能在水平面上进行行前或向后运动。脊柱向左右方向的侧屈使步态的形成成为了可能(Romer P, 1996 年)。

[126] 外在的肢体肌起源于中轴骨或躯干的结缔组织筋膜。背阔肌是仰卧位时最常见的外部肌肉,在有尾两栖类中,这是一条纤弱的三角形肌肉,起自浅筋膜,并在肩部覆盖轴上肌肌节,在爬行动物中,该肌更强壮有力,在背部附着于和脊柱的脊神经相连的强韧筋膜上,并逐渐向后延伸其轴向的起点(Kent Cg, 1997)。

重复相同的动作,就可达到不同的速度。

随着四肢逐渐取代躯干在运动驱动中的作用,躯干的轴向肌不断萎缩,而四肢的(肢体)肌群逐渐增加。

在大自然不断加快的进化过程中,四肢向躯干下方迁移,并逐渐与之平行。为了使躯干抬离地平面[127],就必须对先前的解剖结构关系进行各种调整,如:四肢的旋转运动、及前肢和对侧后肢同步运动等。前肢与对侧后肢同步运动是通过背阔肌由上肢尾部向下肢迁移实现的(图73)。该连接致使长颈鹿步行缓慢(即同侧的两条腿同时向前移动);并作为替代策略保留在其他动物中。

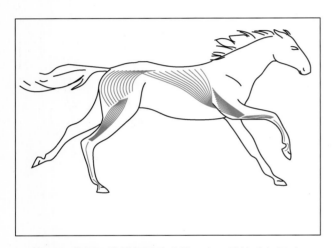

图73. 背阔肌的尾部迁移连接了上下肢的后向运动序列

以马为例,踱步,小跑或飞奔,皆取决于其步态的速度。其运动策略从一个调整为另一个,并不是马所选择的,而是取决于其肢体间的距离变化。这种变化可引起筋膜结构的张力改变,从而导致运动模式的调整。

在关于螺旋筋膜组织的章节中(第三部分),将着重介绍背阔肌的部分纤维如何从身体的一侧到达另一侧。该连接使肢体交叉同步,从而使躯干的稳定性更强,尤其是在行走或直立位时。

空间定向及感知觉进化

外围感受器的进化清楚地显示了大脑如何依靠筋膜来规划空间和时间概念。

一般情况下,大脑组织运动时需要获取外周的各种反馈。该反馈将身体部位的确切位置的信息传送到中枢神经系统。筋膜(特别是它的方向性序列)有一个预定的长度,因此可以作为外周的一种测量工具。此外,由于筋膜具有弹性,所以它还可以用牵拉神经感受器。

现在我们来考虑一下:这种生理性的肌筋膜序列在整个进化过程中是如何发展的。鱼只能通过侧屈来移动,因此其运动器官包括两个外向运动序列。该运动的信息反馈是通过侧线系统进行的(图74)。侧线系统由一系列的感觉器官(神经丘)通过吻合的分支彼此连接[128]而成。在鱼类,由于其筋膜附着于皮肤上,所以这些感觉器官被植入到皮肤中。

随着进化,鱼类(圆口鱼之后)形成了下颌骨,其侧线形成了眶上、眶下和下颌神经丘的线性排列结构。

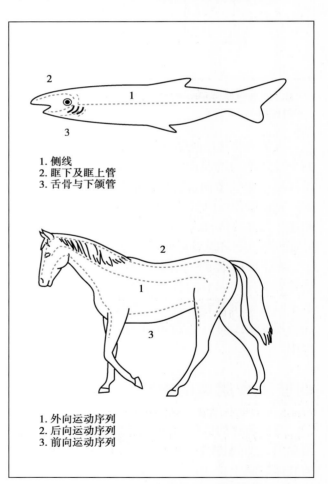

1. 侧线
2. 眶下及眶上管
3. 舌骨与下颌管

1. 外向运动序列
2. 后向运动序列
3. 前向运动序列

图74. 从侧线到肌筋膜序列的感知功能

---

[127] 高等四足动物的茎状骨赘通过旋转运动与身体呈平行位,从而形成四肢摆动的步态,以避免躯干弯曲。前面的茎状骨赘向尾部旋转,后面的茎状骨赘向前旋转。这样,手肘与膝盖就形成了相对体位(Stefanelli,1968)。

[128] 神经丘由成群分布的上皮感受器(机械敏感性受体)构成。对于鱼类来说,侧线管道系统和头管系统是其复杂的神经丘中是最分散的系统。随着延伸和发展,管道系统逐渐减少。鲨鱼的管道位于头部和躯干部的皮肤内。无尾目动物组的蝌蚪通常在蜕变中失去侧线系统(Kent CG,1997)。

随后,两栖动物和爬行动物发展出了肌筋膜的前向和后向运动序列。这一时期,侧线形成了另外两个线性排列:背侧排列和腹侧排列。

此时,神经丘不再位于皮肤而逐渐向下进入到筋膜。实际上,随着一个筋膜序列与某一特定肌肉链相连,皮肤也不能再如此精密地上探查到各种牵拉了。由此,皮肤开始专注于感知外界信息,而筋膜由于皮下结缔组织的介入而独立于皮肤,所以专注于本体觉感知[129]。

爬行动物与人类在肌筋膜序列的进化上有一定的延续性。事实上,对鳄鱼足、鸟翅膀或哺乳动物肢体的观察显示:后向运动序列止于在第五指或小指,前向运动序列向拇指延伸,外向运动序列有一条向外的通路,而向内运动序列有一条向内侧的通路。在人体的躯干中,可发现两侧有外向运动序列,背部有后向运动序列,腹部有前向运动序列。因此,每个序列在三个空间平面上各有其精确的位置。

序列与耳蜗中三个半规管[130]的发展同步。这些管道随着身体新运动序列的发展和空间平面的掌控而逐渐成熟。

六个躯干序列的任何一个还与某块特定的眼肌相连。筋膜从眼眶向眼球运动肌肉[131]的上方延伸,以确保该连接。

因此,每块眼肌沿着半规管(有协调平衡作用)与躯干的肌筋膜序列的直接联系或连接。

相应地,躯干因四肢的作用而保持垂直状态。所有的肢体序列和躯干的这些序列交叉分布,以将运动和运动感知协调统一。

颈部的强直反射经常被引用为关于平衡的关键因素,它在颈段和全身均非常特殊。颈部实际上是所有肌筋膜序列[132]汇集的部位(图75)。

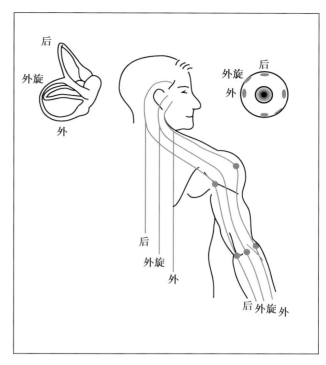

图 75. 半规管、眼睛和强直反射或序列之间的相互关系

空间感知的进化与婴幼儿时的协调性发展相对应。

最初几个月,婴儿移动头部、用嘴探索和抓握物体,基本都属于反射性动作。随后,它们逐渐能够对身体部分进行自主控制。

在接下来的几个月中,婴儿开始坐、爬、走和180°转身;他们开始联合身体各节段以进行全身性运动。

精神运动的成熟同样经历了由线相到整体的历程:

- 婴儿用嘴和手来了解每个单一物体的尺寸,并开始关注物体的一致性和大小。
- 当对身体有一定的控制能力时,婴儿的空间和时间概念才开始变得有意义:向前-向后,之前-之后,左-右。

随着学习的不断深入,肌筋膜的结构逐渐被涉及。婴儿需要融合和证实自己的经验,这将会直接牵涉到肌筋膜序列,而这又会促进空间感知觉的成熟。随着空间感知觉的成熟,婴儿逐渐会有身体向一侧偏移和方向感知(例如向前/向后)等体验。

只有当其所有的空间方位概念成熟时,婴儿的感知觉记忆才能够识别几何形状。

程序记忆可以使复杂的动作活动简单化(例如驾驶、跳跃、演奏乐器),因此,这能够强化筋膜螺旋的胶原纤维。

---

[129] 躯干中线的空间定向将我们正常的空间感知划分为以自我中心的"左"和"右"两部分,这似乎是脑损伤患者定义被忽略的"对侧"空间部分的决定性因素。他们显示,躯干中线构成了以自我中心的框架的定点,以用来计算自身体位与外部环境中物体之间相互位置关系。

[130] 圆口鱼类仅进化出了一个半规管,而七鳃鳗则进化出了两个;所有脊椎动物自软骨鲨开始,进化出了三个半规管,它们根据空间的三个平面分布:前管(垂直)、后管(与上一个成直角)和水平管(Stefanelli A,1968)。

[131] 所有眼肌或外在肌肉均被腱鞘覆盖。腱鞘起始于眼眶的底部,向前延伸并逐渐增厚,直至附着于肌肉自身的前部肌腱。眼直肌的腱鞘以此方式连接形成一个肌筋膜锥体,将眶脂体分为中心和周边两部分。腱鞘在眼眶的基部扩展为翼状韧带。可见到两个内外侧的翼状韧带相互连接……(FUMAGALLI Z,1974)。

[132] 对去大脑的狗和猫的迷路进行破坏后,观察发现以下反应:转头可引起同侧肢体伸展(下颌侧),对侧肢体屈曲。头向左右侧屈可引起下颌肢体单纯伸展,对侧肢体屈曲。头背屈可引起上肢伸展和下肢放松(Chusid JG,1993)。

第 10 章
肌筋膜序列的生理

本章将讨论肌筋膜序列的生理学原理。我们将从以下几个方面进行探讨：
- 每个肌筋膜序列都被肌纤维牵拉，这样就可以感受到由运动产生的最小的张力；
- 每个肌筋膜序列都位于身体的一个特定的部位，并与特定的运动方向相关。
- 每个肌筋膜序列保证身体姿势能在一个精确面上保持稳定。
- 每个肌筋膜序列虽然不能消除筋膜致密化，但可以通过调整身体的姿势来代偿。

肌筋膜序列的张力调整

肌筋膜序列就像一面镜子，可以将外周运动的方向反射到大脑。如果没有筋膜，大脑将无法进行特定的运动控制。这是因为筋膜能将三个平面内的许多运动身体单一节段[133]的肌筋膜单元联合到一起。

只有当筋膜有基本张力的时候，沿着筋膜序列分布的神经感受器才会被激活。为了形成这个张力，许多肌肉将其张力纤维延伸到其上方覆盖的筋膜上。所有筋膜上的肌肉嵌入点都会在下面的章节里列出。

在解剖教材中通常会提到这些嵌入点，但都没有强调其重要性。以下的观察可使我们对这些附着点进行深入研究：
- 在每个肌筋膜单元里，都有肌纤维嵌入于它上方覆盖的筋膜上。
- 筋膜是有弹性的，因此肌筋膜的嵌入点对提高肌力作用不大。
- 和大自然不做无用功相似，身体力量的使用必定

有其理由。
- 肌肉在筋膜上的嵌入点以沿特定方向牵拉筋膜为目的进行分布。

肌筋膜序列的解剖结构以其牵拉性能为基础。牵拉时，筋膜内的神经感受器被激活。在生理学教材中：运动感知、所有的肌肉和关节上的感受器都对牵拉敏感（表 13）。

表 13　位于筋膜中的运动觉感受器

肌肉感受器	敏感
肌梭	牵拉
高尔基腱器官	拉长
环层小体	紧张
游离神经末梢	张力
关节感受器	**敏感**
鲁菲尼小体	最小牵拉
高尔基小体	最大牵拉
帕齐尼小体	运动的开始/结束
游离神经末梢	机械性刺激

这些感受器位于关节周围（韧带，关节囊）和肌旁软组织（肌内膜，肌外膜，腱外膜）中。这些结构都是筋膜的延续。筋膜是按一定序列排列的，每个序列感知特定方向的运动。

也可以说，如果要输送定向传入信息，每组感受器都需要一个肌筋膜序列来连接。就像前面提到的，肌筋膜序列的基础张力是激活这些感受器的必需因素。基础张力（肌张力）是指动物在其惯常的姿势时的筋膜长度。在这个姿势中，肌张力维持着筋膜最小的紧张度，从而可以感知各种变化。因此每个肌筋膜单元延长其中的部分肌纤维至覆盖的筋膜上。这些附着点有两个主要功能：a）使筋膜

---

[133] 关于单节段或单关节的运动在全身的双节段、多关节运动策略中的协调和组织程度，还需要进一步研究（Mesure S, 1996）。

保持张力;b)使单个肌筋膜单元与同一序列的其他肌筋膜单元同步活动。后一个功能是通过拉伸肌梭来实现的。

　　筋膜能够更有效地使运动觉感受器受到牵拉,原因有两个:a)筋膜是有实施牵拉能力的弹力组织;b)筋膜的位置与关节有一定距离,因此它相对更容易对身体的细微运动做出反应。实际上,基于同心圆的原理,位于两个半径之间的圆周长度和半径长度成正比。如果角度恒定,半径增加则圆周的部分也增加。例如在脊椎水平上的一个最小的运动,当它传导到周边筋膜时会变成一个明显较大的牵拉(图 76)。

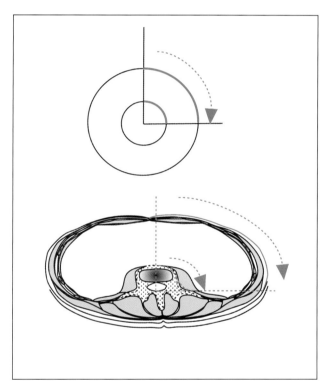

图 76. 半径越大周长越大

　　看起来筋膜感受器与脊椎感受器相比,对运动的感知更为敏感。实际上确实如此:当一个人活动头部或躯干部时,对运动/牵拉的感知位于皮肤水平而不是脊椎水平。同样的原则可用于分析肌筋膜序列的病理情况。比如坐骨神经痛的患者前屈时会感觉到疼痛下传到腿部,这可以解释为周围筋膜的感受器[134]感知到了牵拉而不是深层的坐骨神经本身感知到了牵拉。

---

[134] 我们比较了 159 例有椎间盘手术指征的病人。将这些病人分为两组:一组为有完整的纤维环的,一组为纤维环破裂的。带有完整纤维环的病人比纤维环破裂的病人疼痛更频发(BasmaJian JV,1997)。

　　筋膜有外周感受器,可以使其精确地感知和协调运动。

　　正常步态会引起身体所有平面上发生连续失衡:前面/后面,侧面和横段面[135]。为了保持身体重心在基部范围内,筋膜必须协同三个平面上的肌肉力量。由于力量会随其作用线和指定点的距离加大而变大(图 77),所以当外周肌肉工作时比较省力。比如:腰部前屈(antemotion,an)时,用腹直肌比用髂腰肌更省力。前者与后者相比离支点(这里指脊柱)更远,杠杆作用更大。

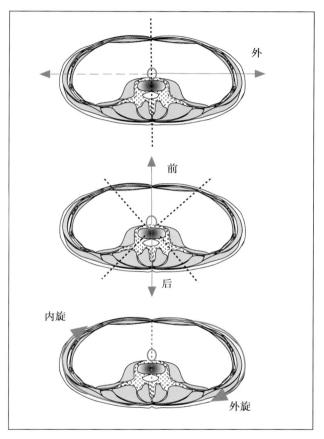

图 77. 重心和力的运动方向

　　如果主动肌和拮抗肌的力量正好相等,那么维持身体的直立位置几乎不需要肌肉的活动。

　　如果作用在三个平面上所有的力在某一点上或重心上互相抵消,那么所需能耗更少。内向运动序列(在图 77 中的垂直黑色虚线,外 LA)与前面的白线和后面的棘上韧带相交。身体在三个平面上

---

[135] 随着进化,动物的身体位置越来越不稳定。最大的不稳定性使动物倾向于对运动进行更大程度地准备,但这需要更复杂的神经肌肉控制来维持平衡。直立位时,人的运动觉感受器可以察觉出人体重心每时每刻的变化,从而刺激肌肉运动来保证身体恢复到基线中心(Cromer AH,1980)。

的重心位于这两个结构的连接线的中点。

- 右侧外向运动（外，LA）和左侧外向运动（冠状面）的两个力量在这个点上相互抵消。
- 在这个点上，前向运动和后向运动的力量是相等的。
- 因为旋转时外旋（ER）和内旋（IR）的合力而为零，所以重心保持不变[136]。

筋膜腔和运动方向

在躯干后伸时，围绕着竖脊肌的两条肌肉链的筋膜被拉伸（图78）。筋膜会提供统一的运动感知，而每个椎体的感受器则会产生多个传入信息。伸肌肌肉纤维将张力传送到两个筋膜腔里，继而筋膜腔将这些信息转化为特定的运动方向。

躯干的筋膜腔

提重物时，竖脊肌的筋膜腔会协调颈部、胸部和腰部后向运动的肌筋膜单元同步活动。

只活动颈部或下腰部时，这些肌筋膜单元是独立工作的。但是想独立活动单个腰椎或单个颈椎是不可能的。这是因为7节颈椎位于同一个肌筋膜单元中，而胸椎和腰椎也是同样的情况（图79）。

外向运动（la）是由髂肋肌、椎旁肌和斜肌的离心活动完成的。在此情况下，运动的感知是由身体一侧的外侧筋膜拉紧而实现的。

外旋运动（er）是后外侧筋膜被向后牵拉，而内旋运动则更像是被向前方牵拉。

上肢的筋膜腔

感知上肢在三维空间中位置及其位置变化的能力取决于筋膜序列的基础张力：前向/后向（矢状面），内旋/外旋（水平面），外向/内向（冠状面）。

在（图80）中，红色标记的是围绕上肢各层面外向运动（LA）的肌筋膜单元的腔或序列。由于上肢最常做的运动是前向/后向（屈/伸），所以发展最好的腔是其前向运动和后向运动的腔。

这些腔看上去在肘或膝的部位被中断，但这种部分中断是为了保证肌筋膜单元的独立性，如肘前部的肌筋膜单元独立于腕前部的肌筋膜单元；筋膜内胶原纤维在纵向上跨越这两个关节，从而保持其连续性。

水平面上的运动不能在固有的筋膜腔内进行。这些序列利用肌纤维以斜角与隔膜相连。后面的方向与肌筋膜单元外旋的属性有关，而前面的方向与肌筋膜内旋的属性有关。

在关于肢体的示意图中，选择了不同水平的切面来展示肌肉腔。在图的底部是肌肉腔的模式图。圆圈表示序列在环绕这些切面的筋膜上的运动路线。当活动时，前面的序列牵拉所有前面的筋膜；后面的序列牵拉后面的筋膜，以此类推。在运动过程中牵拉的精确运动轨迹传入到大脑，在图中用红色箭头表示。

下肢的筋膜腔

环绕着股四头肌的筋膜腔（前-髋 an-cx，前-膝 an-ge）（图81-红圈所示）与小腿和脚的前筋膜腔（前-踝 an-ta，前-足 an-pe）相延续。它们一起形成下肢向前运动的序列。

环绕着腘绳肌的后筋膜腔（后-髋 re-cx，后-膝 re-ge）通过腘窝与下肢和脚的后筋膜腔相连接。这些单向肌筋膜单元和它们的筋膜腔一起，形成后向运动序列。

臀中肌的肌筋膜覆盖在臀部外旋肌群上（外旋-髋 er-cx），然后向下覆盖在股二头肌短头上（外旋-膝 er-ge）。股二头肌肌腱延伸覆盖到腓骨肌的筋膜鞘上。

---

[136] 要想使在旋转时作用于身体的两个力的合力为零，身体重心就必须保持稳定。力的运动和轴的关系是力的强度和从作用线到轴的距离的乘积。运动幅度随着作用线和某个指定点的距离的增大而增大（Cromer AH，1980）。

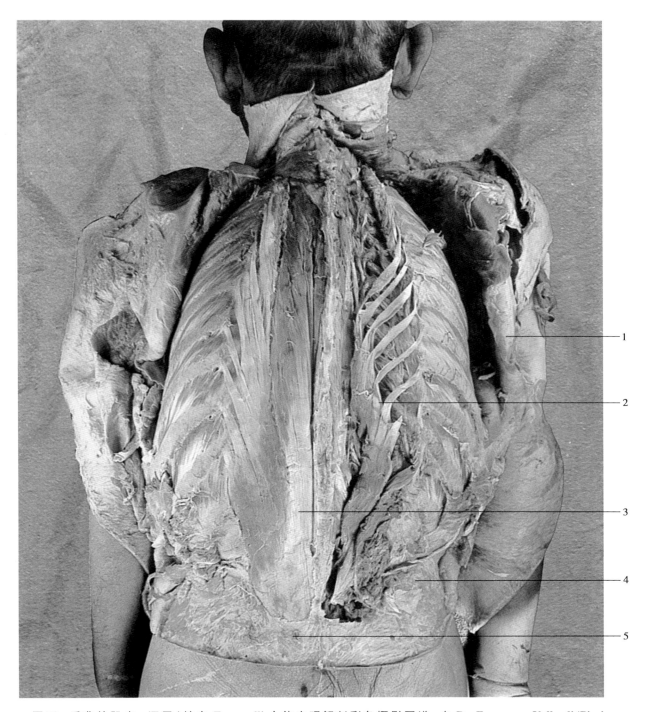

图 78. 后背的肌肉—深层（摘自 Fumagalli-人体宏观解剖彩色摄影图谱；-由 Dr. Francesco Vallardi/Piccin，NuovaLibraria 出版）

1. 将浅层肌肉（背阔肌）和中层肌肉（下后锯肌）切开和后翻，显现出竖脊肌腔；2. 髂肋肌腱膜以肋骨为支点来启动单侧外向运动（外-胸，外-腰 = 外向运动序列）；3. 竖脊肌的肌外膜，它联合筋膜单元后-胸，后-腰的向后运动序列；基于纵向纤维附着于该筋膜上的事实，它被假定认为有腱膜或扁平肌腱的外观，二者均含平行的和不能伸展的胶原纤维；4. 胸部筋膜和腹部筋膜的浅层与深层的汇合点；横向肌纤维向后牵拉躯干导致身体向后旋转（外旋序列）；5. 胸部浅筋膜层，其上部被背阔肌拉紧，其下部或远端被对侧臀大肌拉紧

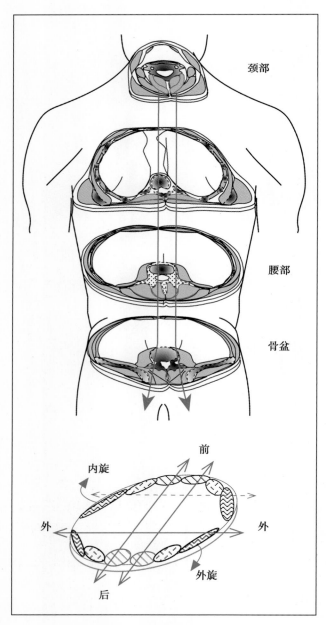

图 79. 躯干的横切面和序列

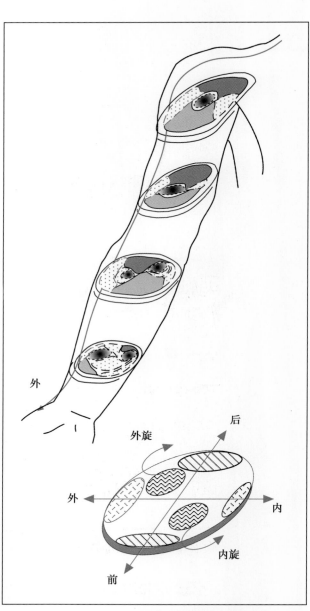

图 80. 上肢的横切面的序列

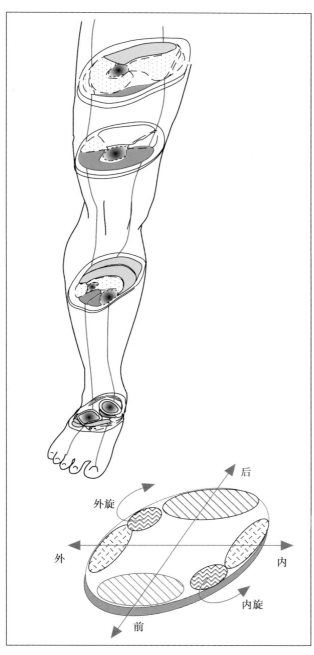

图 81. 下肢的横切面和序列

肌筋膜序列和静态姿势

自主运动时,有两个运动程序在起作用:一个负责启动特定的运动,另一个负责进行姿势反应[137]。

这个双运动传出由相对应的双传入来完成。这是因为本体感觉可分为两种:静态本体感觉和动

态本体感觉。

筋膜组织和双神经通道相对应的现象还可见于以下情况:

- 肌筋膜序列的纵向纤维参与身体姿势的构架;
- 螺旋形筋膜内纤维调控运动或复杂的活动。

下面我们来讨论体位的构架[138]。

正常情况下,直立体位不需要意识控制。Basmajian 展示了该体位时,韧带和筋膜的支撑作用非常重要,而肌肉则基本用不到[139]。筋膜序列的张力直接取决于在特定平面上发生的运动。直立位时,身体围绕着重力垂直线或铅锤线的正常摆动范围大约 2 厘米。

实际上在这些小摆动期间,所有发生在矢状面上的运动都独立于发生在冠状面上的运动(图82)[140]。

下面描述的是在冠状面上的运动自发激活外向和内向运动的肌筋膜单元:

- 在足部,根据身体两侧偏离的角度,足底(内,me)和足背(外,la)的骨间肌调整站立面变宽或变窄;
- 在踝部,当身体左右两侧失去平衡时,根据腿部肌肉被牵拉的方式,决定距骨向内旋转还是向外旋转;
- 尽管膝关节在冠状面上没有运动,但它有大量的韧带-筋膜来防止向内和向外过度移动;
- 单腿站立时,大腿内外侧的肌肉纤维支持对侧骨盆;
- 在躯干,下肢外侧序列向上与躯干外侧序列相延续;而其内侧序列向后部终止于棘上韧带,向腹部终止于腹白线。

以这种方式,筋膜通过其基础张力帮助身体维持直立位置。如果身体倾斜、摆动幅度增加到超出站立的基础范围时,筋膜张力将刺激肌筋膜单元的肌梭,引起适当的肌肉收缩[141]。当偏离垂直线的摆动足以引起复杂的运动反应时,螺旋状分布的肌筋

---

[137] 在躯体定向阶段,前运动皮质控制近端和轴向肌肉;随后释放出第二个刺激,引起肢体的定向运动……自主运动时,有两个运动程序在起作用:一个负责发起运动,另一个负责引起相应的姿势反应来协调该运动(KandelER,1994)。

[138] 姿势是指身体和肢体的相互关系及其在空间定向情况的综合状态。姿势的调整通过两种机制完成:预想或预览机制(前馈)和失去平衡后的代偿机制(反馈)(KandelER,1994)。

[139] 现在大多数肌肉生理学家都认为,肌电图明确显示在休息时正常人的横纹肌是完全放松的(Basmajian JV,1993)。

[140] 通过引入稳定仪,Kapteyn 指出发生在矢状面上的摇摆独立于发生在冠状面上的摇摆。理论上,站立姿势的精细控制不会使用来自半规管的信息(Gagey PM,1995)。

[141] 精细运动和粗大运动的控制方法不一样。Mathews 和 Stein 研究证明:重要的肌肉被牵拉时,肌梭的反应频率是每秒每毫米牵拉3到 10 点(Gagey PM,1995)。

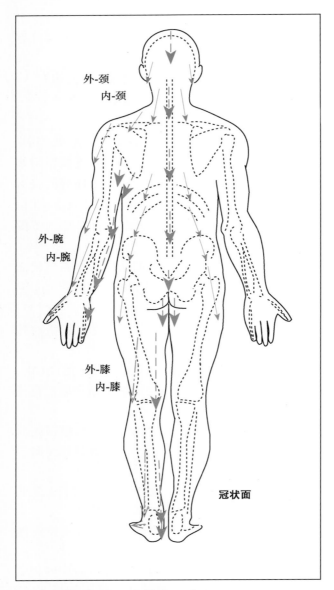

图 82. 姿势的稳定由两侧和中间的肌筋膜单位来维持

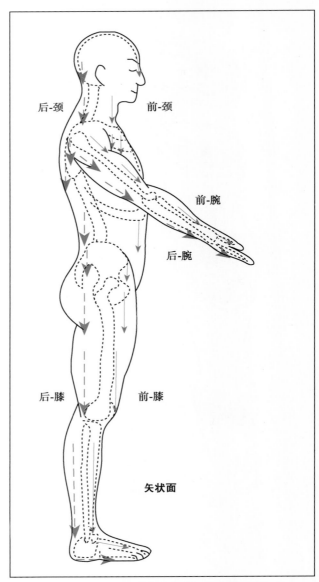

图 83. 姿势的稳定受前后肌筋膜单元的影响

膜单元或模式化运动反应将会被激活。

　　综上所述，可以将筋膜比作乐队指挥，它控制单个肌筋膜单元、序列的肌筋膜单元及同一平面上的序列中的运动单元。自主活动的干预可改变这个基本张力构架。在动物中，每种生物都在进化过程中形成了自己独特的筋膜框架。比如牛的颈背部韧带足够强壮，能在不需要持续的肌肉紧张的情况下支撑其头部；当它想吃草的时候，只需用最小的能量就足够克服颈背部韧带的牵拉，从而使嘴部接近地面。

　　在人类，这个过程发展成为直立的姿势。

　　下面的例子说明了前后序列的肌筋膜单元是如何在矢状面上保持身体直立、控制平衡的（图83）。

* 脚感觉到地面不平时，就会和它的筋膜/韧带复合体一起调整身体部位的平衡。
* 因为距骨是圆形的，所以可以在前后方向上调整其上方身体部位的平衡。
* 比目鱼肌和胫骨前肌像两根在矢状面上的固定绳索，使胫骨和脚的相对位置保持稳定。
* 腘绳肌和股四头肌也像固定绳索一样，能在矢状面上调节膝关节和距骨的相对变化。
* 后-膝肌筋膜单元向近端延续，与躯干后向运动的肌筋膜相连[142]。前-膝肌筋膜单元与躯体前向

---

[142] 控制姿势的反射机制包括三种平衡感觉的积极配合：视觉、前庭觉和机体感觉系统。当视觉和机体感觉系统维持身体平衡时，前庭系统的作用很小。前庭系统的主要作用是感觉到头与身体和周围环境有加速运动时发出信号（BernierJN，1998）。

运动的肌筋膜单元相连。

尽管在水平面上的肌筋膜单元（图 84）起一定的作用，但维持身体直立位主要还是依靠矢状面和冠状面上的肌筋膜单元。

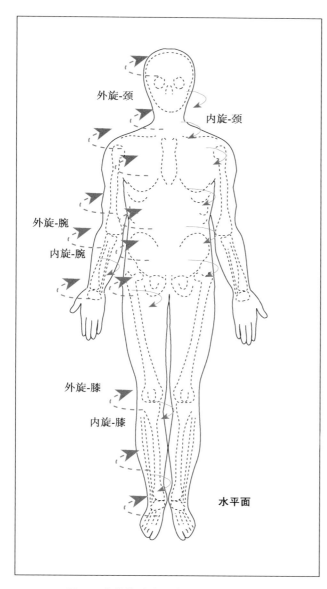

图 84. 姿势的稳定受内外肌筋膜的影响

肌筋膜序列和姿势代偿

如果筋膜的基础张力因其致密度的形成而改变，那么神经感受器就会对这种异常的牵拉做出反应，往往用疼痛表示有潜在危险存在。身体通过姿势代偿来缓解疼痛。

沿着筋膜序列的代偿对于能否一直保持筋膜最佳基础张力来说至关重要。只有以这种方式，筋膜才能感知到任何偏离其静止位置的微小运动。

任何一个肌筋膜单元张力的改变都会引起同一序列上的另外一个肌筋膜单元的反向张力改变，这是保持这个基础张力的方式。例如，如果髋部外向运动的肌筋膜单元（外-髋＝阔筋膜张肌）的张力增加，那么就会引起同一序列上的远端肌筋膜单位（外-踝）的反向张力增加。这种补偿性牵拉调整（图 85）经常会造成急性疼痛，因为该段筋膜的游离神经末梢受到了过分异常的牵拉，而使身体通过对侧补偿来重新建立平衡。

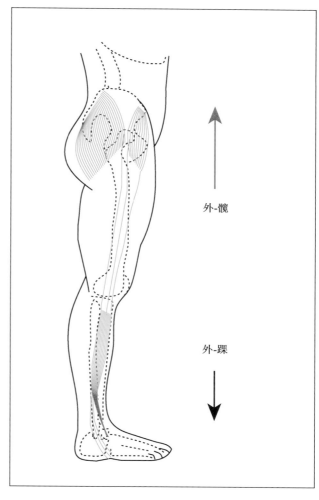

图 85. 因外侧序列的过度牵拉导致大腿疼痛

对侧性补偿是指位于肢体对侧一个或多个肌筋膜单元收缩。这种补偿张力可以是对称的，但相对于原来被补偿的肌筋膜单元，它往往位于近端或远端部位。正如前面的例子，身体试图用膝关节内向运动的肌筋膜单元的反向张力（内-膝）来对抗髋和距骨外向运动的肌筋膜单元的痉挛。

小结：致密化的代偿存在于对称的拮抗肌的肌筋膜单元中，或沿同侧序列分布，或在对侧序列中。所有这一切都是为了维持筋膜的张力平衡，从而使其能够感知在三个平面上的运动。

姿势性代偿可以中和先天畸形或后天产生的偏移。

筋膜手法操作技术对于后一种方式的代偿有效。

在使用筋膜手法技术之前,要先对病人的体态进行检查,并要考虑下述问题:

- 这些代偿发生在哪个平面上?
- 引起这些代偿的原始创伤是什么?
- 它们是向上代偿还是向下代偿的?
- 是否存在潜在的代偿方式(沉默的协调中心)?

现在,我们来看看在三个空间平面上源于脚上的向上代偿。

在冠状面上,低足弓(扁平足)往往会造成膝盖偏离中线或膝外翻。因阔筋膜张肌的限制,髋关节会外展(冠状面)并伴随髂嵴降低。骨盆水平的这种改变可使脊柱开始向同侧倾斜,继而引起对侧发生代偿。随着上述代偿的水平逐渐变化,肩关节内收(肩降低)或肩关节外展(肩抬起)会相继发生。各种组合情况的发生也都是有可能的。比如,右髋抬起伴随右肩降低或右肩抬高等。颈部固定于中间位置,以使眼睛尽可能地保持在水平面上。肌肉痉挛使头部筋膜异常紧张,从而导致肌筋膜紧张性头痛。

管理咀嚼、吞咽、呼吸和发声的咽-喉-下颚复合体通常对体态有影响。下面是一个在冠状面向下代偿简单例子:当咬合不正使头向一侧倾斜时,就会继发导致同侧肩抬高。

在矢状面上,趾伸肌的某一肌腱(如锤状趾)受限能够引发小腿三头肌的收缩。

在远端的协同肌肌筋膜单元和近端的拮抗肌肌筋膜单元之间,代偿性张力可以沿着筋膜序列一直传导到头部。协同肌和拮抗肌的肌筋膜单元的交替性变化能使身体保持一定的平衡,它们起到类似一种减震器的作用。在这些情况下,筋膜的致密化重建了身体的稳态,因此,不需要筋膜的手法调节治疗。但是如果出现因小腿三头肌的限制,致使膝关节过伸以代偿踝关节角度的增大的情况时,需要进行手法治疗了。膝关节过伸(膝反屈)会引起骨盆向前运动并伴随髂腰肌的短缩。腰部过度前凸可以导致上背部的后凸;最终在尝试中和其他弯曲的过程中,会形成颈部过度前凸。

有时还会出现腰部后凸并伴有上背部平坦和颈部后凸的情况。

只有对每个个体的情况进行精准地检查,治疗师才能确切地定位发生致密化、参与特定代偿的问题肌筋膜单元。通常在肌筋膜单元中只有一部分会变硬。只有与身体左侧和/或右侧的肌筋膜单元同时行动,躯干的每个前屈和后伸的肌筋膜单元才能有效。可能会发现这种情况:前向运动的肌筋膜单元的左侧组合肌张力亢进时,后向运动的肌筋膜单元的右侧组合会进行代偿。

在水平面上的错位可以从单侧蹈趾外翻开始(图86)。(很明显这个改变是双侧的,但为了方便分析,我们只考虑一侧的肢体)。前脚内旋(内旋-足)(蹈趾外翻)可由腓骨肌收缩引起距骨外翻来代偿。膝关节和髋关节内旋,可引起同侧骨盆前移。躯干的代偿发生在对侧,会引起对侧肩胛骨旋前(内旋-肩胛 ir-sc)。这会增大骨盆带与肩胛带之间的反向旋转。在颈腰部的区域,内旋和外旋的合力增强以代偿各种失衡,从而恢复重心到中立位。

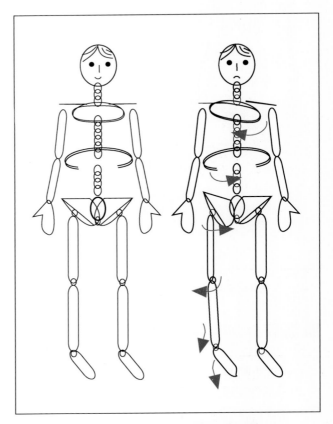

图86. 正常直立姿势和异常直立姿势

第 11 章
上肢的肌筋膜序列

理解肌筋膜序列最好的方法不是只从肌肉起止点的角度出发,而是应当同时着眼于肌肉和筋膜的研究。

例如:以三角肌肌腱上的筋膜为例(图 87),发现三角肌筋膜与三角肌纤维通过众多肌间隔[143]连成一体。依据肌肉收缩部位的不同,肌间隔与覆盖的筋膜被牵拉的力量不同。

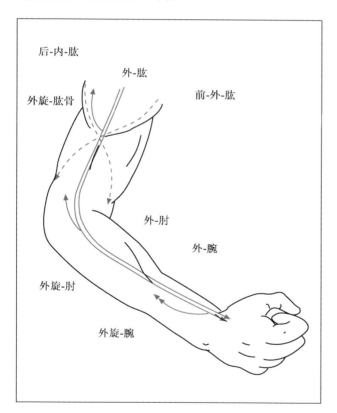

图 87. 上肢外向运动序列的拮抗力和纵向牵拉,二者在三角肌肌腱处汇集

三角肌肌腱纵向牵拉外侧肌间隔。肱桡肌和

桡侧腕伸肌嵌入于该肌间隔。这些肌筋膜嵌入点形成外向运动序列。

肱骨(外旋-肱骨 ex-hu)、前臂和腕的外旋肌纤维横向牵拉外侧肌间隔,这些后外侧力量综合形成外旋序列。

最后,有一种筋膜螺旋的牵拉力作用于更表浅的筋膜纤维。三角肌前束的肌纤维使肱骨向前向外运动(前-外-肱骨 an-la-hu),牵拉上臂后面的筋膜。三角肌后束的肌纤维使肱骨向后向内侧移动(后-内-肱骨 re-me-hu),牵拉上臂前面的筋膜。

根据这种肌肉与其筋膜连接的特殊诠释方式,可以衍生出很多治疗手段。例如:病人主诉上肢外侧缘疼痛时,在考虑可能是神经卡压,对其外向运动序列进行分析,通常会发现该序列上的某个肌筋膜单元的协调中心(cc)发生致密化。

这种手法检查,同时也是一种潜在的缓解疼痛方式,它可以很好地避免其他检查。换句话说,如果治疗后病人的上肢外侧疼痛消失,就可以推断是筋膜引起的问题。这一种是治疗性诊断,省时省钱,对病人和国家医疗体系都有益。若疼痛仍持续存在,则应考虑其他医学检查。

本章重点讨论上肢每个肌筋膜序列中的双关节肌肉在筋膜上的附着点。如果所有这些附着点都存在于解剖学中的话,那么肯定会有一个明确的原因。

上肢前向运动的肌筋膜序列

拇指的前向运动(前-拇指,an-po)(拇指)由拇长屈肌、拇短屈肌、拇对掌肌和拇短展肌完成(图 88)。这些肌肉的许多纤维都起自屈肌支持带[144]

---

[143] 三角肌前、后束的肌纤维在肌腱处直接汇集,而中束肌纤维则呈多羽状:从肩峰向下有四个腱性肌间隔,与来自三角肌粗隆向上的三个腱性间隔交叉。这些肌间隔有短肌纤维相互延续以确保其牵拉能力。肌腱发出筋膜延续为上臂筋膜(GrayH,1993)。

[144] 手的屈肌支持带在形成腕弓的骨性凸起间被牵拉。部分掌下肌和掌肌附着于该支持带的前表面。它在近侧端与掌腱膜相延续;掌腱膜又继续与前臂前筋膜相延续(Baldoni CG,1993)。

83

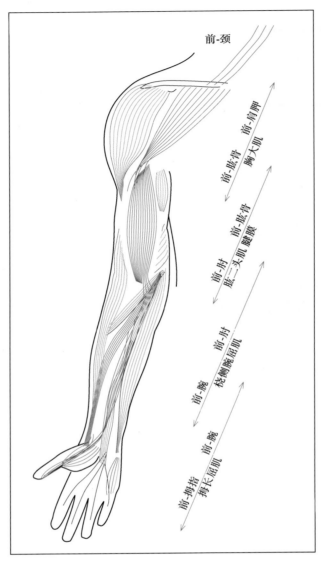

图 88. 上肢前向运动的肌筋膜序列

（它能增强前臂筋膜的前部），因而拇指任何部位用力增加都会加大对该筋膜的牵拉。桡侧腕屈肌（前-腕，an-ca）的某些纤维和部分肱二头肌[145]的纤维也起自于前臂筋膜的前部。肱二头肌以二头肌腱膜形式止于该筋膜（图 89）。该腱膜的被动牵拉会激活肘前部肌筋膜单元的肌梭。肱肌起于肌间隔，收缩时会向远端牵拉臂前筋膜。而三角肌和胸大肌的肌纤维附着于臂筋膜上[146]。

覆盖胸大肌锁骨部的筋膜与颈筋膜相连接，颈筋膜又反过来包绕着胸锁乳突肌[147]的锁骨部。这两个结构有时通过筋膜或连接肩颈的颈阔肌相互延续。

通过这种方式，上肢前向运动序列与颈部前向运动（前-颈）的部分（颈部）相交叉。

上肢自由悬挂（开链状态下）时，胸大肌锁骨部和三角肌锁骨部的肌纤维参与肱骨的前向运动（前-肱骨）；上臂固定时（闭链状态下），它们参与肩胛骨的前向运动（前-肩胛）。

---

[145] 桡侧腕屈肌起自肱骨内上髁前表面和前臂筋膜。二头肌向此筋膜延伸，形成一大的腱膜带，即二头肌腱膜（Chiarugi G，1975）。

[146] 臂筋膜像弹力袜一样包绕着整个上臂。在邻近肌腹处，它主要由基本的环形纤维及与之相关的强韧的纵向纤维组成。这些纵向纤维向肘部和肩部延伸，它们近侧端的形成主要与胸大肌强壮的腱性附着点的牵拉有关（Lang J. 1991）。

[147] 颈浅筋膜附着于锁骨前缘下方，外表面与颈阔肌相融合（Chiarugi G，1975）。

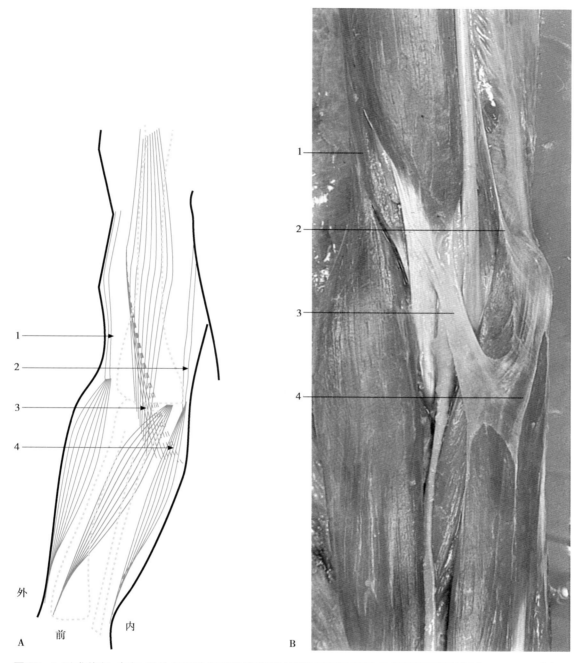

图 89. A-形成前向、内向、及外向运动序列的筋膜腔的牵拉情况示意图；B-肘窝切面图（源自 Fumagalli《宏观人体解剖彩色摄影图谱》。由 Francesco Vallardi 博士／Piccin, NuovaLibraria 出版）

1. 外侧肌间隔的近侧端被三角肌牵拉，远侧端被桡侧腕伸肌牵拉（外向运动序列，-外）；2. 内侧肌间隔近侧端受喙肱肌牵拉，远侧端受尺侧腕屈肌向牵拉（内向运动序列，-内）；3. 二头肌腱膜附着于桡侧腕屈肌筋膜腔；前臂筋膜的前部被肱二头肌向近侧端牵拉，被桡侧腕屈肌向远侧端牵拉；桡侧腕屈肌起自肌间隔，即前面提到过的屈肌筋膜腔（前向运动序列，-前）；4. 二头肌腱膜的斜向纤维向前臂筋膜的后部延伸（螺旋）

上肢后向运动的肌筋膜序列

小指外展肌（后-指 re-di）使小指向尺侧方向远离手的其他部分。由于该肌的部分纤维直接起源于筋膜，所以它收缩时，筋膜被向远端牵拉[148]。所有脊椎动物的后向运动序列都位于上肢的尺侧（图90）。

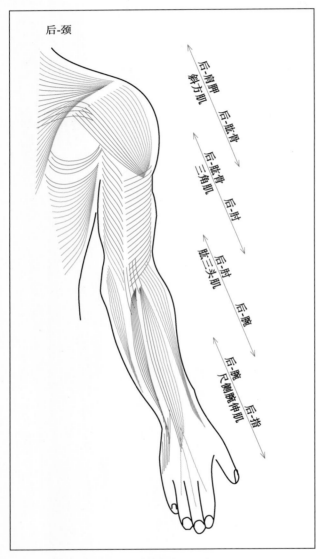

后-颈

后-肩胛
斜方肌　后-肱骨

后-肱骨
三角肌　后-肘

后-肘
肱三头肌

后-腕

后-腕
尺侧腕伸肌　后-指

图 90. 上肢后向运动的肌筋膜序列

小指后向运动（后-指）的肌筋膜单元的收缩，经由腕筋膜的纵向纤维延至前臂筋膜。这些胶原

纤维[149]有传输带的作用，能使指和腕的伸展（后-腕）同步。

尺侧腕伸肌的部分肌纤维来自前臂筋膜的后部；肱三头肌[150]有腱性延伸到该筋膜。由于这些纤维的存在，肱三头肌也被看作是筋膜张肌（后-肘）。

前臂筋膜的后部传递尺侧腕伸肌近端和三头肌远端的拉力。这意味着如果运动始于手部，那么近侧端的肌筋膜单元将会被激活；如果运动始于肩部，那么就会沿着由近端向远端的方向，先激活肌梭，继而激活肌筋膜单元。

臂筋膜向头部方向被三角肌后束牵拉，该束还同时与大圆肌、冈下肌一起参与肱骨的后向运动（后-肱骨）。三角肌不仅通过许多与之交叉的隔膜牵拉筋膜，同时其部分肌纤维会深入到冈下肌的筋膜中[151]。

斜方肌和菱形肌使肩胛骨后向运动（后-肩胛）。这两块肌肉都与竖脊肌的筋膜相连，因此它们还参与颈部和胸部的后向运动序列。

上肢内向运动的肌筋膜序列

小指对掌肌（内-指）和小指短屈肌起自屈肌支持带下部（图91），它们与尺侧腕屈肌筋膜鞘共同起自钩骨。手指内收时，上述三块肌肉一起拮抗掌侧骨间肌。手指内收过程是手闭合运动的一部分。在该运动时，这些肌肉会牵拉前臂筋膜[152]。

尺侧腕屈肌（内-腕）有两个明显的起点：尺骨头，专负责腕关节内向活动（内收）；肱骨头，帮助肘部的尺侧副韧带在冠状面（内-肘）稳定肘关节。尺侧腕屈肌的部分肌纤维是腕关节内向运动肌筋膜单元（内-腕）的一部分，它们附着于前臂筋膜的内侧；其另一部分肌纤维是肘部内向运动肌筋膜单元（内-肘）的一部分，它们附着

---

[148] 小指展肌起于屈肌支持带、豌豆骨及豌豆骨钩骨间韧带，止于小指尺侧缘，并有部分纤维延伸至小指伸肌腱膜（platzer W. 1997）。
[149] 腕掌韧带（屈肌支持带）由斜向和纵向纤维组成。它们与掌肌和掌下肌近侧端的腱性附着点相延续。前臂筋膜的深部纤维是横向走行，是前臂唯一止于骨的筋膜（Lang J,1991）。

[150] 尺侧腕伸肌起于肱骨内上髁、前臂筋膜（覆盖于尺侧腕伸肌上方）及将其与肘肌分离的肌间隔（Chiarugi G,1975）。肱三头肌腱的一部分延展进入前臂筋膜，并几乎完全覆盖肘肌（platzer W,1979）。前臂筋膜向前被二头肌腱膜加强，向后被肱三头肌腱膜加强（Fumagalli Z,1974）。
[151] 肩胛骨浅筋膜面的肌肉被其自身的腱膜包绕，并与覆盖冈下肌的腱膜相延续。这在某种程度上与斜方肌后束和三角肌的肩胛骨部分相类似（Lang J,1991）。
[152] 掌深筋膜又称为前骨间筋膜，在掌骨间隙前面延伸，到第三掌骨水平中断，成为拇外展肌的附着处；并向近侧端继续延伸，与桡腕关节的纤维成分相连（Testut L,1987）。

覆盖喙肱肌的筋膜的近侧端，在腋部参与上肢纤维弓的形成，该纤维弓与腋弓相连，后者继续与前锯肌筋膜（内-肩胛 me-sc）相延续。

上肢外向运动的肌筋膜序列

手指的外向运动（外-指 la-di）由背侧骨间肌控制（图 92）。第一骨间肌位于第一和第二掌骨间隙。该间隙的筋膜延伸至其他背侧骨间肌的表面[156]。

在手部可找出六种筋膜：鱼际筋膜或拇屈肌筋膜（前-拇指 an-po）；鱼际下筋膜或小指展肌筋膜（后-指 re-di）；掌深筋膜或掌侧骨间肌筋膜（内-指 me-di）；背深筋膜或背侧骨间肌筋膜（外-指 la-di）；掌侧浅筋膜或掌长肌腱膜（内旋-指 ir-di）；背浅筋

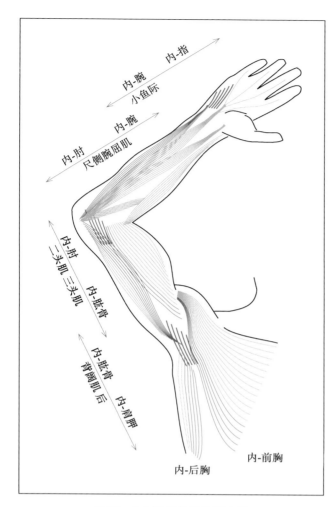

图 91. 内向运动的肌筋膜序列

于臂筋膜和内侧肌间隔部[153]。尺侧腕屈肌收缩，可向远侧端牵拉上臂的内侧肌间隔；而同样起自内侧肌间隔的部分喙肱肌纤维[154]，会产生向近侧端方向的反向牵拉力。内侧肌间隔融合到腋筋膜中。该筋膜是上肢内收的两大主要肌肉——胸大肌和背阔肌（内-肱骨）的腱性延伸增大处[155]。

背阔肌筋膜在冈上肌韧带水平与躯干筋膜融合。这正好是躯干内向运动（内-胸 后）在背部参照点。胸大肌筋膜在前胸部与胸骨筋膜融合（内-胸）；胸骨筋膜将人体一分为二。

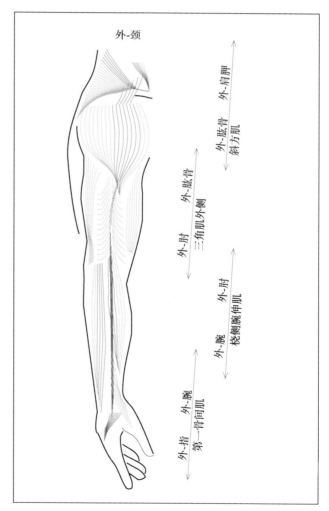

图 92. 上肢的外向运动的肌筋膜序列

[153] 尺侧腕屈肌的肱骨头起自肱骨内上髁、筋膜和纤维间隔；尺骨头起自鹰嘴内缘，并于尺骨上三分之二处，通过腱膜与前臂筋膜融合（Chiarugi G,1975）。
[154] 喙肱肌与肱二头肌短头同起于喙突，止于肱骨干的二分之一处；该肌的附属部分附着于肱骨内上髁或内侧肌间隔（Gray H,1993）。
[155] 内侧间隔由近端延伸至喙肱肌附着区，到达背阔肌的腱性附着点，并在此被背阔肌肌腱加固（Lang J,1991）。胸大肌的一部分以腱性增大与肩关节囊相连；一部分覆盖结节间沟，第三部分向臂筋膜延伸（Gray H,1993）。

[156] 背深筋膜，又称背侧骨间肌筋膜，延伸覆盖骨间隙。拇指、示指的外侧掌间隔有扩展性筋膜向第三掌骨延伸。拇内收肌起自第三掌骨前缘（Testut L,1987）。

膜或(指)伸肌腱筋膜(外旋-指)。

第一背侧骨间肌的部分肌纤维起自桡侧短伸肌和长伸肌肌腱[157]。骨间肌收缩是扩展性的,因此向其近侧端方向的牵拉是通过直接牵拉肌腱,或牵拉筋膜或腱鞘而实现的。

桡侧腕长伸肌(外-腕)有少量纤维起自外侧肌间隔,而桡侧腕短伸肌的部分肌纤维起自前臂筋膜[158]。它们收缩时,会向远侧端方向牵拉外侧肌间隔(外-肘)。

部分三角肌纤维附着于该间隔的近侧部分[159],并将其向头部方向牵拉。有时,三角肌还会有肌纤维并入到肱桡肌中,主要起下降上肢的作用。但是这些纤维不是连续性的,可能是因为肘关节的外向运动多为固定动作,而不是大范围运动的缘故。

三角肌收缩时,不仅会牵拉外侧肌间隔,而且还会牵拉冈上肌筋膜[160]和斜方肌筋膜,而斜方肌筋膜为三角肌筋膜的延续。

斜方肌参与肩胛骨的外向运动(外-肩胛),并在颈部外向运动时(外-颈)与胸锁乳突肌协同作用。

上肢内旋运动的肌筋膜序列

手指内旋(内旋-指)是手闭合运动模式的另一组成部分(图93)。蚓状肌起自指深屈肌腱,收缩时将筋膜向远侧端牵拉。手闭合时,掌长肌将掌筋膜向近侧端牵拉[161]。指深屈肌[162]起自骨间膜及与尺侧腕屈肌的共有腱膜。骨间膜的起点部分协调手闭合运动与其他的内旋动作同步进行。拇长、短展肌(外旋运动)起自该骨间膜的对侧。指深屈肌与其他肌肉共同起自一个腱膜,该事实提示:手的闭合动作是一种动力型运动而不是一个单纯的方向性运动。内旋时,腕关节与肘关节同步运动,但

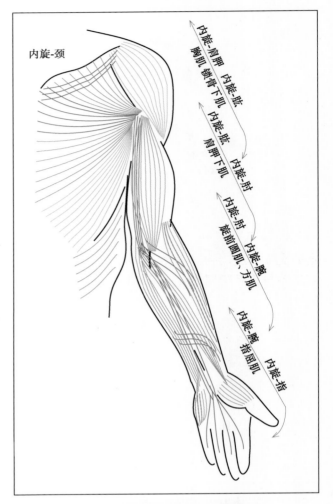

内旋-颈
内旋-肩胛
胸肌 锁骨下肌 内旋-肱
内旋-肱
肩胛下肌 内旋-肘
内旋-肘
旋前圆肌 内旋-腕
方肌
内旋-腕
指屈肌 内旋-指

图93. 上肢内旋运动的肌筋膜序列

各由其自身的肌肉和肌筋膜单元掌控:旋前方肌负责腕关节内旋(内旋-腕);旋前圆肌负责肘关节内旋(内旋-肘)。这两股力量的筋膜连接体来自前臂深筋膜和骨间膜。旋前圆肌和指屈肌由肱骨内上髁和内侧肌间隔[163]向其表浅处的共同起点汇集。前臂内旋时,该肌间隔被向前牵拉,这种牵拉被肩胛下肌(内旋-肱骨)[164]部分纤维的反向收缩所抵消,肩胛下肌起自覆盖该肌的筋膜。该筋膜在肱二头肌短头处,向前延伸进入胸锁筋膜。

胸锁筋膜传递由腋部向胸小肌和锁骨下肌的

---

[157] 有时,第二背侧骨间肌会有一个头起自食指;第一背侧骨间肌可以接收来自桡侧腕伸肌的额外肌束;与之相似,第二背侧骨间肌也会有桡侧腕短伸肌的肌束加入(Chiarugi G,1975)。
[158] 桡侧腕长伸肌起自肱骨外侧缘和外侧肌间隔,桡侧腕短伸肌起自肱骨外上髁和前臂筋膜(ChiarugiG,1975)。
[159] 上臂的外侧肌间隔在三角肌粗隆处汇入三角肌纤维中(Lang G,1975)。
[160] 三角肌中束为多羽肌,四个腱性肌间隔从肩峰向下延伸,与来自三角肌粗隆向上延伸的三个腱性肌间隔相交叉(Gray H,1993)。
[161] 掌腱膜或掌筋膜有纵向和横向两类纤维。纵向纤维是掌长肌的延续,它们联合形成四个带状结构,与屈肌肌腱相对应(Testut L,1987)。
[162] 指深屈肌还起自其与尺侧腕伸肌和尺侧腕屈肌的共有腱膜;同时还起自骨间膜的前表面(Gray H,1993)。

[163] 旋前圆肌起自上臂的肱骨内上髁和内侧肌间隔。掌长肌起自肱骨内上髁(通过与其他肌肉的共同肌腱)、前臂筋膜和将之与邻近肌肉隔开的纤维隔。指深屈肌起自尺骨、前臂筋膜和骨间膜……旋前方肌附着于前臂诸骨和骨间膜(Chiarugi G,1975)。
[164] 肩胛下肌部分肌纤维起自肩胛下筋膜的深面,其远侧端的肌腱延伸到肱二头肌沟(Chiarugi G,1975)。胸锁筋膜是位于胸大肌后方薄薄的一层,它包绕锁骨下肌和胸小肌,继而与腋筋膜汇合,并在外侧与肱二头肌短头的筋膜连接(Gray H,1993)。

张力,这有助于保持肩胛骨(内旋-肩胛)的同步稳定性。

上肢外旋运动的肌筋膜序列

　　手指的外旋(外旋-指)是手张开动作的一部分(图 94)。指伸肌腱通过腱性扩张成为手背筋膜[165]的伸肌。拇指的伸展由拇长伸肌和拇长展肌完成,此二肌还参与腕关节外旋(外旋-腕)。拇长伸肌和拇长展肌均起自旋后肌[166]附着点下方的骨间膜。可能有人会疑惑:为何这些肌肉起自骨间膜,而骨间膜不能像骨骼一样对其起点提供稳定的支撑。这些肌肉附着点牵拉骨间膜,以便使其活动与旋后肌同步(外旋-肘);而且这些附着点参与抑制旋前肌的作用,而后者止于同一骨间膜的对侧面。前臂筋膜的后部、指伸肌的浅表部分、拇长伸肌和旋后肌[167]的深部都由肱骨外上髁和外侧肌间隔向其共同起点汇集。前臂外旋(旋后)时,该肌间隔紧张;三角肌[168]后束纤维和肩袖深部纤维(外旋-肱骨)在后方固定该间隔。纵向牵拉时,外侧肌间隔感知协调外展运动;向后横向牵拉时,该肌间隔还感知协调外旋运动。三角肌后束附着于冈上肌筋膜边缘。肩胛提肌向近侧端牵拉该筋膜,它还与斜方肌一起工作:当颈椎(颈部)固定时,外旋肩胛骨(外旋-肩胛);当肩胛骨作为杠杆的固定端时,外旋颈椎(外旋-颈)。

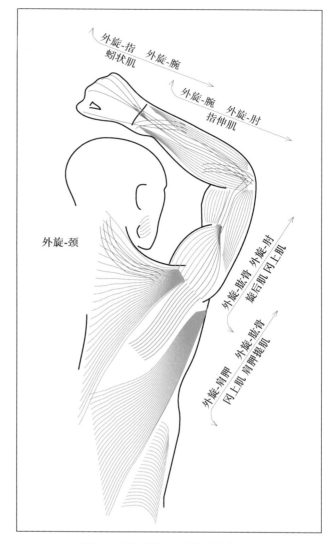

图 94. 上肢外旋运动的肌筋膜序列

---

[165] 手背浅筋膜向外延伸为掌下筋膜和鱼际筋膜,并向远端并入伸肌腱的扩展部分(Testut L,1987)。
[166] 拇长展肌起自尺骨、桡骨和骨间膜的后表面,旋后肌起点下方(Chiarugi G,1975)。
[167] 旋后肌起自肱骨外上髁、肘侧副韧带、桡尺关节近侧的环状韧带和覆盖该肌的腱膜。它的某些部分有特定的命名:环状韧带的外侧伸肌和内侧伸肌……(Gray H,1993)。
[168] 三角肌肌腱的远侧端扩展延伸到臂筋膜,后者向下至肱骨上髁。冈上肌起自冈上窝及其覆盖筋膜,止于肱骨大结节最高点的小平面,它有强化加固肩关节囊的作用(Gray H,1993)。

第 12 章
躯干的肌筋膜序列

人体躯干由胸腔、腰部和骨盆组成。在筋膜手法中，为了遵循肌肉链和肌肉序列的连续性，躯干还包括了颈部和头部。

躯干的肌肉序列将上肢和下肢的单向肌肉序列连接在一起。例如仅用一只手举起物体时，会激活上肢的前运动序列，物体越重或所需力越大，所涉及的其他序列就越多。

就掷标枪来说（图95），投掷过程用到了所有的前运动肌筋膜单元。在准备阶段，躯干、上肢和下肢前运动序列均进行张力积累，共同形成弯曲弓

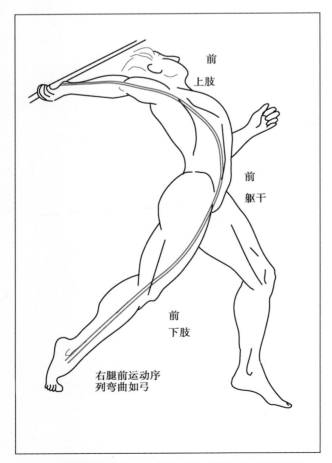

前
上肢

前
躯干

前
下肢

右腿前运动序
列弯曲如弓

图 95. 投掷标枪运动为前运动序列共同作用的结果

形，并以最大限度拉紧，准备将其聚集的全部能量在投掷时释放出去。运动员集中精力进行投掷时，他的筋膜组织、单个筋膜单元以及肌筋膜连接通过练习和响应得到加强[169]。该筋膜序列的运动记忆包含这三个平面，大多筋膜序列在进化时便产生，并通过重复的动作和姿势进行加强。筋膜伴随三组前运动序列的运作，是常见的最终执行者（伺服系统），它通过伸展肌梭同步所有单向肌筋膜单元[170]。

投掷标枪主要发生在矢状面上，因此作用在该面上的各序列便会发挥其作用。此外，跳高（图96）动作执行的第一阶段，在上肢和下肢旁侧运动肌肉序列的协助下，躯干进入侧屈状态，包含极大推力。身体一侧收缩，而相反一侧运动肌筋膜单元全部伸展开。肌肉序列负责联合所有的单向肌筋膜单位一个接一个地进行动作，参与大多数用力的运动姿势，同时也参与静止的姿势。

掷铁饼（图97）时，由平面上的运动序列进行作用。如同给手表上发条一样，运动员绕自身旋转，将其额外旋转的序列置于张拉状态。准备投掷阶段，上肢、躯干和下肢的内旋转使外筋膜处于张拉状态。

肌筋膜序列负责组织身体的不同部分执行单向作用力。这些序列位于身体上一些特定的位置，运动时这些序列可进行伸展[171]。在运动姿势的准

---

[169] 肌张力为运动中枢组织的一种表现形式，全身运动一文中对各单肌张力的作用和重要性进行了解释。肌张力也可为运动轨迹的始动力（Grimaldi L,1984 年）。

[170] 自发循环属于局部有效反馈循环，具有调节机械变量的功能，受各种肌肉受体监控。这些变量为肌梭衡量的肌肉长度和高尔基腱器衡量的肌肉力量。伺服系统与所有运动行为均有关（Houk JC，1981 年）。

[171] 我们得出这样一个结论：活动的构成单位并非单个肌肉，而是肌肉群（协调结构），它们能更好地代表一个活动的构成单元。个体在力量与长度比例上的变化是否能够将肌肉群转变成质量弹簧系统还需拭目以待。若将力量转变为力矩（又称机械力矩），例如通过肌肉的杠杆臂产生力，总体上是有效的（Grimaldi L,1984 年）。

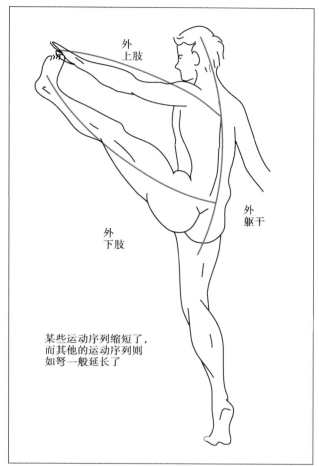

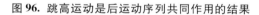

图 96. 跳高运动是后运动序列共同作用的结果

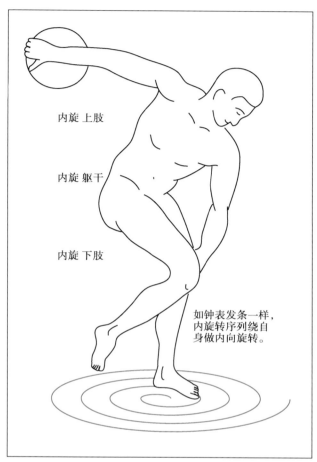

图 97. 掷铁饼为内旋转序列共同作用的结果

备阶段,序列筋膜得到伸展,并激活沿着这些序列的肌筋膜单元。

筋膜有固定长度,但由于筋膜是由具有弹性波状胶原纤维组成,在受到牵引力时可伸长,受力停止时恢复原位。它是身体内唯一具有如弹性的组织。仅当胶原和弹性纤维能够在基质内自由滑动时,筋膜才有能力集聚力量,并释放它们。

基质的流动性取决于亲水性和纤连蛋白(一种连接筋膜纤维的蛋白质)葡胺多糖(The Lancet, vol. 357)。

躯干前向运动的肌筋膜序列

头部前运动（前-头）由三个子单元组成：第一个为眼部下直肌，第二个为口轮匝肌，第三个为二腹肌前腹肌。

小的面肌连接至肌肉纤维前轨迹单元（拮抗肌连接至后序列），其中一些肌纤维与颈阔肌结合起来。此肌肉将面部与胸肌筋膜联合（图99）。深层颈筋膜表层包围着二腹肌，这是张口动作最重要的肌肉[172]。双层筋膜包裹胸锁乳突肌，这是对颈部前运动（前-颈）最重要的肌肉。颈部横隔膜连接颈深肌（颈长肌、头长肌）与浅层颈深筋膜。

有时，胸锁乳突肌的胸骨附着处通过其他几处纵向纤维与腹直肌胸骨附着处连接（图98）。有些作者将这些纤维称为胸骨肌[173]。该处肌肉因胸骨硬度，故无躯干前运动（前-胸 an-th）的功能。

腰部前运动（前-腰）由腹直肌左右两部分完成。三个或以上腱划在肚脐上方穿过此处肌肉。这些腱划连接其上覆盖的筋膜/腱膜，形成筋膜张肌[174]。

骨盆前向运动（前-盆）一部分由腹直肌在耻骨附着处收缩完成，一部分由髂腰肌进行收缩完成。髂筋膜与腹横筋膜（包括下腹直肌[175]内面）和股四头肌的股内侧肌筋膜相连（前-髋）。

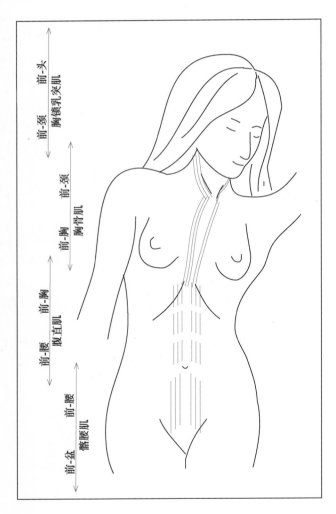

图98. 躯干前向运动的肌筋膜序列

---

[172] 二腹肌中部肌腱通过纤维环固定，为颈筋膜的延伸部分。此肌肉前腹与咬肌、翼状肌和鼓膜张肌均源于第一腮弓（Chiarugi G，1975年）。

[173] 胸骨肌位于胸大肌胸骨育发处附近。在更多的典型案例中，其上与胸锁乳突肌胸骨肌腱连接，下至5°至7°肋软骨（Chiarugi G，1975年）。

[174] 腹直肌上半部分由横向腱划中断，腱划交集点与纤维鞘密切相连，而纤维鞘又包围着腹直肌。直肌近端附着处可延至3°肋骨处，这一点类似于猴体内的正常生理机能，此处，该肌肉附着在1°肋骨上（Chiarugi G，1975年）。

[175] 髂筋膜包含髂肌，其通过外部疏松筋膜结缔组织与腹膜分离。在侧面，筋膜与腹股沟韧带后缘及腹横筋膜相连。髂肌源于髂窝、骶骨关节和髂腰韧带。"腰大肌"与"髂肌"均为强有力的椎屈肌，例如从仰卧至坐势的转变（Gray H，1993年）。

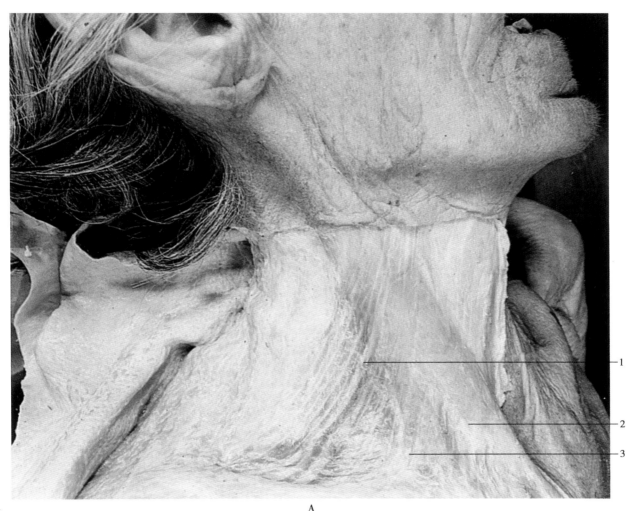

A

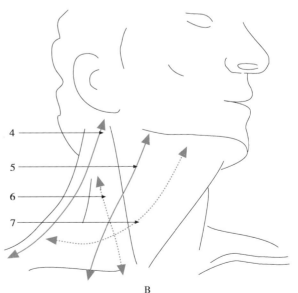

B

图 99. A-颈阔肌与颈深筋膜表层（摘自 Fumagalli-人体宏观解剖彩色摄影图谱;-由 Dr. Francesco Vallardi/Piccin, Nuova Libraria 出版），B-颈筋膜中深层张肌纤维

A-1，所有筋膜必须通过肌肉扩张维持其基础张力，这样方能对运动有所感知。颈阔肌在颈筋膜上滑动，在外侧的胸肌筋膜间起着桥梁的作用。颈阔肌起于胸筋膜，止于咬肌筋膜和面肌; A-2，颈深筋膜浅层在前方被胸锁乳突肌的胸骨头拉紧，外侧被锁骨头拉紧; A-3，此肌肉与斜方肌被第二层筋膜所覆盖。B-4，颈深筋膜（项筋膜）深层通过颈最长肌向后拉紧，且通过颈长肌（椎前筋膜）B-5，向前拉紧; B-6，颈筋膜中层通过夹肌和肩胛舌骨肌 B-7，（又称颈筋膜张肌）拉紧

躯干后向运动的肌筋膜序列

头部后向运动（后-头）序列始于眉毛内侧缘（图100）。眼轮匝肌、皱眉肌和眼部上直肌都聚于此点。

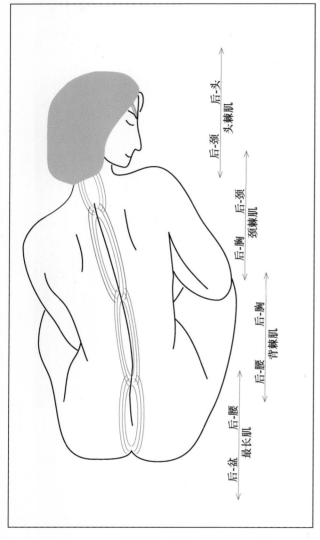

图100. 躯干

眼轮匝肌下纤维降至与提上唇肌和降眉间肌连接。轮匝肌上纤维与枕额肌相连，后者为帽状腱膜或浅层颅筋膜的两个张肌，附着在头皮上。同颈阔肌一样，这两处肌肉均位于皮下组织内。颅深筋膜或颅顶筋膜位于两层疏松结缔组织间的帽状腱膜之下[176]。这两层疏松结缔组织可使帽状筋膜将张力自后头区向面部传输，不受头皮滑动的影响，

---

[176] 位于帽状腱膜之下的结蹄组织可细分为三层；中层较厚，由于其附着物，使其与帽状腱膜类似（Gray H,1993年）。

反之亦然。颅深筋膜与枕骨底部的项筋膜[177]相连。

头部后向运动（后-头）过程中，头半棘肌、头棘肌和头最长肌牵引颅筋膜远侧。

颈部后向运动（后-颈）过程中，颈半棘肌、颈棘肌和颈最长肌（后者源于胸廓筋膜[178]）牵引近侧胸阔筋膜和远侧项筋膜。

在胸部后向运动（后-胸）、腰部后向运动（后-腰）和骨盆后向运动（后-盆）过程中，胸腰筋膜受到的张力相似。与项筋膜及其连接的筋膜一样，在躯干后运动（直腰）过程中，该筋膜在多个体节间起着桥梁的作用。

骶骨，竖脊肌和臀大肌附着在胸腰筋膜[179]上。大腿固定不动或处于闭链运动时，臀大肌参与骨盆后向运动。胸腰筋膜浅层及深层所环绕的竖脊肌的肌肉链形成了躯干后向运动序列。臀大肌将该序列与下肢后向运动序列相连。

躯干内向运动的肌筋膜序列

头部内向运动（内-头）是相对于正中线而言的，正中线从枕骨隆突后方延伸至上唇前方，将头部分为完全对称的两半。颅顶筋膜内侧胶原纤维通过脑部小脑镰及大脑镰的作用进入颅骨。而口部为正中孔，切断了序列的连续性。对于鱼类、鸟类甚至几乎所有哺乳动物来说，口部均位于身体最前方的位置。多数动物都利用口部抓取、检查并感知物体。由于口部的肌肉直接附入筋膜内，故其任何运动均会传播至相邻的筋膜内。口轮匝肌肌纤维主要集中在上下唇中缝内[180]。近端的中央运动序列会保持这些纤维的张力，而锥状肌（耻骨）和尾骨肌（尾骨下方）会保持远端张力。

下唇中缝（图101）与颈白线连接[181]，上唇中缝与颅筋膜内侧胶原纤维和项韧带（内-颈 后）连

---

[177] 项筋膜位于斜方肌与菱形肌间的浅层和夹肌与半棘肌间的深层。旁边与颈浅筋膜连接，中间与项韧带联合（Baldoni CG,1993年）。
[178] 最长肌为骶棘肌的中部，特别是其源自棘突和胸腰筋膜前面（Chiarugi G,1975年）。
[179] 臀大肌源自髂嵴臀后线、竖脊肌腱膜、骶结节韧带、臀中肌所含筋膜等（Gray H,1993年）。
[180] 嘴角周围有五类肌肉：提口角肌（源自眶下孔下方）；颧大肌（源自同名骨）；笑肌（源自筋膜并与阔肌纤维相连）；降下唇肌。颏肌（连接下巴皮肤）与降下唇肌（源自下颌骨上下线）集于轮匝肌下结合点（Basmajian JV,1993年）。
[181] 颈浅筋膜形成了沿前正中线分布的称之为颈白线的中缝，其连接着该筋膜的右半部分和左半部分（Chiarugi G,1975年）。

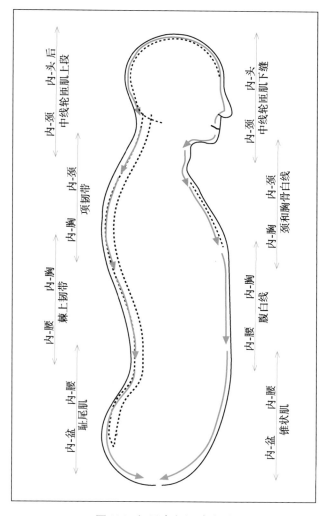

图 101. 躯干内向运动序列

接[182]。项韧带又与胸椎（内-胸后）、腰椎（内-腰后）和骨盆椎（内-盆后）的棘间韧带和棘上韧带相连。

颈白线与胸骨筋膜（内-胸 me-th）、肚脐上方白线（内-腰 me-lu）和肚脐下方白线（内-盆 me-pv）连接。在骨盆区，这些中央胶原纤维均有张肌。前方张肌为附入白线[183]内的锥状肌，后方为源自尾骨的耻尾肌。

大腿内收肌筋膜源自盆膈筋膜（内-盆）。肱骨内收肌（内-肱骨）（背阔肌和胸大肌）前方源自胸骨筋膜，后方源自棘上韧带。

躯干外向运动的肌筋膜序列

头部外向运动（外-头）与嚼肌和咬肌筋膜相连，

该筋膜通过下颌骨角束韧带与颈深筋膜表层相连[184]。而胸锁乳突肌被颈深筋膜表层包围，又通过该筋膜延伸部分至脊椎，与颈部其他后运动肌肉（斜角肌、颈髂肋肌）连接[185]。髂肋肌形成了颈部后运动（外-颈 la-cl）、胸部后运动（外-胸 la-th）和腰部后运动（外-腰 la-lu）的主要向量。其肋骨附着物（图 102）使其与肋间肌筋膜（鱼类分节侧屈肌肌肉系统）直接相连。在腰椎层级，腰部腹内斜肌与腹横肌可代替肋间肌的作用。这些肌筋膜向后包围椎旁肌[186]。故前-外成分汇聚在胸腰筋膜区外侧缘。前（肋间，腹斜肌）后（髂肋肌，腰方肌[187]）嵌入点沿该缘分布。

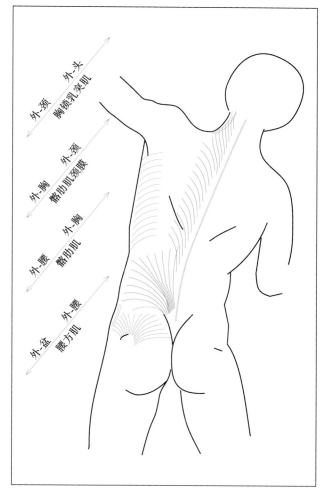

图 102. 躯干外向运动的肌筋膜序列

---

[182] 项韧带后缘与斜方肌腱纤维相交，左右缘与头肌和颈肌相邻，其提供大量的附着物（Testut L,1987 年）。
[183] 锥状肌起于耻骨体，其纤维和系列腱划终于白线（Chiarugi G,1975 年）。

[184] 颈浅筋膜固定于下颌骨下缘，并与腮腺咬肌筋膜相连（Chiarugi G,1975 年）。
[185] 从颈浅筋膜深层延伸至斜角肌，筋膜鞘将其包围，附着在颈椎结节之上（Chiarugi G,1975 年）。
[186] 下内肋间肌与腹内斜肌直接相连，这些斜肌源自胸腰筋膜连接层后面。其通过该筋膜与终端腰椎和髂嵴相连（Chiarugi G,1975 年）。
[187] 腰方肌育发于生肌节，前部构成腰横突间肌。其包含于纤维鞘，后层由横腹肌止腱和胸腰筋膜浅层形成（Chiarugi G,1975 年）。

在骨盆水平(外-盆),一些臀肌纤维源自胸腰筋膜,在其支撑力下,这些纤维在躯干侧向弯曲时可防止摔倒。筋膜连续性可使臀肌收缩适应躯干后运动[188]程度的增加。后运动增加决定了筋膜伸展范围越大,激活的肌梭越多,所用肌肉力量就越大。

躯干内旋运动的肌筋膜序列

头部内旋(内旋-头)运动是指意图将人体还原至前向位置的运动。在前面我们已经讨论过,躯干在水平面进行运动总是通过耦合力的作用完成的。现在探讨所有内旋肌筋膜单元在单向力作用下,他们之间的协同作用这一问题。

基于所牵动的下颌骨旋转运动,翼突间筋膜[189]类似于头部内旋转运动的感知运动元素(图103)。

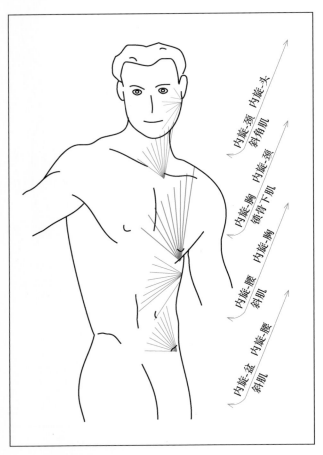

内旋-头
内旋-颈 斜角肌
内旋-颈
内旋-胸
内旋-胸 颌骨下肌
内旋-腰 斜肌
内旋-盆
内旋-腰 斜肌

图103. 躯干内旋转运动的肌筋膜序列

蝶下颌韧带的翼状肌筋膜与斜角肌[190]上方的颈深筋膜中层相连,而斜角肌又与部分胸锁乳突肌进行颈部内旋(内旋-颈)运动。颈深筋膜中层与附着在第一肋骨之上的斜角肌连接,然后直入肋间肌筋膜[191]。因胸骨硬度问题,故无法进行胸部内旋(内旋-胸)运动,肋间肌单侧收缩使胸部固定,可进行头部内旋(内旋-颈)和腰部内旋(内旋-腰)。胸区与其他区域如何连接便也一目了然[192]。腹部的内斜肌与横肌负责前拉活动,斜肌附着在骨盆内腹股沟韧带之上。由于这种附着关系,使得其可协调及感知躯干的内旋运动,让斜肌筋膜能就近运用张力[193]。应强调的是:部分筋膜是可以自由滑动的,另有一些筋膜与腹外斜肌腱膜相连,故此处肌肉便可拉紧。

躯干外旋运动的肌筋膜序列

头部外旋(外旋-头)运动指颞顶筋膜和颅筋膜,通过耳肌[194]进行近端张力调整,通过头夹肌[195]进行远端张力调整(图104)。该筋膜张力沿躯干整个后侧部延伸至臀中肌。夹肌外旋转(外旋-颈)运动和锯肌外旋转(外旋-胸,er-th)[196]主要受制于外旋转张力。下后锯肌筋膜在下肋处与内斜肌[197]筋膜相连。腹内斜肌为腰部外旋转运动的主要拮抗肌。

腹内斜肌筋膜部分固定于髂嵴之上,部分与臀中肌筋膜相连。该肌肉外纤维附着于其自身筋

---

[188] 骨盆运动。人体臀部运动大多均与脊柱运动有关。臀大肌源自髂骨外表面和颅筋膜/腱膜段。此处肌肉以多层分布,源自尾骨的纤维不受任何肌肉影响,外表类似于独立肌肉(Lang J,1991年)。
[189] 蝶下颌韧带将翼突筋膜腱膜后缘固定于颅骨底部,固定于外侧的纤维多被称为鼓室下颌韧带。仅有一处侧翼状肌收缩,于前侧拉动骨节,下颌骨完成旋转运动(Chiarugi G,1975年)。

[190] 前斜角肌源自C3至C6横突前结节,其主要行动为身体同侧弯曲和颈部对侧旋转(Clarkson HM,1996年)。
[191] 因内侧肋间外肌不足和肋角无肋间内肌,故其均由筋膜(又称外肋间肌)所取代。这些筋膜仅起保护作用。外肋间肌即为吸气肌,单侧收缩时,也可进行轻微的身体同侧旋转运动(Pirola V,1998年)。
[192] 胸内胸膜下筋膜可分为三部分:1°疏松结缔组织薄层;2°弹性组织胸内膜;3°疏松结缔组织薄层。其与骨膜、椎前筋膜和胸骨相连(Testut L,1987年)。
[193] 在腹部浅筋膜下方,纤维层延伸至腹外斜肌,称为外斜肌筋膜,区别于趾腱。该终端腱膜为真正的肌腱,附入白线、耻骨及腹股沟韧带内(Testut L,1987年)。
[194] 用上方帽状腱膜来表示乳突腱膜,内表面通过疏松结缔组织与骨膜相连;两个耳后肌横纤维束附着于外表面之上。下方腱膜与附着在乳突肌之上的腱膜相交(Testut L,1987年)。
[195] 夹肌源自项韧带和棘突。称为颈夹肌的部分,深至肩胛提肌,附入前四个颈椎横突内;称为头夹肌的部分,深至胸锁乳突肌,附着于乳突之上(Testut L,1987年)。
[196] 第二层颈肌由夹肌、肩胛提肌、菱形肌和上后锯肌4块肌肉组成。夹肌单独收缩时,其会伸展头部,脸部趋向同一侧(Testut L,1987年)。
对于胸部的四个肌层需注意:第三层位于菱形肌后方,由上后锯肌和下后锯肌组成。这两处肌肉通过极具抗拒效应的纤维膜(又称中部腱膜)紧密相连(Testut L,1987年)。
[197] Petit在腰三角肌中对内斜肌做了简单介绍,其为筋膜三角肌的一部分,位于腰三角肌之上。下后锯肌尾纤维包括此筋膜间隙的后部分。与腹外斜肌不同,腹内斜肌在一侧收缩,将胸部旋转至同一侧(Chiarugi G,1975年)。

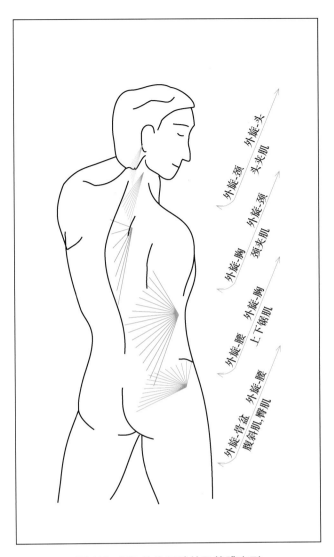

外旋-头　外旋-头、头夹肌

外旋-颈

外旋-颈　外旋-胸、颈夹肌

外旋-胸

外旋-腰　外旋-胸、上、下锯肌

外旋-腰

外旋-骨盆　外旋-腰、腹斜肌，臀肌

图 104. 躯干外旋运动的肌筋膜序列

膜[198]之上,故为外旋序列的远侧张肌。臀中肌肌纤维可进行骨盆外旋(外旋-盆)运动,与下方梨状肌外旋(外旋-髋)纤维相连。从四肢序列中分出的躯干序列,仅为教学目的,举例说明各序列的部分自主性。

---

[198] 臀中肌源自髂骨翼外侧面,髂嵴外唇,从前、上将其包裹的筋膜,附着在其中的腱膜以及阔筋膜张肌。后缘与锥状肌相邻。大腿被固定时,臀中肌伸展骨盆,并旋转至同一侧(Chiarugi G,1975 年)。

第 13 章
下肢的肌筋膜序列

在生理学上,肌肉力量可以分为两种类型:

1) 爆发力,即肌肉没有被拉伸时产生的收缩。例如一匹马用后腿直立起来(图 105);

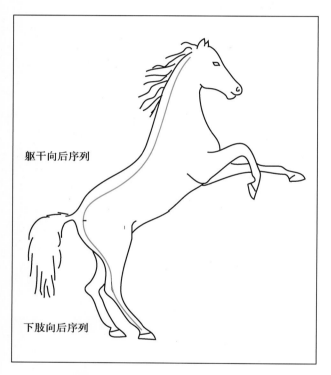

图 105. 躯干和下肢后运动序列的爆发力

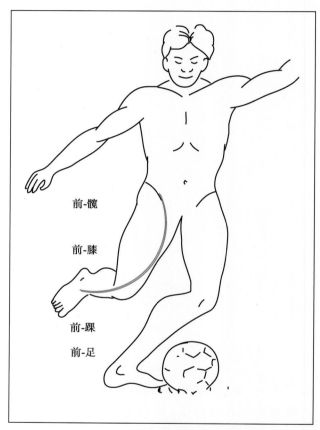

图 106. 下肢向前运动序列的增强性力

2) 增强性力(德语里 pleion 是多的意思),即肌肉被拉伸后收缩。

增强性力是化学变化和一定的粘附力结合的结果。它利用了肌肉的牵张反射,肌肉相对于原来的静止位置被伸长,它涉及肌梭的拉伸以及弹性结构的延长,使肌肉、内部化学过程进行平行结合,因而会产生一种更好的反应。按一定顺序连接在一起的单方向肌筋膜单元,可以加入到这个队列中。例如,(图 106)一个足球运动员在准备踢球时,依次把髋、膝、踝和足的一系列向前运动的肌筋膜单元联系在一起并处于张力之下。

在准备阶段,实际上是拮抗序列(后向运动)使前方或结缔组织结构处于张力之下。当神经系统产生踢球的命令时,由筋膜序列统领各种向前运动的肌筋膜单元成为一个杠杆。在这一连串的动作中,单一的故障可导致力量的减轻或本体感受信息的差异。如果忽略这些初始的信号,不协调的运动将导致关节错乱。例如足球运动员在比赛结束时,可能有一个或是多个关节的疼痛和肿胀。如果用止痛药代替对序列协调的专门治疗,那么持续的不协调将会对关节结构,肌肉和韧带产生永久性的损害。

下肢前向运动的肌筋膜序列

足部前向运动（an-pe）大部分依靠小腿前腔室强大的肌肉带动完成（图 107）。与手部肌肉一样，足远端小肌群用于脚的精细动作。四肢的主动肌分别位于腿部和前臂上。足部向前运动序列的关键肌肉是拇短伸肌，以及趾短伸肌最内侧的部分。因为它起于伸肌支持带[199]，这块肌肉使腿部前筋膜在远端拉紧，相对于其他伸肌，拇短伸肌有它自己的解剖结构和不同的运动

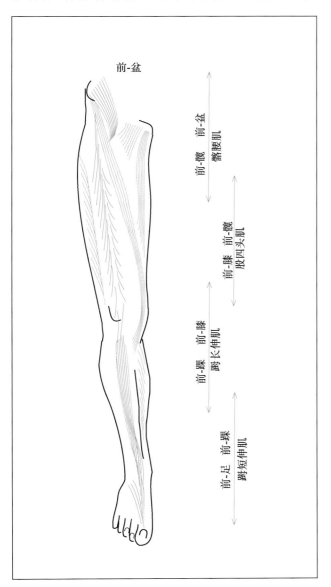

图 107. 下肢前向运动的肌筋膜序列

功能[200]。

踝关节的前向运动（前踝）是由胫骨前肌，趾长伸肌和拇长伸肌完成的。这些肌肉起始于胫骨髁、腓骨髁、肌间隔及肌肉上面覆盖的筋膜[201]。

股四头肌肌腱[202]（前膝）张力使腿部前面近端的筋膜拉紧，而前面提到的肌肉从远端牵拉。

阔筋膜在股四头肌上进行覆盖，部分可在肌肉上自由滑动，它通过髂腰肌的一小部分肌肉纤维进行近端方向的张力控制[203]。它附着在股内肌和股外侧肌的肌间隔膜上，对远端方向的张力进行控制。

髂腰肌筋膜沿股内肌继续向下延伸，由股内肌和缝匠肌控制其远端的张力。在近端它与参与骨盆前向运动（前-骨盆）的肌群相连接，沿此方向的张力由髂肌和腰小肌控制。

下肢后向运动的肌筋膜序列

足部后向运动（后-足）开始于足外侧间隔部分，包括小趾外展肌和趾短屈肌（图 108）。因为这些肌肉的一部分肌纤维起始于足外侧部分的筋膜间室，所以这些肌肉是向后运动序列的远端张肌（tensors）[204]。在步行中，在脚蹬地离开和脚趾头离开地面之前，足部向后运动序即已被激活。在这个阶段脚略微旋后，这时脚的外侧间隔，包括小趾外展肌与地面接触。小趾外展肌起始于足底腱膜，它是小腿三头肌（后-踝，re-ta）的跟腱延续。小腿三头肌收缩使腘筋膜伸展，同时腓肠肌的肌纤维终止于腘筋膜。[205]腘筋膜和腿部筋膜由少数股二头肌的纤维以及部分半腱肌和半膜肌的纤维在近端进行张力控制[206]（图 110）。

前面提到的三块肌肉，均参与膝部（后-膝）和髋部（后-髋）的向后运动。因此，这些肌肉不仅控

---

[199] 趾短伸肌腱起于跟骨上表面的前方，距骨跟骨肌腱以及伸肌支持带的侧下方（Gray H,1993）。
[200] 拇趾的肌肉性头端被认为就是肌肉，称为拇短伸肌（Chiarugi G, 1975）。

[201] 趾长伸肌腱起于胫骨髁……骨间膜的近端、小腿深筋膜的表面以及肌间隔（Gray H,1993）。
[202] 股四头肌的总肌腱附着于髌骨的底部，它浅表的纤维延续这些纤维形成髌韧带（Chiarugi G,1975）。
[203] 腰小肌止于弓状线，到达髂耻隆起和髂筋膜，参与脊柱的屈曲以及髂筋膜的牵拉（Chiarugi G,1975）。
[204] 小趾外展肌起始于两侧的跟骨结节，足底腱膜以及足底腱膜之间的肌间隔和趾短屈肌（Gray H,1993）。
[205] 把腘筋膜从它下面的肌腱中分离出来非常困难，大量的肌纤维束通过这些肌腱到达筋膜，并加强了它们之间的粘附性。有时这些肌腱与筋膜融合，或者更精确地说，这些肌腱直接止于筋膜，从而形成细小的肌肉，被称为筋膜的张肌（tensor muscles）（Testut L,1987）。
[206] 腿部的横向深筋膜沿胫骨的内侧边界向腓骨的外侧边界延伸。向上它与覆盖腘窝的筋膜连接并且与半膜肌的肌腱连接。向下它持续为屈肌支持带（分裂韧带）和腓侧韧带（Gray H,1993）。
[207] 半膜肌的远端肌腱分为三部分：第一部分向前延伸到胫骨内侧髁；第二部分延续为腘肌的筋膜；第三部分延伸至关节囊的后壁（腘斜韧带）（Platzer W,1979）。

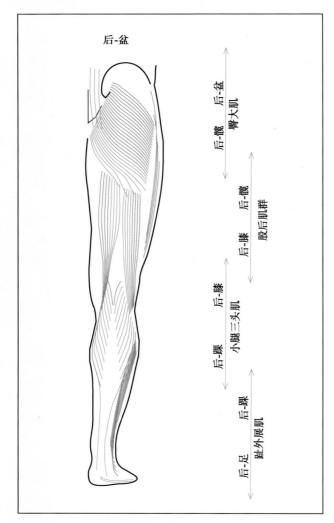

图 108. 下肢后向运动的肌筋膜序列

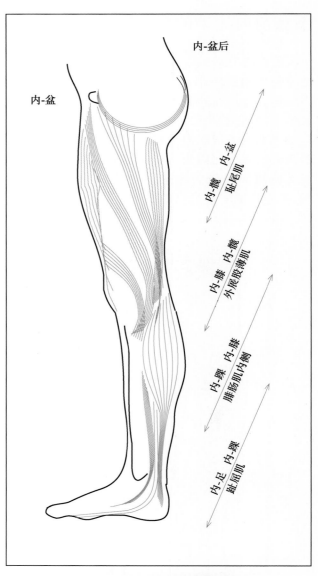

图 109. 下肢内向运动的肌筋膜序列

制腘筋膜的张力[207]而且牵拉骶结节韧带[208]。在每一步脚离开地面时,这些肌筋膜联结都会被牵拉。

骶结节韧带,在近心端与胸腰部的筋膜相连接。竖脊肌起始于胸腰部筋膜[209]。当腰部后向运动时(后-腰),它们成为下肢向后运动序列的张肌(tensors)。

下肢内向运动的肌筋膜序列

足部内向运动(内-足 me-pe)相当于手指的内收。使脚趾向内移动的肌肉是:骨底足间肌,小趾对掌肌(趾短屈肌的一部分)和拇收肌(图 109)。这三块肌肉被安置在三个不同的足底筋膜层,它们都使足底内收。它们都直接起始于跖筋膜的肌纤维束,或者是起始于其韧带的扩展[210],因此它们被认为是向内运动序列的远端张肌。足底深筋膜与足底骨间肌接触,形成跖骨头前方及后方的横韧带,并与趾长屈肌肌腱相邻的筋膜相连接。趾长屈肌起始于胫骨和腿部的深筋膜。[211]这些筋膜继续向上和腘筋膜深层(图 110)在股薄肌之上形成一些腱性扩张。[212]这些肌肉最终止于胫骨内侧踝,协助稳定膝内侧。同肘部一样,膝关节没有真正向内的运动,

[208] 臀大肌下方的肌纤维起始于骶结节韧带的后表面;韧带的部分纤维延续为股二头肌长头的肌腱(Gray H,1993)。
[209] 胸最长肌和髂肋肌起始于骶骨后表面,胸腰椎的后层筋膜……而且它们向上延伸(Baldoni CG,1993)。

[210] 小趾对跖肌起始于足底韧带并终止于第五跖骨。拇内收肌起于足底长韧带并向前和内侧延伸(Baldoni CG,1993)。
[211] 趾长屈肌起始于胫骨后表面和覆盖胫骨后肌的筋膜(Gray H,1993)。
[212] 股薄肌起于经过耻骨内下缘的薄筋膜和坐骨上支;终止在胫骨内侧踝下方。一小部分纤维和腿部的筋膜向远端延伸(Gray H,1993)。

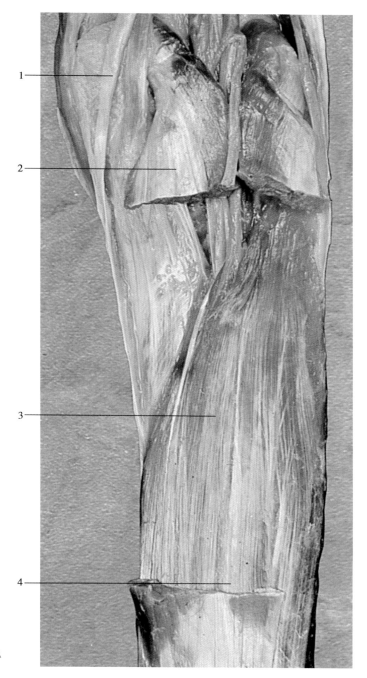

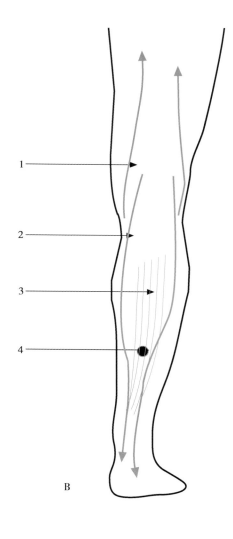

图 110. A-比目鱼肌的皮下筋膜（摘自 Fumagalli-人体宏观解剖彩色摄影图谱；-由 **Dr. Francesco Vallardi/Piccin，NuovaLibraria** 出版）**B-**后向运动序列拉力连接图表

1. 半腱肌腱和股薄肌一起向近端牵引腘肌筋膜（深层）；股薄肌与腿部筋膜（深层）相连接，并止于踝内侧（内-踝，me-ta）；2. 分段（切开）的腓肠肌头显露出其下面的比目鱼肌被浅筋膜覆盖或保留筋膜。腓肠肌终止于腘筋膜（浅层）并牵拉其远端；3. 比目鱼肌肌纤维收缩时，其浅表筋膜和胶原纤维连成一线；与深筋膜（表层）的多向纤维不同，它们都是纵向的。由于胶原纤维的肥大，这些筋膜在这里不明显；4. 使踝向后运动（后-踝）的肌筋膜载体，由连结两个关节的纤维（腓肠肌）和连接单关节的纤维（比目鱼肌）在此点汇集；这个 cc 点似乎是在腓肠肌肌腱之上，但是和所有的分割片段的 cc 点外侧骨相同，它的位置与单关节纤维相连系，也就是比目鱼肌的肌腹

而是通过肌筋膜延续保证和协调内侧的稳定性。股薄肌从耻骨到胫骨，由筋膜鞘包围。这块肌肉连接两个关节，并且参与膝部内侧的稳定性和大腿向内的运动。大腿内收肌筋膜鞘的近端张力通过腹直肌的肌纤维进行控制[213]。

由于止于骨头的肌肉才能体现出肌肉活动性，因而肌纤维的筋膜附着在过去一般都被忽略了。因为这些纤维只是使弹性结构拉紧，筋膜张肌的纤维束自然比终止于骨头上的肌肉纤维束要小，而肌肉往往可以举起很多公斤甚至几吨的重量。

下肢外向运动的肌筋膜序列

足部外侧运动（外-足），与手指的外展相同，有足部的背侧骨间肌参与（图111）。这些肌肉与足

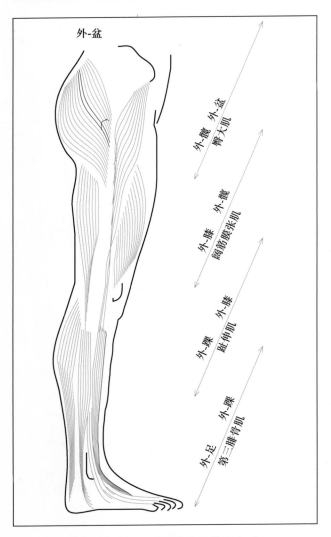

图 111. 下肢外向运动的肌筋膜序列

背深筋膜相联系。足背骨间肌的收缩可使这些筋膜向远端牵拉[214]，近端的牵拉则由第三腓骨肌和趾伸肌决定。这两块肌肉都起始于前面肌间隔的部分纤维和腿部的筋膜[215]，它们的协同活动使踝关节向外侧运动（la-ta）。因此，当踝关节向外侧方运动时，腿部外侧近端的肌筋膜被牵拉。阔筋膜张肌的髂胫束的条状肌腱止于这个筋膜[216]。阔筋膜张肌的筋膜相当于向内运动序列的股薄肌，由于它是双关节的，因此完成髋的外侧运动（外-髋 la-cx）和稳定膝关节的外侧（外-膝 la-ge）[217]。

阔筋膜张肌通过髂胫束牵拉腿部外侧筋膜。它也通过一系列起于髂嵴，直接止于阔筋膜的纤维，把阔筋膜本身拉紧。臀大肌止于髂胫束，因此参与髋关节的外侧运动（外-髋）和骨盆的外侧运动（外-盆）。如此一来，骨盆外侧的稳定性则同步于下肢外侧的稳定性[218]。然而，由于这个序列（尤其是它的远端部分）包含的肌纤维极少，当足部放置不正确时经常会扭伤脚踝外侧的韧带。

下肢内旋运动的肌筋膜序列

足向内侧的旋转或足前部内部的偏离，主要由蹈外展肌完成（图112）。如果这只是蹈外展肌的唯一运动功能，那么它起始于跟骨内侧的隆起就足够了。但这块肌肉也是腿部筋膜张肌，因此它也起始于深筋膜以及屈肌支持带[219]。这个支持带有两层：表浅层延伸至拇趾外展肌的内侧间室（内旋-足），深层继续到脚的中间层（内-足）。

踝部内旋转运动（内旋-踝）是由两块胫骨肌和

---

[213] 腹直肌终止于耻骨结节；两侧肌腱的内侧带经过耻骨联合的前方，并与内收肌群的筋膜鞘融于一体（Chiarugi G,1975）。

[214] 足背深筋膜和足背趾间肌以及跖骨关系密切，因此被称为足背趾间肌筋膜（Testut L,1987）。

[215] 腓骨肌的前面或第三腓骨肌起始于腓骨和前侧肌间隔。它终止于第五跖骨的底部；通常有小的延展，并沿着这块骨头向远端延伸。趾长伸肌腱起始于……腿筋膜和前侧肌间隔。它趾部的向远端延展而包含了骨间肌的一些肌纤维（Gray H,1993）。

[216] 顺便强调一下在髂骨的外侧部分，膝部的肌筋膜通过由髂胫束或者 Maissist's 带构成的阔筋膜张肌的肌纤维进行加强。根据终止位置对这些肌纤维进行区分：后部，沿纵向向前，一部分终止于腓骨小头；前面的深纤维终止于髌韧带；前面的浅表纤维形成一扇状延伸至膝外侧部（Testut L,1987）。

[217] 阔筋膜张肌起源于髂嵴和深部阔筋膜的表面。它沿阔筋膜的髂胫束两边的薄层以远端延伸并融入于此。通过髂胫束固定胫骨的股骨髁部（Gray H,1993）。

[218] 臀大肌的表面部分起始于髂嵴和胸腰椎部的筋膜；它的近端部分延伸到髂胫束（Platzer W,1979）。

[219] 内侧环状韧带（或是分裂韧带或是屈肌支持带）以一种折叠状态围绕蹈外展肌。这条韧带随着腿后部的深腔隙在近端延伸；在远端向脚底的内侧和中间间隔延伸（Testue L,1987）。

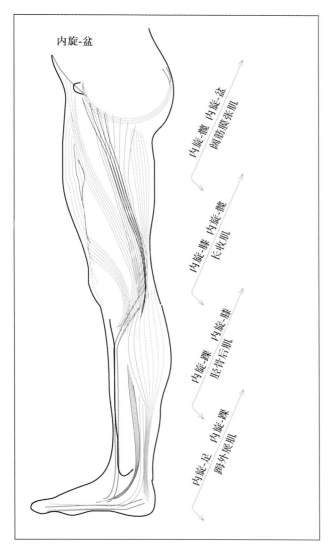

内旋-盆

内旋-髋　内旋-盆
阔筋膜张肌

内旋-膝　内旋-髋
长收肌

内旋-踝　内旋-膝
胫骨后肌

内旋-足　内旋-踝
踇外展肌

图 112. 下肢内旋运动的肌筋膜序列

骨盆内旋运动的肌筋膜单元位于髂前上棘下方。阔筋膜张肌起于这里的骨突,当大腿是在开链时,完成髋部的内旋运动。当腿稳定地站在地面上时,即腿做闭链运动,它完成骨盆的内旋运动(内旋-盆,ir-pv)。大脑不能区分这两个肌筋膜单元,因此激活哪一个肌筋膜单元进行活动取决于腿还是骨盆受到拉伸。

下肢外旋运动的肌筋膜序列

足部外旋(外旋-足)或者足前部向外侧偏离由趾短伸肌完成。[223]与踇趾外展肌一样,这块肌肉起于跟骨的前面部分(跗骨窦的底面),伸肌支持带的外下侧和距跟骨间的肌韧带[224](图 113)。这条韧带是使踝骨(距骨)和其他跗骨相连接的一组韧带之一[225]。

腓骨长肌和短肌的肌腱是这些纤维结构的近端张肌,因为它们通过腱系膜进行连接。

在腿部,腓骨长肌和短肌被与之同名的筋膜间室所环绕。这些肌肉使踝部外旋(外旋-踝),它们之中的一些纤维起始于覆盖其上的筋膜,因此它们是腓骨肌筋膜的远端张肌[226]。

在近端,腓筋膜室由大量的终止于这个筋膜上的股二头肌纤维牵拉[227]。股二头肌是膝部的外旋肌(外旋-膝)。股二头肌短头终止于肌间隔的外侧(形成股二头肌筋膜鞘的前面部分)。这一筋膜鞘与髋部近端的臀部深筋膜融合在一起。臀部深筋膜覆盖在由股方肌、闭孔内外肌、梨状肌和臀部肌肉组成的髋部外旋(外旋-髋)肌筋膜单元的上方。臀中肌和臀小肌也参与骨盆外旋(外旋-盆)运动中,同时因为有大量的肌纤维终止于覆盖在其上的筋膜,它们也被认为是外旋序列的近端张肌[228]。

踇长屈肌完成。这些肌肉终止于上面覆盖的筋膜[220],因此,当它们收缩时可使腿部筋膜远端拉紧。终止于胫骨内侧踝的肌肉使这些筋膜的近端拉紧并完成膝关节的内旋运动(内旋-膝)。

缝匠肌的一部分纤维[221]和阔筋膜张肌的一部分纤维延伸至胫骨前肌的筋膜。阔筋膜张肌和长收肌一起参于髋关节的内旋运动[222];髋关节内旋运动的 cc 点位于长收肌耻骨上方的部分。腹股沟韧带调节腿部外旋和内旋之间的平衡。

[220] 胫骨前肌起始于髁突……骨间肌膜,腿的筋膜和把它从趾长伸肌分离出来的肌隔膜。
踇趾长屈肌起始于腓骨后部的表面……上覆盖的筋膜和肌间隔(Chiarugi G,1975)。
[221] 膝部前面的筋膜在内侧由缝匠肌的肌纤维加固。这块肌肉终端的肌腱宽大并融于筋膜,形成在半腱肌和股薄肌止点处的滑膜囊浅表层(Testut L,1987)。
[222] 长收肌起始于耻骨前部的表面,坐骨下面的分支和坐骨结节。一部分止于内侧踝并充当内部旋转肌(Platzer W,1979)。

[223] 趾短伸肌紧紧地附着在中间四个脚趾的第一节趾骨上,把它们向外侧拉。
[224] 距跟骨间肌的韧带位于跗骨窦,当(足)外翻时,中间的纤维会被牵拉(Gray H,1993)。
[225] 使踝骨(距骨)和其他的跗骨连接在一起的韧带是:足背距舟韧带,距跟骨间韧带,距骨外侧、内侧韧带和后胫腓韧带(Platzer W,1979)。
[226] 腓骨长肌起始于腓骨小头,腿部深筋膜和前、后肌间隔膜。腓骨短肌起始于腓骨外侧,前、后肌间隔膜(Gray H,1993)。
[227] 腿部的许多肌肉,特别是半腱肌,股薄肌和股二头肌,延伸出众多的增强性纤维在筋膜上,因而成为筋膜的张肌(Testut L,1987)。
[228] 臀中肌的前三分之二被许多肌纤维起始处的深筋膜所覆盖。臀小肌可被分为前部和后部,通过单独的神经束,它可以与梨状肌和上孖肌(gemellus)连接在一起(Gray H,1993)。

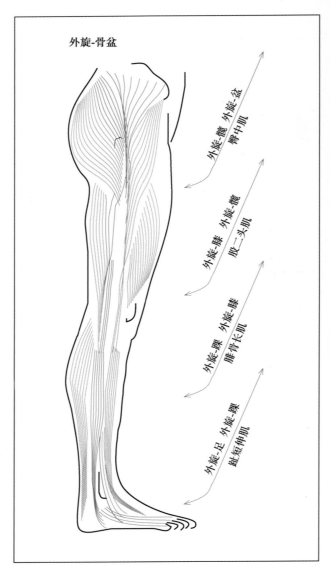

图 113. 下肢外旋运动的肌筋膜序列

第 14 章
肌筋膜序列的手法操作

本章讨论的内容是关于肌肉骨骼功能障碍(涉及一个以上区域)的评估及治疗步骤。疼痛一般不单独发生在一个区域,更常见的是一个主要的疼痛区域伴随一个其他节段的次要疼痛区。在广泛疼痛的情况下,并不是所有协调性疼痛密集点都需要进行治疗,但在开始治疗之前,需作出精确的分析。分析可表明:

- 各种疼痛区域沿着一个序列分布:例如,如果疼痛是限局于肩关节、肘关节和腕关节的侧面,那么可以假设上肢的外向运动序列有功能障碍。
- 各种疼痛区域分布在一个平面上:例如右侧疼痛,加上右大腿外侧和小腿内侧疼痛,那么可以假设是一个冠状面的功能障碍。

需进行准确的评估表编制,以确定身体选择了上述哪种形式,进行筋膜致密化的代偿。

综合评估表的汇编

综合评估表的汇编步骤,类似于局部功能障碍的情况,但要考虑以下三个元素:

1. 现有的多个伴随疼痛区域间的关系:它们是沿着序列还是一个平面分布的?

2. 多个伴随疼痛区域之间的因果关系:哪个是最初的疼痛?而后才导致这些代偿?

3. 是否存在未表现出来的代偿而导致主要疼痛:是否由哪个隐藏的点引起姿势平衡的重建?

资料

显著的疼痛往往是代偿链的最后一个环节。例如当患者的一个手肘有肌腱炎时,检查不应该被局限于一小段,否则治疗受益很可能只是局部的。分析必须扩展到伴随疼痛和以往的失调紊乱中,以便揭露导致当前疼痛的代偿路径。

代偿及抗衡

筋膜代偿是人体试图减轻或消除疼痛的一种机制。初始疼痛是由于 cc 的致密化所产生,身体试图通过沿着序列建立张力平衡以抵消疼痛。这种自发的物理过程虽然减轻了痛苦,但实际上会导致筋膜张力和谐的失衡。最初这种失衡只是沿着一个序列,但逐渐地在一个平面上控制姿势的所有序列也都牵涉其中。此外,若只是服用止痛药或简单地等待疼痛的自然消退,而不是在疼痛显现时就进行治疗,会助长代偿过程的发生。

筋膜代偿及抗衡的过程,其他所有器官中也有类似情况(图 114):

1. 反复或强烈的机械,化学和热应力(前三箭头)可以改变筋膜的正常弹性。

2. cc 的致密化会驱使局部的初始失衡,并会显现于涉及肌筋膜单元(mf)的感知中心(cp)。

3. 为了试图抵消疼痛,身体通过在拮抗肌单元或进一步沿着同一序列的肌筋膜单元(mf)制造反张力进行抗衡。

4. 如有轻微创伤,激素或热应力(小箭头)的存在会使这个相当不稳定的抗衡轻易失去代偿能力。

5. 患者倾向于认为最近的创伤导致了最新的疼痛。治疗师的职责在于回溯各种创伤,以将筋膜平衡恢复。

图 115 展示了同样的创伤在一年期内可能有两种不同的发展情况。

黄线指出正常的愈合过程:软组织创伤所引起炎症反应,在经历 8 天左右时间完全自行解决。

红线指出异常反应的演变:局部炎症引发自主神经系统的过度反应,导致筋膜的过度致密化。8 天过后,疼痛虽然减少,但一定程度的运动障碍和感知障碍持续存在。经过数个月的时间,筋膜的轻

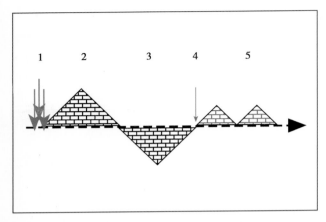

图114. 肌筋致密化之后的代偿

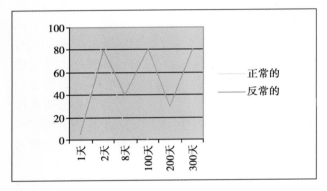

正常的

反常的

图115. 愈合过程的演变

微刺激引发了新的炎症,这将通过更多的筋膜纤维化以得到解决。疼痛转变为慢性,程度加重并日益频繁。

　　在急性或发炎阶段,普遍做法是避免接受治疗。虽然这是有利的,但是进行干预治疗的目的是让此阶段的急性肩周炎、急性腰痛和扭伤韧带得到早期缓解。使用筋膜手法作为早期的干预治疗是可行的,这是由于治疗时,永不直接接触发炎点,而是在邻近或远处施治。显然只有选择最合适的点,沿着最恰当的序列,才能缓解疼痛。减少10%疼痛意味着只是放松了一般筋膜的张力[229]。但当能减少疼痛超过50%的时候,即表示能成功确认具体问题的方位。

伴随疼痛及以前的疼痛

　　一旦患者决定治疗一个显著的疼痛时,他往往会忘记或者没有告诉医生其伴随的疼痛。对于筋膜治疗师而言,这些细小的疼痛部位有助于指出紊

乱的序列或平面。以下问题旨在于引起患者注意一些被认为是不重要的紊乱的情况。

● "你在同一个身体部位是否也有其他的疼痛?"
这些问题应不偏不倚地提出,以免引导患者去确认某一个假设。例如,如果患者已被确诊为肱骨外上髁炎及假设与侧运动序列有关,那应该避免提出引导性问题诸如"你的肩膀外部是否也有疼痛?"。以上例子应较合适这样提问"请你确切地用手指指出哪里有疼痛?"如果所有的伴随疼痛是沿着肢体或该部分的侧部,可以假设旁侧运动的序列发生了紊乱。如果所有的伴随疼痛是沿着肢体或该部分的前部,可以假设前运动的序列发生了紊乱,依次类推。

● "你身体其他部位是否也有疼痛?"
这个问题是为了核实在序列外是否有任何的代偿形成,从而影响一个平面上控制姿态的筋膜整体张力和谐。患者必须准确地指出疼痛的部位。例如,膝痛患者准确地指出是膝关节的哪一部分。参照上面的肱骨外上髁炎例子,如果膝痛的第二个位置在关节的中部或侧部(中央运动和旁侧运动的序列),那可以确认在冠状面存有不平衡。

● "在这个疼痛发生之前的一段日子,你是否有其他疼痛?"
患者常常认为以前的疼痛已经被消除,但实际上以前的疼痛(PaPrev)只是处于休眠状态,是导致现在急性疼痛经常发生的原因。筋膜经常用过量的纤维和致密化去修复创伤。一旦建立这种制约性修复,筋膜可以沿着同一序列延伸张力,以抵消弹性的局部缺乏。因为过多的纤维也仍是正常的胶原纤维,不能被识别为不合适身体的物质,因此无论身体还是药物治疗,都不会制造物质去破坏过量的纤维。

● "在之前的几个月或几年,你是否有任何(运动器官的)骨折,脱位或手术?"
几天前的疼痛,病人都经常有遗忘的情况,因此帮助病人回忆很久以前的疼痛经历是有必要的。这些空白记忆可能涉及重要的创伤,如骨折和手术。治疗师可以省略记录在过去已经在正常时间范围内完全消退的创伤。但是,如果出现并发症,就需要较长时间的恢复或随之而来的永久性关节或体位性伤残,然后有必要再追问了解最终的代偿途径。

● "你的手和脚在现在或过去,是否有任何发麻、抽

---

[229] 在某些情况下,通过针刺入一些点的治疗是有效的,例如手臂或腿,用以减轻症状(Mann F,1995)。

筋、麻木或变形的情况？"

我们已经看到，每个序列都终止于一个特定的手指或脚趾。因此，在涉及序列终端部分的阶段，试图代偿致密化是普遍现象。最初，远端筋膜的受限会扰乱神经受体，从而导致异常牵拉，进而产生扭曲传入。有时当温度轻微下降或在人休息时，筋膜拉紧会引起抽筋般的疼痛。

假设

开始时在评估表上记录假设是有用的，因为它能协助治疗师设立目标和治疗计划。但在几次治疗后这些假设就变得多余，因为在不断评估的过程中，假设会随之发生变化。

在手法治疗序列的实际情况下，有多个部分存在着伴随疼痛，筋膜治疗师要面临几个问题：

1. 这些疼痛是否沿着一个特定的序列分布？是哪一个序列？

2. 这些疼痛是否分布在一个特定的平面？是哪一个平面？

若第一个假设被确认，那要考虑的因素有：
- 哪个序列的近端和远端部分需要进行测试？
- 拮抗序列是否已发展为沉默的或休眠的张力？

若第二个假设被确认，那要考虑的因素有：
- 在这个平面的哪一部分引起失衡？
- 在这个平面上，治疗哪个肌筋膜单元的协调中心（cc）可避免导致身体结构过度失衡？

在开始阶段，这些不确定的想法会阻挠治疗师开始筋膜操作，但是通过实操，这些步骤几乎是自动执行的。制定假设是技术上最困难的部分。在整个评估过程中，治疗师必须在可见的变量之中进行选择；在整个治疗中，再从触觉信息中进行细致的推敲；在假设阶段，治疗师需从无数的因素中提取信息。事实上，疼痛本身是不存在的，而是个体具有其各自独有的各种疼痛。如果我们认识到，有一百多个 cc（s）可以通过不同的方式，从一个连接到另一个，那么我们就可以理解为何会产生如此多的变化。

验证

评估局部活动，只能验证在所有三个平面中一个关节的移动性。最痛苦的动作或方向可提示哪个 cc 需要治疗。

在整体验证中，会对两个或以上关节进行检查（表 14），在所有三个平面上对比关节的活动性。活动最痛苦的主要区段提示该序列或平面需要进行治疗。

表 14. 整体活动评估表格

冠状面	矢状面	水平面
外-颈	后-颈	外旋-颈
外-胸	后-胸	内旋-胸
外-腰	前-腰	外旋-腰

对于整体活动的评估，以下节段通常会被检查：
- 上肢：肱骨和手腕；
- 下肢：髋关节、踝关节。
- 躯干：颈和腰。

因为疼痛是沿着一个序列或在一个平面上的，在一定程度上涉及所有节段，因此选择两个最灵活的段区。

此外，因为肩胛骨、手肘、手指、足、胸、骨盆和膝节段的主要活动发生在一个平面上，所以它们能够提供的指示更加有限。若有怀疑的情况，检查第三个节段。使用活动更大的关节有以下原因：

- 判断关节的受阻方向，通过测试可以在所有三个平面上自由活动的关节。患者的疼痛可能到达骨盆或膝关节，但腰和髋关节要进行评估，在有疑问的情况下，进行膝盖检测。

- 通过测试无痛感的关节，然后沉默的 CC 更容易被显露。例如由于腰椎节段现在是沉默的，因此骨盆或膝盖的疼痛可能是最新的对抗性代偿。

如果在三个平面上进行腰部活动的评估，假如疼痛在外向运动时显露，这很可能是在日常生活中无意识地避免的该活动（沉默的 cc）。沉默的 cc 不一定需要进行治疗，因此随着时间的推移，它们发展为稳定的代偿。当疼痛频繁复发时，沉默的 cc 应进行定位和特定的治疗。

序列和平面的活动评估，基本与节段评估一样，使用相同的步骤，只是需要进行更多节段的相互比较（表 14）。

在表格中，只记录了最痛苦的活动，但不是所有活动都进行检查。例如虽然检查了前-颈（an-cl）和后-颈（re-cl），但只记录了 re-cl，因为它是最痛的。

因为在中间的栏目中，胸部后运动和腰部前运动标有星号（**），所以需要进行矢状面的治疗。

活动评估（图 116）标明活动的平面，触诊评估

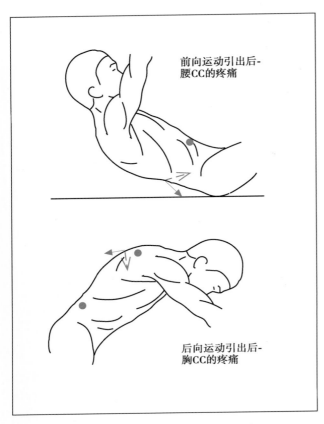

图 116. 矢状序列的活动评估和治疗

会标明在平面上需要进行治疗的 cc(s)。

在整体治疗中的触诊评估与节段治疗中的相同,除非是所有牵涉节段的 cc(s) 都进行评估,而不是比较单一节段的 cc(s)。虽然评估表中的表格看起来多余,但是在临床实践中,评估是不应该被忽视的。

治疗

序列治疗特点是,被选中进行治疗的 cc(s) 必须进入一个恢复整体姿势平衡的计划中。

例如,当一个患者的疼痛在颈部、胸部、腰和腿部位(颈、胸、腰、髋)时,包含主要的矢状面,但显然不是所有牵涉的 cc(s) 都可以被治疗到。因此需要做出一定的选择:

- 选择一个近端 cc 和远端 cc。两个后运动序列(后-腰和-后踝)的远端和近端 cc 可以进行同时治疗,以释放筋膜张力(图 117)。
- 选择一个或多个拮抗序列的 cc(s),例如在躯干或下肢前向运动中。在活动评估中作出选择。例如,如果腰部的前向运动加重腰部疼痛,则治疗是针对腰部前向运动(前-腰)。

当这些沉默的 cc(s) 被发现时,病人常常回想起他们之前忘记的创伤或失调紊乱,例如"哦,我在过去有腹部痛,但我一直以为是结肠炎"。

在进行两个点的手法治疗后,进行治疗计划的疗效重新评估是非常有用的。如果症状有改善,那么它可以作为一个提示,继续对该序列或平面进行

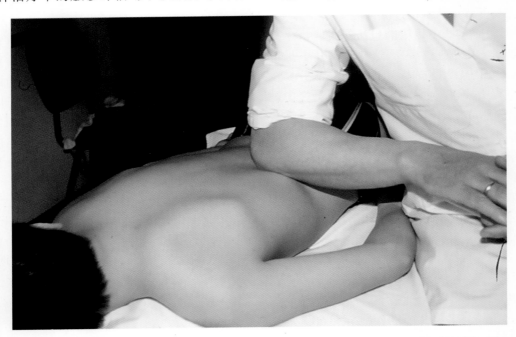

图 117. 用靠近肘部的尺骨边缘进行触诊治疗。利用手肘去触诊和治疗大腿和躯干的肌块。经过一些练习之后,甚至可以用手肘感知筋膜流动性的改变。根据肘关节屈曲角度的不同,组织之间的渗透程度是有差异的。图中后-腰 RE-LU 的 cc 正在接受治疗

治疗,否则,最好重新进行评估及选择。

下面的例子说明了一些在通常的全身障碍中最经常被治疗的 cc(s):背痛,伴随右脚的症状。需要注意的是,相同的功能障碍,可能由任何空间平面的代偿造成。

冠状面(图 118):

– 背痛伴随右下肢的症状:外-腰 左侧 la-lu lt,*内-髋双侧 me-cx bi*,外-膝 la-ge,外-踝右侧 la-ta rt。

矢状面:

– 背痛伴随右下肢的症状:后-腰 双侧 re-lu bi,*前- 膝右侧 an-ge rt*,后- 髋 re-cx,后- 踝右侧 re-ta rt。

水平面:

– 背痛伴随右下肢的症状:后-胸右侧 er-th rt,*外旋-腰左侧 ir-lu lt*,外旋-盆 右侧 er-pv rt,内旋-膝 内旋-踝 右侧 ir-ge,ir-ta rt。

沉默的 cc(s)用斜体字记录。这些点病人以前未注意到有痛感,但它们往往对解决筋膜失衡很有用。这些点是通过病人的症状推断出来的,可以利用在三个平面上序列的连续性知识进行追溯。

因为以上这些点积累了过量的胶原蛋白,因此它们在长时间承受着压力。这种手法旨在解除筋膜和筋膜内纤维束之间阻碍滑动的致密性。在治疗过程中,患者经常反馈有沿序列产生的放射性疼痛。当解决一个点后,病人注意到局部的紧张以及沿序列的一般紧张均被缓解。

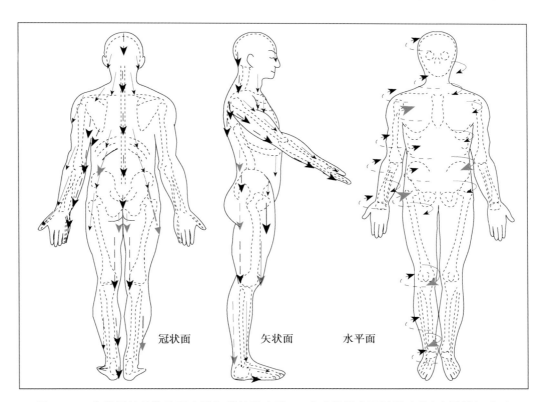

冠状面　　　　矢状面　　　　水平面

图 118. 一个常见的整体障碍中最经常被治疗的 cc:背痛伴随右下肢的症状(坐骨神经痛?)

筋膜手法是如何操作的? 在哪里操作?

筋膜手法主要影响筋膜的基质。基质连接细胞并影响其发展、极性和行为。它包含[230]各种蛋白质纤维,交织在一个由亲水凝胶组成的 GAGs

(糖胺聚糖[231])中。这些纤维组成的蛋白可分为结构蛋白(胶原蛋白和弹性蛋白)和粘附蛋白(纤连蛋白和层粘蛋白)(表 15)。

糖胺聚糖(CAGs)基本分为两组:透明质酸(非硫酸)和硫酸糖胺聚糖。第一种透明质酸在松散的结缔组织较为丰富,可促进细胞迁移过程中的形态

---

[230] 细胞外基质的大分子成分是由结缔组织的成纤维细胞,软骨中的软骨细胞和在骨组织中的成骨细胞所产生(Monesi V. 1997)。

[231] 透明质酸:一种粘多糖,作为整个身体的一种润滑剂和减震器。透明质酸酶:一种可溶性酶,被建议在某些形式的关节炎治疗中使用,以促进分解多余组织;用于加速外伤或手术后的水肿和血肿的再吸收(Stedman's,1995)。

表 15. 基质成分

蛋白纤维	结构	胶原蛋白
		弹性蛋白
	粘附	纤连蛋白
		层粘蛋白
糖胺聚糖	非硫酸	透明质酸
		软骨素酸
	硫酸	硫酸软骨素
		硫酸皮肤素
		硫酸角质素

发生和组织修复过程。例如它可以增加或抑制成纤维细胞生长因子的活性。硫酸糖胺聚糖则多常见于致密结缔组织[232]。

糖胺聚糖是粘稠的胶质,负责细胞外基质的黏性[233]。除了透明质酸外,糖胺聚糖附着于非胶原蛋白形成大分子,称之为蛋白多糖[234]。糖胺聚糖可联合许多离子,电解质的性质和浓度影响大分子的结构。从松散到缠绕的不同情况,溶液的粘度会随之而变化。此外,蛋白多糖可以通过静电吸附,与胶原蛋白一起影响结缔组织纤维的形态和功能。纤连蛋白和胶原蛋白之间的链接,也可以由各种糖胺聚糖进行调整[235]。

总而言之,基质的致密化阻碍胶原纤维对施加牵引力的定向反应,也会妨碍排列整齐的胶原纤维彼此之间的滑动。

筋膜的弹性减少决定了单一肌筋膜单元的肌肉纤维之间的不协调,以及肌筋膜序列的肌筋膜单元之间的不协调。

通过摩擦制造局部发热以及局部炎症是筋膜手法介入的地方。热量可以立刻改变基质的一致性。在接下来的几个小时中,炎症随之介入,细胞局部分泌胞外蛋白水解酶,促进基质蛋白变性(胶原蛋白和纤连蛋白)[236]。

胶原和细胞外基质的其他大分子的更新时间通常非常慢[237]。因此,除非有诸如筋膜手法这种外部干预,患者可能需要数年时间使筋膜致密化所引致的疼痛恢复,与此同时,代偿与反代偿已经成倍增加了。

案例研究

以下举两个治疗例子:一例涉及沿着肌筋膜序列以及拮抗序列的功能障碍;另一例涉及分布在同一平面上的、多个部分的伴随功能障碍。

沿肌筋膜序列

一个 25 岁的男性在过去一年里患有坐骨神经型疼痛,并拒绝任何形式的治疗。

记录的数据显示,他以前从未患过背痛,CT 扫描已排除了腰椎间盘突出。疼痛局部沿右后大腿和小腿(后盆,-踝 右侧 1 年**)。在一次越野跑后开始疼痛,从此以后疼痛从未完全消失过,但疼痛程度有强度的变化。跑步和向前弯曲(PaMo:re)会使疼痛愈加严重。

直至目前为止,评估与局部评估类似。唯一的分别是 2 个部分(髋,踝)被标示,疼痛的点和疼痛分布在这两个段区的后部。这已经可以表明是向后运动序列出现问题,但这就意味着只考虑了现状,而未有考虑原因。当然,通过治疗后-髋和后-踝,病人的症状可能会有一些缓解,但在下一次跑步时仍存在复发可能。

一般的问题,如"你身体的其他部位有疼痛吗?"和"过去你身体的其他部位有疼痛吗?"这位年轻人强烈否认,好像是为了强调自己良好的健康状况。对回答具体的问题"在你年轻的时候,你的右膝是否曾经有"成长的疼痛"?年轻人回忆起十岁时他的膝盖曾经疼痛(疼痛史:右侧 前 膝 15 年)。在回答"你的脚是否有,或曾经有任何发麻、抽筋、麻木或畸形(包括鸡眼)?"病人回忆起在去年小腿有三次抽筋(感觉异常=感觉异常:右侧 后 踝 痉挛 3 次/年)。

从这个数据可以推测,向后运动序列的痉挛是由于拮抗的向前运动序列所产生的代偿导致的。足部向前运动序列与向后运动序列之间形成的代偿,在过去的 15 年间没有造成任何问题。这就需要一种强烈

[232] 结缔组织的糖胺聚糖属于两个类别。硫酸组包括硫酸软骨素(软骨)硫酸皮肤素(真皮、肌腱)硫酸角质素(角膜、紧凑组织)硫酸乙酰肝素(基膜)……(monesi v. 1997)

[233] 部分疤痕筋膜的硫酸皮肤素链,相比正常组织,表现出较高的分子重量(Kosma EM,2001)。

[234] 胶原纤维和基质中其他大分子的相互作用,由非结构胶原蛋白与原纤维进行联合调解。以这种方式,它们决定了在基质中的原纤维组织(Alberts B,1996)。

[235] 纤维结合蛋白是一种蛋白质,在所有脊椎动物中,它引导胚胎细胞的迁移。它协助细胞与基质连接。为此调控必须精确,这样迁移细胞才能粘着基质而不至于完全被固定(Alberts B,1996)。

[236] 一个重要的蛋白酶参与基质的变性,尿激酶型纤溶酶原激活物,积聚在炎症和重塑的地点(Alberts B,1996)。

[237] 在许多重要的生物过程中,细胞外基质的大分子的更新调控至关重要。即使在成年动物中,在显著稳定的细胞外基质中,由于变性和新的合成现象,可以帮助进行缓慢持续的更新。例如骨胶原分子,在骨骼中每十年就会变性并被取代……一些金属蛋白酶如胶原酶,是高度专业化的,因为他们少数有限的地点分离出特定的蛋白质(Alberts B,1996)。

的物理应力(如越野跑)才能使这种张力平衡的代偿失调。

分析了这种代偿机制,这就比较容易注意到在活动评估中任何无意识的调整,以及在触诊评估中,可以立刻找到最合适的点。

活动评估中显示当髋关节/膝关节向前运动时,疼痛会沿着大腿后侧,触诊评估中显示右侧前-膝(rt an-ge),后-髋(re-cx)和后-踝(re-ta)有致密化。

第一点治疗的是前-膝(an-ge);治疗后的活动评估表明,大腿后侧的疼痛已经消失了。治疗另外二个cc(s)以完成张力平衡。

当患者在第一次治疗后感到疼痛消失,可提出以下建议:"当治疗点不再感到疼痛时,你可以重新开始跑步。第一次跑步应该短暂,若疼痛再现应该停止。2天过后再试,若再感到疼痛,就需要约我做第2次治疗"。这名运动员在10天后打来电话说他在第一次跑步后感到有些疼痛,但在之后的跑步中却没有再受到疼痛干扰。

所有在一个平面上

G夫人在8天前摔倒。很显然,使她剧痛的肩膀得到一些缓解的唯一办法是让她的左手臂对右侧进行支持。影像学检查并没有显示任何骨损伤,医生让她进行局部冰敷。

主观检查发现,疼痛主要是在左肩的外侧部分,其中活动是限制在外向运动30度和向前运动50度(表16)。对病人来说,肩膀的疼痛是唯一重要的因素,但她也承认在头部和颈部是有一些疼痛,而在过去的2年里,她的右髋外侧部一直遭受疼痛。大腿/髋关节的疼痛是不连续的,但以一个月一次(1xm)的频率规律性复发(rel)。病人过去经历了短暂的背痛,但这个问题已经完全解决。当

问及是否有感觉异常,病人立即报告说自从她摔倒,她感觉在右手桡侧(拇指和食指)出现持续针刺的感觉。

从以上数据可以推测出最近的创伤加剧了整体失衡。肩部的扭伤已经无法找到其他代偿,所以它一直引起剧烈的疼痛。最近和过去的对抗性代偿似乎已经各自分布在矢状面(后腰,发麻,针刺感Ⅰ°指)上,以及冠状面(侧肱骨、髋、发麻Ⅱ°指)。肩膀的阻塞几乎发生在所有的方向,因此在此刻它是没有指示性的。

使用颈和髋关节的活动评估去分析哪两个平面是更痛苦的。这个评估清楚地表明对抗性代偿已在冠状面发展。

因为治疗肱骨的侧向运动的cc会太痛苦,因此最后决定不首先进行这项治疗,而是先治疗颈部的侧向运动(外-颈)。随着这个cc的松解,颈部即刻受益,重要的是连同肩膀的疼痛也明显减轻了。在冠状面上释放筋膜的痉挛,能让发炎的部分找到一些代偿。在第一次治疗时,也同时治疗了沿着同一序列的远端:外-腕。第一次治疗后的即时结果(++肱骨)并不能在之后的日子完全维持(∥+肱骨)。因此在第二次治疗时,决定治疗肱骨、肩胛骨和小指的侧向运动肌筋膜单元。治疗后即刻感觉良好,并在一星期后一直保持(∥++肱骨)。

在第三次治疗时尝试恢复一般的张力平衡,这意味着治疗外-髋 右侧和外-腰 左侧的cc。

为了方便初学者在治疗整体筋膜功能障碍,评估表(图189)中可以将"运动器官病历"替换为"局部疼痛"。这个方框内记录:第一行写冠状面表现失常的节段(外-腰、内-盆、外-腰、肘);第二行写矢状面的问题(前-颈、后-胸);第三行写水平面(外旋-踝)。

另外,数据也可以做成图表(图119)。

表 16. 评估数据显示在冠状面上的障碍

疼痛位置	肱骨 外 左 8天 *** 外伤
疼痛动作	外-肱30°,前50°
现有疼痛	颈 头 双侧 多年 * 髋 外 右 2年 **,加重1月
既往疼痛	腰 双侧
感觉异常	针刺感 手Ⅰ° Ⅱ°左侧
治疗	
1°	外-颈 双侧 ++肱,外-腕 左侧/+肱
2°	外-肱,肩,指,左侧,++/++肱
3°	外-腰 左侧,外-髋 右侧+

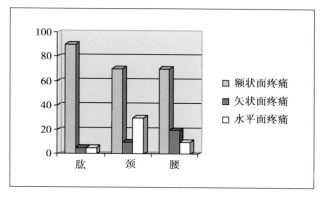

图 119. 当在三个平面上活动时,三个部分的疼痛百分比

通过这种方式,能立刻明显地发现哪一个平面为最重要的失衡。如果疼痛是局限于内侧或外侧区域,则第一次治疗时治疗冠状面(图120)。如果有必要时,在之后的治疗中治疗其他平面。由于筋膜治疗师熟悉了这个程序,则"局部疼痛"将不再需要进行填写,这些数据可记录在疼痛位置(SiPa)和疼痛动作(PaMo)之下。

希望未来将有可能开发一种仪器,像这种手法技巧一样,能够以较少疼痛的方法去恢复基质的流动性。作者鼓励所有治疗师根据他们自己的具体经验和专业知识,以他们的处理方法去运用各种模式,试验使用新方法抑制 cc(s) 的活性。

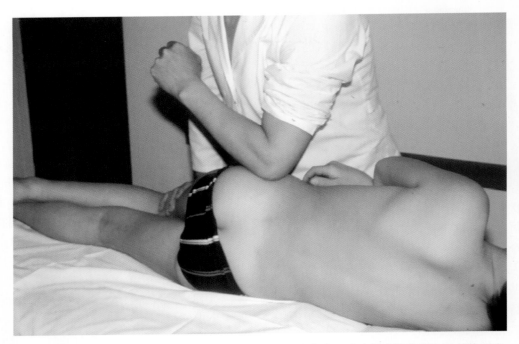

图 120. 触诊手法用肘部鹰嘴。肘部手法是最常见的治疗技术。治疗师应该使用自己的体重发力以减少疲劳,并容许其在较长时间内可能作用在一点。有时,病人喜欢用肘部做治疗,因为它有较大的作用面。这张照片正在治疗外-盆的 cc

第三部分

肌筋膜螺旋

第 15 章
肌筋膜螺旋的解剖

在本书的第一部分中我们对肌筋膜单元进行了探讨,认为它是单向运动单元施加于筋膜上的张力作用的结果。在涉及到的所有肌筋膜单元中,最重要的是在单一节段中控制运动的单元。

在本书的第二部分中我们对肌筋膜序列进行了探讨,认为它是单向运动单元施加于筋膜上的张力作用的结果。肌筋膜序列主要影响姿势控制。

本章属于本书的第三部分,将对肌筋膜螺旋进行分析,认为它们是融合性协调中心(cc)施加于筋膜上的螺旋张力作用的汇总。这些张力干预复杂运动活动或姿势控制。肌筋膜单元通过深层的胶原纤维进行作用;肌筋膜序列通过筋膜的纵行纤维进行作用;而肌筋膜螺旋则是通过斜行纤维(支持带)进行作用的[238]。

上述所有纤维均能在基质中独立滑动。这种独立性在横行纤维中被进一步强化,如在某些部位与筋膜分离,形成支持带[239]。支持带由相互交叉且彼此能够独立滑动的纤维网形成[240]。

但当支持带只有紧密连接肌腱与骨骼的作用时,纤维不需要形成如此复杂的结构。此外,有一些成分会引发我们对支持带的其他作用进行假设:

- 足部的伸肌上支持带位于小腿下 1/3 处。在该处,肌腱不会像在伸肌下支持带的下方那样弯曲。
- 如果足部的下支持带只有约束和固定作用,那么其所有的纤维都应附着于骨骼上。但事实是许多纤维继续与后面的筋膜相连[241]。
- 膝盖周围的髌外侧支持带和腘窝支持带没有将肌腱拉向骨骼的作用。
- 腕部的腕横韧带在屈肌支持带独立活动时,能够约束屈肌肌腱。

对支持带和肌腱之间存在的相互联系进行仔细研究[242,243],可形成下述假设,即它们参与外周运动系统的控制(图 121)。在所有的关节中均可见到支持带,它们与肌腱相连;其明显程度取决于自身所承受的负荷情况。

支持带的胶原纤维没有在关节处终止,而是沿着各种筋膜、以螺旋的方式延伸[244]。

---

[238] 就前臂筋膜的结构来说,它主要由呈不同角度彼此交叉的横行纤维构成;不仅如此,这些横行纤维还与纵行和斜行纤维交叉分布(Testut L,1987)。

[239] 通过解剖可以将踝部的伸肌上支持带和足背区域的下支持带与筋膜分离出来(Platzer W,1979)。

[240] 踝部和腕部的支持带均可区分出三个明显的分层:滑行层,位于内部,其内含有透明质酸分泌细胞;肥厚层,位于中间,其内含有胶原纤维束、成纤维细胞及散在分布的弹性纤维;外层,由疏松结缔组织构成,其内含有血管。伸肌支持带的这种由不同组织学成分构成的 3 个基本层结构在全身解剖学上所有的滑轮结构中均可见到(Klein DM,1999)。

[241] 有时,支持带在胫骨几乎没有附着点,其韧带与小腿后部筋膜相延续(Testut L,1987)。

[242] 对 23 具尸体和 1 具活体的膝外侧支持带进行解剖,观察纤维走向及连接情况,可见一条表浅分布、斜行走向的支持韧带,它连接阔筋膜和髌骨;在该结构的深部,可见一条明显分离存在的横向韧带与髌骨相连、一条髌髁韧带和一条髌胫韧带(Fulkerson JP,1980)。

[243] 尺侧副韧带与旋后肌、伸肌、肌间筋膜及肘肌紧密相连,并位于桡侧副韧带后面(Imatani J,1999)。

[244] 屈肌支持带沿小腿深筋膜(尤其是肌间横向筋膜)的上方、足底腱膜的下方走行;沿腓骨肌下支持带的下方、伸肌下支持带中未分裂部分的上方继续走行(Lockhart RD,1978)。

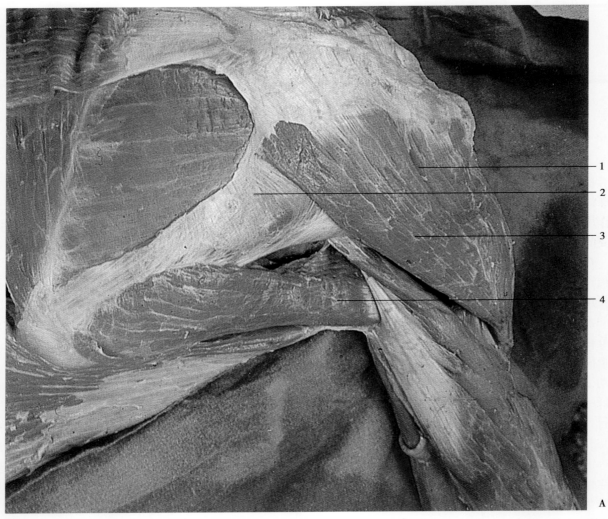

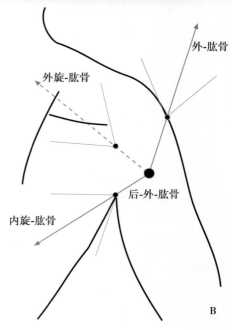

图 121. A-背侧肩部肌肉的解剖（摘自 Fumagalli-人体宏观解剖彩色摄影图谱；-由 Dr. Francesco Vallardi/Piccin，NuovaLibraria 出版）。B-运动的中间角度中融合性 cc[cc(s)offusion]示意图（与节段性 cc 对比）

1. 三角肌筋膜：外-肱骨（la-hu）的协调中心位于该筋膜的外缘，它由肱二头肌长头和三角肌中部的纤维形成；2. 冈下肌筋膜：在该肌附着点区域变为腱膜；它与三角肌一起形成外旋-肱骨（er-hu）的协调中心（cc）；3. 融合性协调中心 cc(s)offusion 能够启动后-外-肱骨（re-la-hu）运动组合。其合力的效果情况取决于这两种运动哪种占主导。如果两者的力量相同，那么外旋-肱骨的肌筋膜单元（mf unit of er-hu）的合力就与外-后-肱骨（re-la-hu）的融合性协调中心 cc(s)offusion，合力一致；4. 后-肱骨（re-hu）的 cc 点是背阔肌、大圆肌及肱三头肌长头的向量汇聚而成

节段性运动组合

在分析筋膜螺旋之前,先要对它的一些基础性内容进行研究和命名,如运动组合(motor schemes)、融合性肌筋膜单元(mf units of fusion)、融合性协调中心(cc of fusion)和运动斜线(motor diagonals)。

在一个平面内运动肢体,肌筋膜序列需要启动节段性肌筋膜单元;控制一个复杂的运动活动,肌筋膜螺旋需要启动中间的肌纤维,并将之融合为一个新的肌筋膜单元。这些融合性肌筋膜单元有各自的协调中心(cc of fusion),调节涉及两个方向之间的运动肌纤维。融合性协调中心(cc of fusion)各自的命名与两个平面上的运动效果一致(图 121)。

用连接符将在一个平面上的运动轨迹的缩略名和在另一个平面上的运动轨迹的缩略名、及运动节段的名字相连,即为融合性协调中心的名字,如:后-外-肱骨 re-la-hu。举例来说:右手向左肩移动的运动组合需要肱骨作前向和内向运动,那么其融合性协调中心的缩略名即为前-内-肱骨 an-me-hu(图 122)。

由于在水平面上的运动轨迹总是呈螺旋方式,因此虽然在融合性协调中心的命名中没有将其明确指出,但可以推断出来。

在躯干的横切面上(图 122),可以看到其中间性运动需要启动 1/4 身体的三个协调中心(cc)。躯干筋膜螺旋的运动组织遵循主动-拮抗规则,如颈部左侧的前-外-颈(an-la-cl)的融合性协调中心与颈部右侧的后-外-颈(re-la-cl)的融合性协调中心相拮抗。

因此,融合性协调中心的名字显示了关节启动过程中的运动情况。

融合性协调中心之所以采用上述命名方式,主要是因为它可以综合下述功能:
- 它们是不同肌筋膜单元力量的汇聚点,其运动效果是节段性运动组合的一部分(图 123)。
- 它们是融合性肌筋膜单元或两个不同方向之间肌纤维力量的汇聚点。

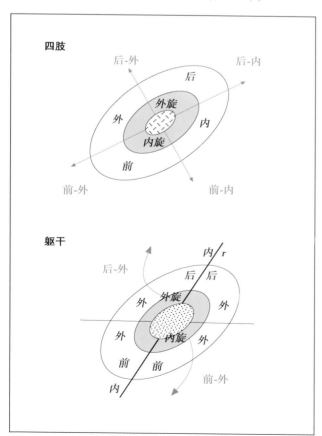

图 122. 由四肢和躯干横切面上的运动分析来推导融合性协调中心 cc(s) of fusion 的命名

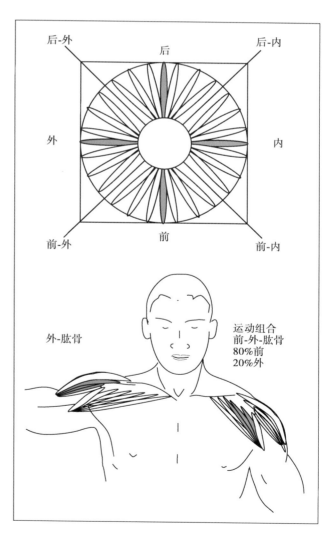

图 123. 同变阻器类似,两个肌筋膜单元中间纤维的募集

● 它们是来自近侧节段力量的汇聚点和作用于远
侧节段的拮抗肌肌筋膜单元的力量汇聚点。

在全身性治疗中，可以和节段性评估一样，通过
分析疼痛最严重时的运动来对治疗点进行选取。但
需要注意的是在节段性分析中，三个平面内的关节运
动是从正交的角度来进行解释的；而在全身性评估
中，则要考虑到这些运动的中间角度。实际上，肱骨
不仅可以做前向（前-肱骨，an-hu）、外向（后-肱骨，la-
hu）和后向运动（后-肱骨，re-hu），而且在中间角度
时，还可以作前向-外向运动（前-外-肱骨，an-la-hu）、
后向-外向运动（后-外-肱骨，re-la-hu）等。也就是说，
肱骨在上述运动中能够进行内旋或外旋运动。即使
在无意识状态下，肱骨从一个位置移向另一个位置
时，总会同时伴有一个自动的旋转成分[245]。

人类的大脑必须时刻关注这些变化，就一个关节
来说这已经非常耗能；关节越多，大脑还要将该关节和
其他关节的变化进行协调，所以耗能就会越大。上述
控制与调节很有可能是通过筋膜结构（序列、支持带、
螺旋）与神经肌肉结构（肌梭、高尔基腱器官）中有伸缩
性的交叉部位进行的。这些筋膜滑车的功能如同飞机
操纵杆的传送带一样，能同步各种翼尖或平衡襟翼。

以盂肱关节为例：对其进行从前向运动90°（前
屈）向外向运动90°（外展）的移动过程分析显示：上
述两种体位的中间位置如同变阻器一样，是由运动
单元连续启动的。

在图124中，可清楚地看到胸大肌和三角肌的
肌纤维束被肌束膜隔开；这种结构可以使它们根据
关节的运动幅度进行顺序启动。

如果肱骨前面的运动单元被激活，那么就会产
生一个单纯性屈曲运动；如果肱骨外侧的运动单元
逐渐也被激活，那么就会产生屈曲-外展运动之间的
中间性运动；当肱骨移至外侧位时（单纯性外展运
动），侧向分布的运动单元将被同步激活（图123）。

因此，前向运动的肌筋膜单元内的运动单元被
激活的数量，随着后向运动的肌筋膜单元内的运动
单元被激活的数量的增加而逐渐减少[246]。

因此就会产生两个平面之间的中间位置，即
"无人区"。在该位置，前向运动的肌筋膜单元尚未
完成其运动，而外向运动的肌筋膜单元开始进行其
运动。该区域是融合性肌筋膜单元的位置所在，它
显然是由身体创造的，用来平衡力量。融合性协调
中心（cc of fusion）位于融合性肌筋膜单元肌纤维的
表面、两个节段性肌筋膜单元之间；它如同交响乐
团的指挥一样，指挥着一个肌筋膜单元的"高潮"和
另一个肌筋膜单元的"低潮"。这种调节是通过肌
腱紧张支持带及随之激活高尔基腱器来实现的。

上述外周组织与发生在大脑层面的一些组织
相似，它们的运动过程均不以肌肉为基础，而是以
方向性矢量为基础的。

Georgopoulos[247]曾做出如下假设：特定方向的运
动是由整个神经元群的激活情况决定的。他认为
一个矢量代表一个神经元的作用；该矢量的长度取
决于其在特定方向运动中的激活程度。因此相对
于神经元群来说，单一细胞作用的汇总可形成一个
整体神经元群体的最终矢量[248]。还有实验显示：在
某一运动中对某一肌肉放电的神经元，当该肌肉在
其他不同的运动中发生作用时，它会保持安静[249]。
因此，当某一肌肉向正交方向启动某一运动时，它
激活某些纤维；当其启动一个运动组合或程序时，
它会激活其他纤维。之前的实验显示：正交平面
（屈-伸、内收-外展）上的方向性运动可激活某一
"神经元组（ensembles of neurones）"，中间程度的运
动可激活其他"神经元组"。如果在大脑层面具备
有对中间性运动组合进行作用的特定神经元，那么
在外周也必有肌纤维响应这种刺激。

---

[246] 由于每个运动单元的功能遵循所有-无的规则，所以肌肉收缩力
的大小主要取决于被激发的运动单元的数量。H. Jackson 证实：神
经中心对肌肉一无所知，它们只了解运动（Licht S,1971）。

[247] 神经元的活动随运动方向的变化而改变：它们会在某一特定方向
的运动中大量放电；而在相反方向的运动中停止放电。进一步说，
在同一皮层的神经组中，神经元的方向性选择非常相似（Georgopou-
los AP and others,1982）。

[248] 皮层神经元显示出其对运动方向敏感。图表显示皮层神经元的
活动贯穿在 8 个方向的运动活动中（Kandel ER,1994）。

[249] Roger Lemmon 观察发现：当猴子挤压其拇食指之间的小饱和电抗
器，产生某一特定水平的力量时，神经元会放电；而当其用手指抓住
一根棍子，产生同样大小的力量时，神经元保持安静（Kandel ER,
1994）。

---

[245] 这就是 Mac Conaill 所定义的联合性旋转运动，它在沿着一个关
节的双轴连续运动中产生和出现（Kapandji IA,1983）。

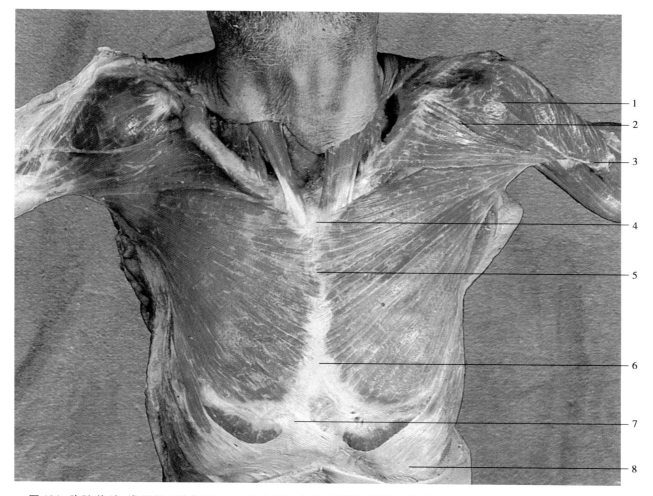

图 124. 胸腔前壁、浅层肌（引自 Fumagalli-宏观人体解剖彩色摄影图谱-出版者：**Dr. FrancescoVallardi/Piccin, NuovaLibraria**）

1. 胸大肌的锁骨头和三角肌是肱骨前向运动肌筋膜单元的一部分；从上图中可以看到，用两个不同的名字来命名这些单向纤维群显然是非常武断和随意的；2. 肱骨-肩胛骨前向运动的一些肌肉纤维和筋膜延伸至颈浅筋膜，该筋膜与颈部前向运动单元相连接；3. 三角肌筋膜的螺旋纤维沿肱骨后-内向运动向肘部前-外向运动方向走行；4. 部分纤维沿胸锁乳突肌的胸骨附着点走行延伸为胸筋膜；但由于后者被切除了，所以在图中看不到；5. 右侧胸大肌的部分肌纤维与左侧的相互齿合；这种结构使两侧上肢能够完美地同步内收。如果肌肉是力量的唯一和绝对来源，那么它只需要附着到骨骼上即可，上述所有这些显而易见的纤维就显得多余了；6. 白线和胸骨上筋膜形成的连续体有铅垂线的作用，它能调节身体两侧的平衡（内向运动）；7. 右侧胸大肌的部分纤维附着于腹直肌鞘上；其张力可作用到身体的对侧（螺旋）；8. 腹外斜肌的腱膜通过其平行分布的胶原纤维传递肌肉力量；其中部分胶原纤维与腹部筋膜相连，它们能紧张腹筋膜，并接收（反馈）身体一般状况的信息

斜线

运动组合是指单一节段在两个正交方向或平面之间的中间角度的运动。

斜线与肢体或躯干在两个平面或两个相邻序列之间的运动方向相对应（图 125）。斜线同步所有融合性协调中心的活动，这些协调中心位于多个节段上，但均被同一个神经冲动激发。例如上肢的前-外向运动（an-la）的斜线可以调节前-外-肩（an-la-sc），前-外-肱骨（an-la-hu），前-外-肘（an-la-cu），前-

外-腕（an-la-ca）几个融合性协调中心的活动，并使上肢在外向序列和前向序列（斜线见图 177、图 178、图 179、图 180）之间的方向移动。如果在运动过程中，操作者更倾向于侧向移动，那么外向运动序列将会被进一步激活。随着上肢逐渐由向前的体位移向外侧，一个序列的活动将会增强，而另一个序列的活动将会减弱。这个过程非常顺畅自然，不会出现那种因只受神经刺激控制，按"全或无"的规则而产生的"忽动忽停"的反应。融合性协调中心根据一个序列的"高潮"来调节另一个序列的"低潮"。前-外-肩，肱，肘，腕（An-la-sc，hu，cu，ca）

的斜线的融合性协调中心协调运动过程中的兴奋刺激和本体觉[250]。

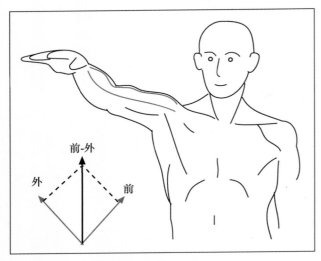

图 125. 斜线或两个相邻序列合力的结果

直立姿势的保持不需要很多随意运动的参与；但这类姿势控制甚至更为重要。一些实验显示其能刺激一些肌肉点的振动可引起同侧身体的倾斜。踝关节前部肌肉的刺激可使身体前倾；外侧肌肉的刺激可使身体向同侧倾斜。

这不是一个自发的过程，而是在外周的控制下进行的。用振动同时刺激上面所提到的前部和外侧肌肉，身体会向这两个矢量合力的方向倾斜[251]。在筋膜手法治疗中，该合力的结果被称之为斜线，它位于两个正交平面之间（图 177～图 180）。

人体有很多运动是沿斜线进行的，如：

- 上肢的桡偏是其前向和外向运动合力的结果。
- 上肢的尺偏是其后向和内向运动合力的结果。
- 在步态中，下肢蹬离地面是其后向和内向运动合力的结果。

在所有的运动中，序列、斜线或螺旋到底是哪种组织参与往往很难界定。进一步研究需要明确筋膜的紧张度是被协调中心 cc 还是融合性协调中心［cc(s) of fusion］选择性激活。牵涉痛与筋膜的解剖连接性均表明：静态的和纵向的牵拉可以激发序列的节段性协调中心 cc 的活动；而动态的和斜向牵拉可以激发螺旋的融合性协调中心［cc(s) of fusion of the spirals］的活动。

螺旋结构

在两个平面之间的中间性运动中，斜线同步肢体（或躯干）不同节段的单向融合性协调中心（cc of fusion）的活动。

螺旋同步作用于远侧节段（相对于近侧节段）、相反方向的融合性协调中心（cc of fusion）的活动，如后-外-足（re-la-pe）的螺旋能同时激发踝的前-内向运动和膝的后-外向运动（见步态的摆动相）。

要理解筋膜的螺旋组织，必须对结缔组织的结构重新简单了解一下。

韧带与支持带的功能不同，因此它们的结构不同。

韧带，如其名字中所示（来源于拉丁文 ligamentum = 连接），即连接，将两块骨骼连接到一起，它有一个韧性结构，纤维沿相对统一的拉力线排布[252]。

支持带，如其名字所示（来源于拉丁文 rete = 网），即网，是由胶原纤维根据多条拉力线的走行而构成的网络或网格结构，其功能与韧带明显不同[253]。在解剖学教材中，由于没有考虑上述这两类结构在生理上的不同，因此经常将支持带错误地称为韧带[254]。

和韧带相比，支持带与筋膜的连续更为广泛。支持带在身体的关节部位形成环，通过筋膜内胶原纤维的螺旋状排布，将近端关节与远端关节相连接。

在手指和足趾的筋膜处均可以见到相似的螺旋结构[255]。每个手指（足趾）的筋膜都是由交叉状纤维形成，它们与横向纤维交互排布[256]。

---

[250] Roll 和 Roll 认为：肌梭的刺激信息可能会形成一个从足部至眼睛的连续性"本体感觉链"。链条中任何水平的肌腱震动均能够明显改变身体姿势的内部表征。但是，对于上述多个本体感觉信息的融合情况却了解甚少（Kavounoudias A，1999）。

[251] 当某一前后方向的肌群与其他肌群一起被刺激时，总会引起身体侧向倾斜。倾斜方向大致与身体两个正交倾斜的合力相对应。之前通过刺激同一肌群对上述两个正交倾斜的情况进行了分别观察（Kavounoudias A，1999）。

[252] 韧带 = 纤维带，其形式和厚度多样，韧性强，但延展性差。它将两块骨骼连接到一起；位于关节周围（Stedman's，1995）。

[253] 髌外侧支持带：为股中间肌和股外侧肌腱膜的延伸，两肌的腱膜分别经髌骨两侧，附着于髌骨缘、髌韧带的前面、侧副韧带的后面及胫骨髁的远端（Stedman's，1995）。

[254] 伸肌上支持带：向下约束位于踝关节近侧端伸肌腱的韧带；并继续延伸至小腿深筋膜。同步小腿横韧带、伸肌的上支持带及小腿横向韧带等的活动。
前臂的屈肌支持带：前臂筋膜远端加厚形成，正好位于桡腕关节的近侧端；在前臂边缘与伸肌支持带一起继续延伸。该结构与腕横韧带相呼应，通常被称为"屈肌支持带"；它形成了腕管的顶。同步前臂屈肌支持带、腕掌韧带的活动（Stedman's，1995）。

[255] 在 5 个环状滑车中，有 2 个位于指骨体附近，其余 3 个位于 3 个关节附近；交叉状滑车均位于骨干附近，靠近相邻关节，并与之并行（Gray H，1993）。

[256] 屈肌肌腱的纤维鞘：在皮肤和皮下组织的下方，我们可以看到一强韧性的纤维层，它覆盖在屈肌肌腱上。纤维鞘起于掌指关节水平，继续延伸至浅表掌筋膜的横行纤维。纤维鞘的结构是由指骨体上的横行纤维构成；在关节上方，它是由斜行和交叉性纤维构成（Testut L，1987）。

全身多处可见与上述相同的纤维交互排布方式。在足部,支持带自脚趾至踝部覆盖各关节(环状伸肌支持带),交叉状纤维延伸至骨干上方(交叉状纤维以 8 的形式分布于小腿后方筋膜)。膝盖周围的髌外侧支持带与股外侧肌和股内侧肌的纤维相延续。与之类似,躯干部关节周围的环状纤维和交叉状纤维与这些带状结构相连(腰背筋膜带、颈背筋膜带)[257]。

在手部,长肌和短肌的肌腱附着于手指的支持带上[258]。在腕部,伸肌支持带形成筋膜腔,经滑液鞘到达腱系膜。

上述连接在外周的运动调节中均有非常重要的意义。这种调节通过组合对牵拉敏感的神经结构(高尔基腱器)和被运动拉紧的筋膜结构(支持带)的功能来实现。

支持带覆盖肌腱的附着点,其命名与该肌腱作用的节段相同。同时支持带与肌肉起点接近之处,能够运动近侧节段。螺旋形肌肉的肌鞘将近端支持带的前部与远端支持带的后部相连,如缝匠肌。

支持带能够部分中断筋膜螺旋的连续性。如果筋膜螺旋式是连续的,那么我们就只能完成与那些反射类似的固定模式的姿势。所以这些中断为更多种类的运动组合提供了可能性。在人类进化的过程中,反射和许多无意识的运动都是通过胶原纤维形成螺旋来实现的。

这些筋膜螺旋在涉及多关节的运动过程中控制相反方向的活动,如牵拉绳子时,手指屈曲和外展(前-外-指,an-la-di),腕关节伸展和内收(后-内-腕,re-me-ca),肘关节屈曲和外展(前-外-肘,an-la-cu),肩关节伸展和内收(后-内-肱,re-me-hu)(图 126)。

上面描述了部分最复杂的运动活动的控制。外周运动通过筋膜螺旋进行,这可以解释为何远端肌肉的兴奋性会随着近端关节角度的变化而改变,如髋关节屈曲至 90°和屈曲至 150°时,股四头肌的兴奋性不同[259]。神经的构造机理和肌肉的连续性均无法对此类控制进行解释。

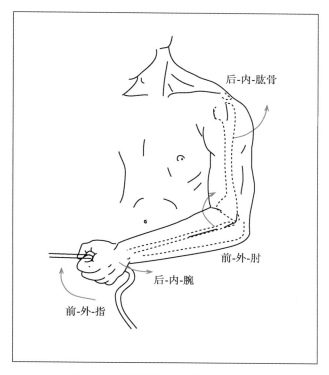

图 126. 由螺旋控制的动态运动或姿势

但在另一方面,螺旋的连续性却可以对此进行解释。在复杂的运动活动中,大脑无法让手沿着一个方向运动,而让肘关节沿着另一个方向运动。手和其他关节的运动姿势的方向必须调整为一个逻辑性系列。正交的肌筋膜单元通过纵行序列的筋膜内胶原纤维同步;运动组合通过螺旋的筋膜内胶原纤维同步。随着对筋膜内连接的重新评定,运动器官的解剖将会有一个崭新的视角。

观察照片中三角肌的后外侧部分(图 121),可见一大束斜行纤维。这些纤维向前参与后-内-肱骨(re-me-hu)的融合性肌筋膜单元的形成,其中部分纤维向远端附着于臂筋膜的前部,继而覆盖肘部前向-外向运动的肌肉(前-外-肘,an-la-cu)。筋膜自身受这种拉力作用,会产生纤维以进行力量传递[260]。这解释了四肢和躯干的各个螺旋中为何会出现这些斜行纤维及筋膜内螺旋胶原纤维的排布情况。这些斜行胶原纤维与纵行纤维在相同筋膜中彼此独立走行。很多解剖教材中均有此描述[261]。

[257] 身体支持带指身体的一个功能性连接结构,遍布全身,在那些由前向后没有传统意义上的解剖连接的区域分布。由于其恰好位于皮下,我们能看到它,所以才有了这个名字(Schultz RL,1996)。

[258] 显示表明:交叉部分没有以有序的方式与相邻滑车相连,如它们各按常规方式沿自己的边缘走行,而没有彼此靠拢;但在和这些结构表层的相连之前,它们继续沿着厚区域的浅层走行。肌腱在靠近其附着点处,与其滑液鞘的背部、临近的骨性突起相连,或通过滑膜的纤维带与韧带的表面相连,它被称为系带或纽(Gray H,1993)。

[259] 结果显示:作用于单关节的伸膝肌群(股外侧肌和股内侧肌)的兴奋规律取决于髋关节的角度。需要特别指出的是,与髋关节的中间角度(112°、135°、157°)相比,髋关节 90°(坐位)和 180°(卧位)时,其兴奋水平较高(Hasles EM,1994)。

[260] 这些压力线的连接组织成分受刺激时,可以提高纤维的合成;而合成的纤维沿压力线分布(Schultz RL,1996)。

[261] 众所周知,肌筋膜即深筋膜,主要由胶原纤维构成;该处的胶原纤维排布更加紧凑、有序且有方向性;因此通常很难将深筋膜与腱性组织区别开;和后者一样,深筋膜某一层的平行纤维与连接层呈一定夹角(Gray H,1993)。

生理学角度的实验证实了类似螺旋组织的存在。在姿势学中已观察到：振动小腿三头肌的肌腹，可使身体后倾；而振动足跟，可致身体前倾[262]。

运动反应对同一刺激的多样性在第一个案例（刺激小腿三头肌的肌腹）中，可以解释为肌筋膜单元的节段性反应；在第二个案例（刺激足跟的支持带）中，可以解释为肌筋膜螺旋的全身性反应。

临床经常发现：牵涉痛并不总是伴随纵向序列排布，而是经常伴随螺旋排布，如刺激下腹部引发的痛觉反射区，可以沿腹直肌呈纵行方向走行，也可以沿斜行方向走行，出现在腰部区域。类似的例子可见于椎旁肌受刺激时：如果序列被涉及，则疼痛将沿纵行方向分布；如果螺旋被涉及，则疼痛将沿斜行方向分布，例如出现在腹股沟区域。因此，从治疗的角度出发，腹痛可经由背部治疗而痊愈，反之亦然[263]。

节段性 cc（segmentarycc（s））与融合性 cc（cc（s）of fusion）的不同

- 节段性 cc 位于肌腹上，它们通过肌外膜、肌束膜和肌内膜来调节肌筋膜单元。
- 融合性 cc 位于肌腱上，它们通过支持带和筋膜螺旋来调节运动组合。
- 节段性 cc 在身体的部位和三个空间平面一致。
- 融合性 cc 位于关节附近或两个平面之间的中间性区域（斜线）。
- 节段性 cc 在发力时被募集，此时筋膜（序列）上的肌肉附着点绷紧。
- 融合性 cc 在支持带紧张的时候被募集，包括直接紧张（来自肌腱）和间接紧张（来自它们所附着的骨骼的运动）。

为了协调运动组合，节段性 cc 和融合性 cc 都会拉紧其所在的肌筋膜单元肌纤维的肌梭和高尔基腱器官。

---

[262] 刺激双侧足跟可使身体前倾，而刺激小腿三头肌的本体感受器可引起相反方向的姿势反应。
结果显示：震动皮肤或肌肉的本体感受器所产生的感觉信息能够激发整个身体的代偿性运动反应，以调节身体的直立姿势（Kavounoudias A，1999）。
[263] 腹横肌和腹内斜肌被认为对腰椎的动态和静态稳定意义重大。更进一步说，在慢性下背痛的患者中，已经发现这些肌群是最先被影响的（Hodges P，1996）。

第 16 章
肌筋膜螺旋的进化

由于筋膜在纵向和横向的隔膜结构,可以分别在冠状面和矢状面上对身体的控制力进行协助。

现在对中间筋膜在水平面上所起的作用进行检查。

水平面上的运动可以是:

- 运动组合(Motor schemes),单一节段在两个平面内以一定角度进行的运动。
- 斜线运动,一个完整的肢体在两个平面中以一定角度进行的运动。
- 螺旋运动姿势,是复杂运动,包括同一肢体的不同运动节段的反向运动。

运动组合的构成

如果竖脊肌筋膜和侧屈肌的筋膜间室是身体唯一的筋膜间室,那么身体动作就会被限制,只能做向后运动和旁侧运动(图 127,A)。两个平面之间 90°范围内的任何动作都将不可能做到。只有在拥有一个可以协调身体从侧方姿势转到后方姿势的过度旋转组件时,才能完成这样的动作。

由此可以看出,合成运动(Motor schemes)是从一个平面到另一个平面的转换器。在这个转换中,三组肌筋膜单元被激活:启动肌筋膜单元(向后或向前),目标肌筋膜单元(侧方或内侧方)和旋转肌筋膜单元(内旋或外旋)。水平面上的肌筋膜单元之所以能够完成这些过渡,是因为它们连接在中间筋膜上,中间筋膜就像连接于两个肌肉平面之间的轴承(图 127,B)。

在头索动物中,肌肉组织通常是分节的,以肌纤维纵向定向,从一个肌节到下个肌节。

在圆口类生物中,肌节弯曲并向尾部倾斜。

在硬骨鱼类中,肌节弯曲,甚至呈漏斗样相互嵌插。通过这种方式,当一个肌节纤维收缩时,它影响的不仅是其附着的两个椎体,还有距离较远的椎体。在鱼类中,逆向(向后)倾斜的肌节构成了区分躯干深层和浅层肌肉的雏形。肌节逐渐被宽阔

而强壮的片状肌所代替。这种片状肌主要存在于身体的两面,包括腹侧(轴下)和背侧(轴上)。

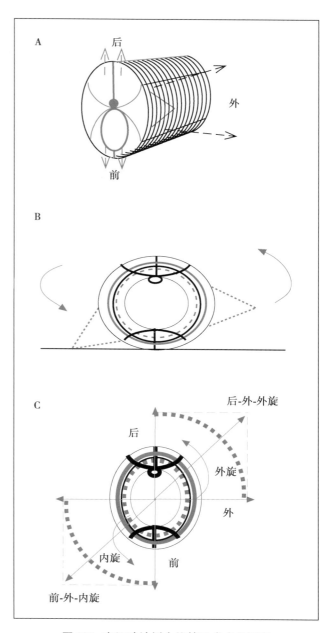

图 127. 在运动计划中旋转组成成分要素

123

鳍位于鱼类身体两侧（图 127，A），在水生环境中，它加强了躯干侧方的推动力。鱼类的侧屈运动保留了基础的运动方式，甚至在两栖类生物中，我们仍能发现由鳍进化而成的四肢，在运动时与躯干保持同步性。因为两栖类生物的躯干接触地面，需要将肢体当成杠杆去撑地而起，以推动整个躯体的前行（图 127，B）。最初肢体位于躯干的侧旁，因此躯体必须向下旋转才能使肢体发挥杠杆作用。如果两侧肢体同时动作，那么肢体就不必旋转。如此一来，就不需要用躯干凹侧的肢体降低，而凸侧的肢体被抬起的方式来推动躯体前行。这个行进过程我们可以在海豹在地面上前行时观察到。

在两栖类中（蝾螈），连续交替地抬起一条腿，放低对侧的另外一条腿，这种动作增加了片状肌与躯干独立肌层衔接所依靠的点的形成（旋转）（图 127，C）。

这种侧方肌肉结构的分开在四足生物中更为明显，因为它分离成了内外斜肌[264]。

在羊膜类动物中，这种胸部的肌肉结构在肋骨出现时变得更加复杂了。[265]外侧斜肌分成两层，浅层变成提肋肌，外肋间肌从深层肌发展而来。内肋间肌由内斜肌发展而来。在羊膜类动物中，肋间肌和斜肌对于它们的呼吸非常重要（但在哺乳动物中重要性会降低）。肋下结构由横肌发展而来。在更高级的四足生物中，我们发现在肩胛区域的锯肌，肩胛提肌，菱形肌，都是由外斜行肌分化而来[266]。椎前肌（轴下）形成了一个紧邻椎体柱的屈肌链（颈长肌，腰方肌，腰大肌）和一个浅表肌肉链（胸骨肌、腹直肌）。

一个纵行，浅表的肌肉结构和一个深层椎间肌肉结构一起构成轴上部分。这种新的椎体肌肉结构可以使脊柱背弓，尤其是在哺乳动物中。

这种新的双层结构，可以使躯体从背弓姿势（后，re）转变为侧向屈曲（外，la）（图 127，B），从而控制这两个平面之间 90°范围内的运动。这不再是一个仅仅需要激活向后运动或旁侧运动肌筋膜单元的活动，而是逐渐增加一个肌筋膜单元的活动，同时降低另一个肌筋膜单元的活动（渐强和渐弱）。这种协调动作不再直接受控于向后或侧方的调节中心（cc），而是受控于融合调节中心（后-外，re-la）。这种调节中心同时构成了用于内旋和外旋的调节中心。控制水平方向动作的协调中心和融合协调中心通常是紧邻的，但它们控制运动的功能却保持了独立性。

作用在水平面上的肌肉在四肢同样存在。它们占据了中间层，尽管它们是能够独立收缩的，但它们经常联合完成运动计划动作。

融合调节中心 cc（s）位于联合两个序列的筋膜的中间部分，这样向前-向内的调节中心位于向前运动序列的内侧部位（图 179），向前-向侧的调节中心位于前方运动序列的外侧部位（图 180）这些调节中心的存在使得合成运动得到直接控制，而不需要必须通过总和两个独立序列的向量去实现[267]。

肌筋膜斜线的进化

在解剖教科书内容中，没有太多关于运动斜线进化的信息[268]。

通过对人类肌肉组织进化的研究，巴特得到了这样的结论：躯干肌以斜线方式排列成层，如果沿着一条轨迹连续环绕身体，那么就可以构成两个相交叉的螺旋筋膜层。这种螺旋筋膜排列同样能够在四肢中发现。巴特不仅认识到人类身体肌肉成螺旋构造，而且他认识到人类运动的特性呈斜线和螺旋的性质。

从大体上说，筋膜手法治疗理论是要证明：筋膜是一种能够为肌肉神经组织结构提供支持的框架，并归属于肌肉和神经组织的结构。

---

[264] 在羊膜类动物中，外侧斜肌分成两层：浅表层变成肋提肌，深层转变的外肋间肌。内肋间肌则由内斜肌发展而来，肋下肌由横肌发展而来。肩胛区域的锯肌和提肌和哺乳动物中菱形肌则是由外斜肌分化而来的（Stefanelli A，1968）。

[265] 两栖类中的有尾目生物仍然保持着原始的轴上和轴下躯干肌的分节运动现象。在羊膜类动物中，轴上隔膜的消失导致了长条状肌筋膜的发展，排列跨越于椎体的横突。而剩余体节则仅仅保留在深层肌（Kent CG，1997）。

[266] 锯肌、肩胛提肌和菱形肌是由外斜肌分化而来，并构成了肩胛区的悬吊带。腹侧的胸肌加强了肢体基础的固定（Kent CG，1997）。

[267] 力被定义为可以作用于身体，并通过这种方式去调整身体状态。如果两个（或更多）的力同时作用在同一个身体上时，会产生一个力，它等于所有单独向量力之和。多个独立向量力之和仍是一个向量力。最简单的例子是通过简单的平行四边形公式去求和（Cromer AH，1980）。

[268] 在哺乳动物中，所有肢体的肌肉结构看起来具有共有的起源，这种起源从肌节中独立起来。肢体肌肉结构，包括具有内在的和外在的，它们能够被分成两个拮抗肌群，类似于鱼类中背侧和腹侧的肌肉。肌肉的功能需要结缔组织筋膜的帮助。在下肢的旋转动作中……（Stefanelli A，1968）

为了证明这一点,我们现在讨论一下二足类中人类运动器官的最新成果。从筋膜角度去看的话,直立姿势的第一个阶段是先被肌筋膜斜线组织起来的,进而通过肌筋膜螺旋成功进化。

所有这些是如何实现的? 然而到现在为止仍然只有推测,从四肢爬行到站立行走的转变是如何产生的,目前存在多种理论解释[269]。我们知道类人猿(猩猩科)和人类的共同祖先(普罗猿)存在于下中新世的地质时期(2000 万年前)。众所周知,在中新世中期开始(大约 1500 万年以前),随着丛林环境的扩展,两个物种开始分化成森林古猿(猴子)和腊玛古猿(人类)。猴子物种采取了各种生存和防御策略,譬如穿梭于丛林之间(长臂猿)和齿系的发育(狒狒)。为了做好自身的防御,原始人类缺乏这种形态上的功能作为"天然"防御工具去应对食肉动物。但是他们已经开始通过木头或长骨来作为自己的外界武器和工具。虽然在今天我们只有通过化石去探索过去,但是我们不能把自己的推论建立在这些残存的材料上,因为所有涉及类似于人种志的理论和其他概论都提到:骨制和木制工具早于石器时代就已经应用于日常生活了。

在同一时期,由于运动器官的重要改变,四肢生物向双足生物进行了过渡。显然一些伴随的因素也有助于它们的这种转变。比如在目前理论中考虑到的几个方面:如生存环境中树木之间距离的增加;生活的环境与热带雨林相比,食物并不是太丰盛;以及为了生存需要的其他改变。

这就引申到这个似乎合理的假设:原始人类变成双足生物也是通过棍棒(或长骨)的使用,首先作为防御资源来使用,后来作为一种支撑扶助工具。围绕这个从四足生物变成两足生物转变的这个话题,这种理论没有太多争议。

黑猩猩能够抓住棍棒,并将它扔向入侵者,但是这种策略只能提供暂时性的防御。通过手握棍棒挥舞,以示威胁及防御。我们很容易想到一个例子:当一只牛,一只狗或其他动物对于我们的命令无动于衷时,我们可以通过手握大棍子,让它们听话和屈服! 通过这种正反馈,可以帮助原始人类懂得他们可以依靠这种防御武器去生存。

当然,一旦原始人类身处大草原,他/她就必须长期持有一个棍棒。因为万一遇到危险情况,临时再找一个棍棒将变得十分困难。通过这种方式,由木头或长骨制成的棍棒成为腊玛古猿不可或缺的一种武器。这种祖先依靠四足爬行行进,它们后足跖行,并支撑具有前关节的整个身体行走(图 128)。通过手臂的悬摆运动来抬举身体前半部分,从而使重心移向骨盆。前肢承受较轻的重力,使得腊玛古猿能够握住棍棒,并在行走运动中用一只手握棍子。四肢爬行运动时,手持棍棒会非常困难并感到不适,也会造成指间关节的疼痛以及对后肢的干扰。通过直立位,手持棍棒类似于手扶拐杖行走的姿势,可以解决这个问题(图 128)。这样就可以解释为什么在双足行走之前,会有一段三足行走时期的说法[270]。这种行走方式可以使重心向下肢转移,同时促使了左利手或右利手的使用[271]。由于持有棍棒一侧的胸部和腰部区域相对于对侧会抬高,因此该侧的肌筋膜组织也会发生缓慢的调整。这就意味着,躯干的运动[272]不再完全依靠后方或侧方运动,而紧接的是引导了躯干的旋转运动以及合成运动(Motor schemes)(后-外-胸 右侧 re-la-th rt 和 后-外-腰 左侧 re-la-lu lt)的发展。

[269] 就这些改变是如何发生的产生了两个假说:1. 从水平姿势到逐步的直立姿势是一个渐进性的进化;2. 一个"二选一"的姿势;在这种理论中,我们的祖先被假设要么是水平姿势,要么是直立姿势。分析表明,从力学角度来看静态下半立姿势是不利于力的发挥和力的约束。这些拉力使得站立姿势和持物行走共同成为大自然选择的结果,而那个中间时期则将会短暂和没有结果(Helmuth H,1985)。

[270] 人类掌(足趾)指内收肌和滑车上背侧肌筋膜包括中指(趾)脱毛后;手掌(并指)肌;前臂骨间膜纤维走形;未成熟换装韧带,人类肩关节陷窝的方向都明显提示人类祖先在直立行走之前曾是四肢抓地指节行走。模型提示在直立行走之前经历了一个三足行走的中间时期。这种模型是建立在人类解剖要比类人猿更不对称的多(Kelly RE,2001)。

[271] 研究表明:两足类生物如人类,类人猿和卷尾猴都是习惯用右手。而且在类人猿、卷尾猴与恒河猴中直立行走的要比爬行的更习惯使用右手。这些结果表明姿势改变了灵长类偏好用手的方向与力量,而且两足类生物促进人类右利手的使用(Westergaard GC,1998)。

[272] 海豚在通过矢状面上尾部纵行击打推动身体前行时,脊柱腰椎扭转当中微小剪切力,构成了轴向的主要压力。而海豹却相反,通过后背附属物的侧方击打来推动躯体前行。在羊驼的行走中看不到所预期的朝向骶骨的扭转。在黑猩猩中,直立行走是通过驼背,明显的屈髋进行的。缺乏骨盆和肩带的反向旋转。在人类直立行走中,轴向的负荷主要集中在前突的腰椎。而扭转,则是通过肩带和骨盆的反向旋转来实现的,而且在行走和跑步中,肩带和骨盆的反向旋转逐渐增大(Bronek M,2001)。

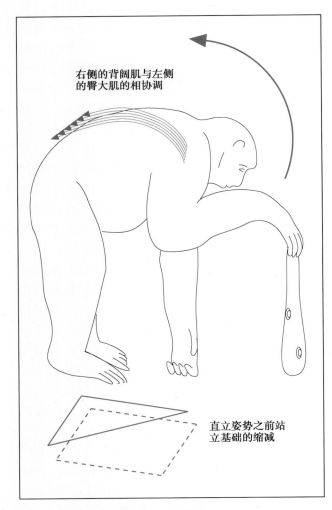

右侧的背阔肌与左侧
的臀大肌的相协调

直立姿势之前站
立基础的缩减

图 128. 向两足类生物的进化

继续同一种假说，由于使用的棍棒长度增长，可以使野兽与自己保持很远的距离，从而使自身获得更为有效的防护。这样一来，原始人类的站立姿态变得越来越直立。与此同时，在类人猿中，臀肌更多是为了保持躯干稳定，而不是保持躯干直立，因此出现了骨盆的扩大和臀部肌肉侧方姿势的逐渐增多。在足部，第三腓骨肌的形成，提高了内旋和承重的能力[273]。在晚中新世的末期（500 万年前），南方古猿已经进化成双足行走物种，其重心已经稳稳地落在了双足之间。

棍棒的使用不仅有助于原始人类掌握直立姿态（直立人），而且有助于它们智力的发展（智人）。

---

[273] 在类人猿中，腓趾的进化关系到第三腓骨肌的进化和形成。为了取得更有效的旋前和背屈，对于直立步态来讲，第三腓骨肌嵌插在稳定的跖骨而取代活动的第五趾，这种改变在种系进化阶段的早期就已经完成了（Reimann R，1981）。

智人学会了使用工具搬运石块，而且还会堆积石块建造蔽所。这必然为它们提供了更好保护，而使他们在冰川时期（300 000 年前）得以存活。根据需求，工具通常刺激了它们发明创造的能力。这样，长骨或棍棒变成了他们砸开坚果的锤子，搬运石块的撬棒，从树上打落水果的竿子或捕杀小猎物的武器。

这些行为，不仅仅是基因遗传的反映，更是在适应多变环境时进行合理进化的体现。这些工具为智人提供了改造周围环境的方法和途径，所以更多地加强了大脑突触的发展，而不仅仅是通过周围神经反射。从哲学角度来看，比较有趣的是在儿童的生长发育阶段，婴儿通过不同类型的扶持器具，帮助他们取得站立姿势。而在智人成熟或进化过程中，他们则经常需要依靠扶杖或类似的工具（图 129）。

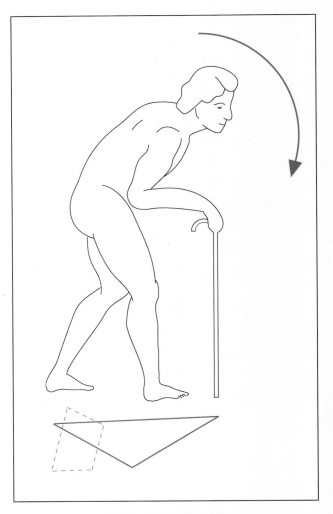

图 129. 直立姿势的进化

肌筋膜螺旋的进化

原始人类掌握直立运动的同时,在呈螺旋排列

的筋膜内,躯干胶原纤维也随之形成,然而四肢的螺旋结构已经进化。直立运动最初与躯干的侧方屈肌运动联合,这在一些双足站立的猴子中仍可以看到[274]。在原始的双足类动物中,运动的缓慢步伐,

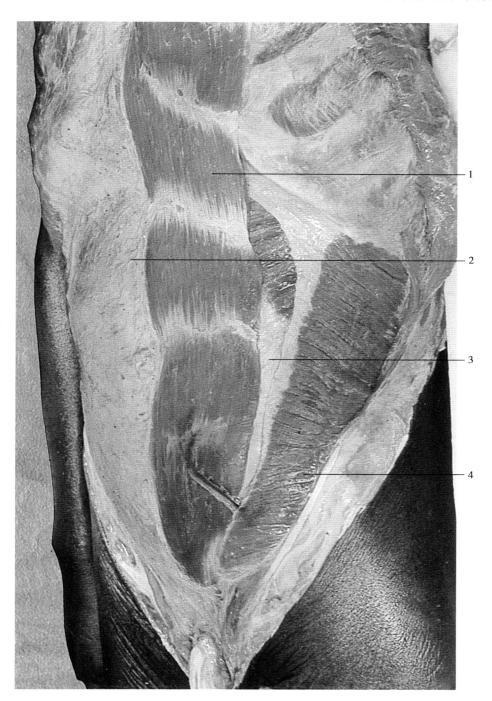

图 130. 腹外斜肌,腹横肌,腹直肌(摘自 Fumagalli-人体宏观解剖彩色摄影图谱;-由 Dr. Francesco Vallardi/Piccin, Nuova Libraria 出版)

1. 腹直肌的肌肉纤维呈纵向排列,与分布于躯干向前运动序列相一致(前,AN)。腹直肌的筋膜外膜胶原纤维也出现这种相同的排列;这种筋膜与腱划相连,内侧与白线相合并;2. 腹直肌鞘浅层由呈螺旋模式排列的腹部筋膜的胶原纤维构成(前-外-腰和骨盆);3. 在弓状线上面,腹横肌筋膜从腹直肌腱鞘后侧通过,并与对侧腹横肌筋膜相连。胶原和肌肉纤维在水平排列上与腰椎内旋动作相一致;4. 腹内斜肌的纤维排列与髂肋肌形成映射;这些纤维隶属于躯干的侧方运动或侧屈运动(外,LA)。腹外斜肌筋膜、腹内斜肌和腹横肌向侧方合并成腹直肌腱鞘以及腹白线的延续(前-内-胸　斜线)

---

[274] 人类的爬行可能使一种爬行进化阶段的重演。然而从运动学角度来看,人类的运动不仅具有独一无二、习惯性的双足直立步态的特点,而且第二个特点就是同样独一无二的运动——爬行。其会在人类婴儿时期,出生第一年内维持一个较短的时期。在婴儿蹒跚学步期间,肢体的行走运动主要特点,通过相当僵硬、外展的臂膀表现出来,肢体的动作主要依靠脊柱的扭转(类似于双足行走的大猩猩)而不是悬摆的上臂。然而,它们在脊柱的弹性扭转摆动中起着杠杆的作用(Niemitz C,2002)。

仍保留着爬行时期的上肢向后运动时与同侧下肢的同步[275]，同侧肢体的侧方运动与躯干的同步。正是由于一侧背阔肌胶原纤维[276]跨越棘上韧带[277]与对侧的臀大肌筋膜相连，才实现这种可以十字交叉或交替运动（图 131）。

随着长时间的这种交叉协调运动的重复，促使在胸腰筋膜中产生一种特殊的胶原纤维来连接背阔肌与对侧的臀大肌（图 128）。这种肌筋膜螺旋结构的产生，对于双足站立行走中上肢的背侧运动与对侧下肢同步进行起到了积极的作用。

在身体的前部，向前运动的肌肉中存在同样的连接（图 130，图 155）。胸大肌下面的肌肉纤维嵌插入腹直肌腱鞘（由斜肌腱膜构成）。腹侧筋膜胶原纤维的 S 形结构一直连续到对侧下肢筋膜[278]。在行走时，这种前侧的胶原纤维使一侧上肢的向前运动与对侧下肢得以同步（图 132）。

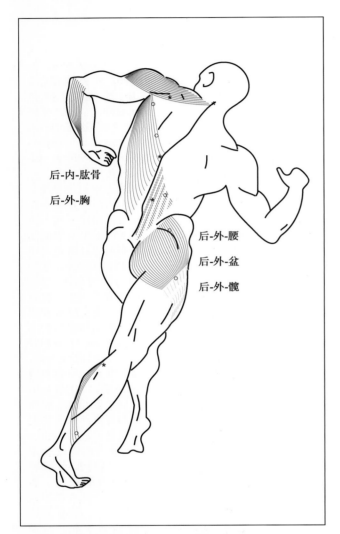

后-内-肱骨
后-外-胸

后-外-腰
后-外-盆
后-外-髋

图 131. 后-外-髋和后-外-肱骨的运动轨迹所构成的螺旋

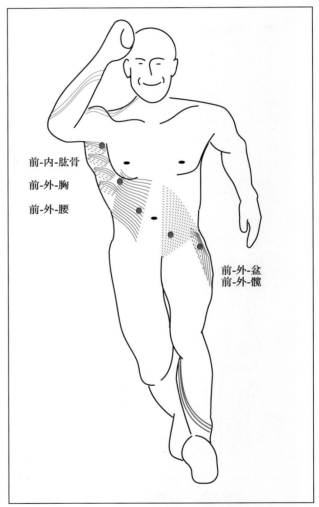

前-内-肱骨
前-外-胸
前-外-腰

前-外-盆
前-外-髋

图 132. 前-外-髋和前-外-肱骨的运动轨迹联合形成的螺旋

[275] 在有尾目中，背阔肌是一个由在肩部覆盖于轴上肌节的浅筋膜分化而来的柔嫩的三角形肌肉。在爬行动物中，它变得越来越连续，并固定于背侧结实的联合椎体棘突的筋膜上；它从其轴向起源向后方逐渐扩展。在哺乳动物中，这种趋势继续向着更广阔的背侧固定，并与腰椎的椎体相联合，向下扩展到尾部基底部（Kent CG，1997）。

[276] 胸腰筋膜的后层由两层薄片状肌构成：浅层片状肌是由背阔肌构成，深层片状肌则是由从中线向尾侧和外侧的条带状纤维构成。这两层共同组成束缚包绕背部肌肉的支持带（Bogduk N，1984）。

[277] 在狗、猫或狒狒的标本中，无论是肉眼还是显微镜观察，人类都没有观察到棘上韧带。与人类不同的是，在这些动物的腰椎中不存在棘上韧带，而且在下腰部的竖脊肌中没有交叉韧带的存在（Heylings D，1980）。

[278] 里兹克（Rizk，1980）在 41 具人类标本和 75 具其他哺乳动物标本中，针对腹前壁的肌肉结构进行了广泛的研究。最后得出在人类中腹外斜肌的主要部分是分两层，而且并没有在腹白线结束，而是跨越中线与对侧腹外斜肌相连接。通过这种交叉浅表筋膜向下向外扩展，并与深部纤维相交叉（呈 S 形系统）。一些纤维嵌插在耻骨上嵴的耻骨肌（陷窝韧带）和其他（涉及部分）（Gray H，1993）。

这两种躯干中肉眼可见的支持带与四肢筋膜螺旋相连续,并构成了关节周围的支持带。这些螺旋筋膜使向前-向外(前-外)运动环节和向后-向内(后-内)运动环节相同步。

需要特别注意筋膜功能对运动器官(图133)的发展总结如下:

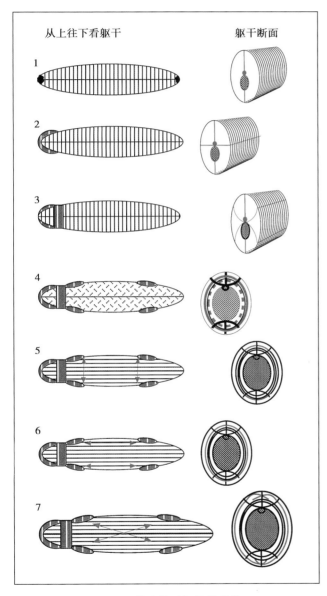

从上往下看躯干　　　　躯干断面

1
2
3
4
5
6
7

图 133. 从分节到螺旋的进化

1. 如果仅考虑脊椎动物和一些来源于脊索动物的生物,你会发现头索动物是由一系列被纵行隔膜分开的,完全相同的体节构成。一侧的肌纤维形成单一的侧方运动肌筋膜单元,对侧的肌纤维则形成拮抗肌筋膜单元(冠状面)。

2. 软骨鱼纲(鲨鱼)具有之前提到过的纵行隔膜,同时也具有将侧屈肌肉分成两半的横隔。侧屈

动作随后变得更精确,是因为它是两个向量作用的结果。鲨鱼的嘴巴不再是一个简单的吸管,而具有被两个作用于躯干不同平面的肌筋膜单元所控制的下颚构成(矢状面)。

3. 在进化的这个阶段,头部和下颚独立运动增多,将会使运动的组织建立更加有效。由此来看,颈部的肌肉结构的构成一部分来自腮弓肌,一部分来自躯干肌。上、下轴肌从侧方屈肌中变得独立(图133.3)。

4. 在两栖类生物中,当动作被躯干上的鳍所束缚时,鳍便被四肢所取代。肢体杠杆产生的合成运动(Motor schemes)引起躯干的旋转。躯干两侧的薄片状肌变得尤为突出(水平面上)。

5. 爬行动物的两个前肢之所以能够独立运动,是因为躯干后方的两侧斜方肌联合以及位于胸骨处的两块胸大肌的联合。体节和肌隔被连续的筋膜的连续性所代替(序列)。

6. 当四肢获得更大的力量时,躯干肌肉便开始萎缩,从而丢失使同侧上肢和同侧下肢同步的作用。连接肩部单元和骨盆单元的背阔肌则负责提供这种协调。

7. 在许多哺乳动物中,通过肢体的相互动作使运动变得更加精炼:背阔肌跨过中线,与对侧的臀大肌筋膜相结合[279]。当这种交叉模式扩展延伸至支持韧带时,肢体复杂活动逐渐增多,姿势的多样化得以发展(螺旋)。

在以下的章节里,会主要强调内筋膜胶原纤维。这是为了证明躯干的筋膜螺旋和肢体筋膜螺旋的连续性。

应该注意的是,与筋膜序列的连续性相比筋膜螺旋的连续性不太明确。在骨盆带,下肢的螺旋与躯干的螺旋发生不同模式的交错。举例来讲,后-外-髋部(re-la-cx)的螺旋能够与后-外-骨盆(re-la-pv)的躯干螺旋,或与后-内-骨盆(re-me-pv)的螺旋相连续。

上肢螺旋双侧肱骨的调节中心 cc,与肩胛区域的螺旋相延续[280],例如后-外-肱骨(re-la-hu)的螺旋几乎总是延续于后-外-肩胛(re-la-sc)的螺旋。位于肩胛与颈部的连续性是可变的。例如后-外-肩胛(re-la-sc),既能够延续同侧后-外-颈的螺旋,又可以延续对侧后-内-颈的螺旋。

---

279 胸腰腱膜以它的弹性而著称,扩展整个腰部区域。一部分终止于髂嵴,一部分终止于棘突和棘突间韧带。值得注意的是一定数量的纤维已经达到中线,并跨越中线与对侧的胸腰腱膜相连接(Testut L,1987)。

280 肱骨外旋和内旋的程度,肩胸前/后倾斜的程度和肩胛伸展/收缩程度依情况的不同而不同。然而这对肩肱节律没有明显影响,这项研究中明确指出:肩肱节律是一个结实的动力组合(McQuade KG,1998)。

除了骨盆带与肩胛带具有可变性,身体的其他部分参考躯干螺旋和肢体螺旋两大筋膜螺旋进行组织协调。

根据关节角度的筋膜拉伸,在每一步或每个动作中,激活序列、斜线或螺旋。单向性序列操控段区的调节中心 cc(s)。融合调节中心则是依据斜线与螺旋排列的胶原纤维牵拉力不同而做出反应。也就是说大脑负责发出运动指令,筋膜协助动作的实现。

螺旋的路径似乎能够使斜线的出现无效,然而它们实际完成以下肌筋膜结构:

– 肌筋膜单元和单向序列的段区调节中心 cc(s)包含深层筋膜和单关节肌肉(棘突间,横突间)。

– 在中间层,纵行的双关节肌肉(最长肌,髂肋肌,腹直肌)参与肌筋膜序列的构成。

– 在浅层,筋膜和多关节斜肌(背阔肌,臀大肌,外斜肌)构成肌筋膜螺旋。这些螺旋连接融合协调中心 cc(s),共同实现复杂的运动(例如行走)。

在哺乳动物中,步态速率的变化决定了运动和关节关系大量地调整。四足爬行步态,使三条腿同时与地面接触;快步走则是两条腿与地面接触,飞奔则只有一条腿。这是由肌筋膜框架的拉伸决定一个或多个动作程序参与其中,并不是自愿选择的。

即使对于人类来说,如果步伐超过 3 米/秒,将不可能维持正常的行走步态,甚至在无意中,我们已开始奔跑。

第 17 章
肌筋膜螺旋线生理学

局部的筋膜张力可以调节肌筋膜单元的纤维，并通过交互抑制对拮抗肌的肌筋膜单元进行抑制。

肌筋膜序列的紧张可使单向的肌筋膜单元同时被激活（通过辐射或扩散，radiation or overflow）。肌筋膜序列之间相互施加张力从而调节体态（表36）。

螺旋线和斜线的紧张阻滞了部分反射活动以及全部的复杂运动（这是一个逐步感应的过程）。

筋膜（包括肌筋膜单元、肌筋膜序列、肌筋膜斜线和肌筋膜螺旋线）为运动功能提供了关键性的外围支撑，而运动完全受神经系统的控制。可见，它们是相互依赖的。

肌筋膜斜线和运动组合

由斜线和肌筋膜螺旋线所组织的运动组合具有如下区别：前者指在两个解剖平面间特定的斜线上，同时激活某肢体（或躯干）的所有节段；而后者则指两个相邻节段之间方向相反的运动。

人们在解剖过程中发现，有些肌肉为纵向排列，有些则为螺旋形排列[281]。

当运动发生于特定平面（序列）内并且是沿着两个平面中间的方向（斜线）时，纵向排列的纤维被激活。在正常的人类活动中，单纯意义上的这两种运动形式显然并不常见。但是理解简单的运动构成将有助于弄清更复杂的运动。

肌筋膜斜线有四种[282]模式，其中第一个是上、下肢的屈曲-外展-旋转斜线，伴随肘关节和膝关节的伸展。正如 Knott 和 Voss 所述，这一模式可以内旋，也可以外旋（图 134）。

前-外斜线包括前运动序列、侧运动序列以及旋转肌筋膜单元的同时激活，其结果是产生居间的或斜线的运动。单一的序列无法协调这些居间性运动，对于运动皮层的控制也过于繁杂。肌筋膜单元的融合肌性协调中心［cc(s) of fusion］提供了

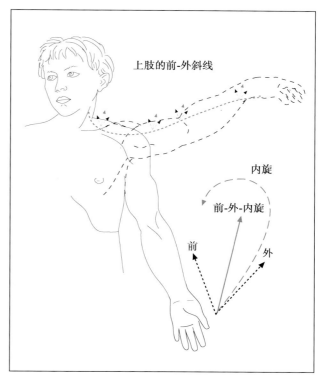

图 134. 上肢的斜线运动

---

[281] 肌肉纤维的排列方向与牵引方向有关，包括平行、斜行和螺旋形，可据此对肌肉进行分类。平行：方形肌、带状肌、梭形肌、腱划。斜行：三角肌、羽状肌（双羽状肌、单羽状肌和多羽状肌）。有些肌肉呈螺旋状或"扭转状"：斜方肌在两个止点之间呈 90°螺旋。胸大肌和背阔肌的胸肋纤维则呈 180°螺旋。当这些肌肉收缩时，其局部是解螺旋状态（unwind）。另外还有一些螺旋状的肌肉由两个或两个以上的交叉层组成：如胸锁乳突肌和大收肌（Gray H，1993）。

[282] 每一种模式都有一个主要的屈肌或伸肌成分，与外展或内收以及两个旋转部分相联系。运动的斜线有两种，每一种都包括两个相互拮抗的模式：例如下肢三重屈曲可减小阻力，使得踝关节背屈更为容易（Licht S，1971）。

合适的外围抗拉结构。融合中心遍及整个身体，位于主要序列的中间，参与控制居间性运动。

前述斜线的拮抗肌为后-内（伸展-内收）斜线，在收回动作时被激活。当手臂抬起并外展时，后-内-肱骨、尺骨和腕骨的融合肌筋膜单元协调中心被激活，以克服反方向的阻力从而使手臂返回至原位置。

另一类是前-内和后-外斜线。例如下肢中的这类斜线首先激活前-内髋、膝、踝和足的融合肌筋膜单元协调中心，然后才是上述部位后-外部的融合肌筋膜单元协调中心。

在躯干部位，身体一侧的前-外运动与另一侧的后-内斜线相互配合以完成收回动作（图177～图180）。或者躯干一侧的后-外斜线先被激活，而后在尝试将躯干恢复至中心位置时，前-内斜线也被激活。身体的前半部分与后半部分具有相同的斜线，以保证身体的完美对称。

在重复的居间性运动中筋膜经历多次牵拉，由于其本身具有一定的可塑性，因此形成了另外的胶原纤维[283]。在斜线运动过程中，伴随着融合中心的协调作用，则形成了纵向纤维，其排列方向与序列的纤维排列方向平行。螺旋状排列的胶原纤维（肌筋膜螺旋线）在相邻部位做方向相反的运动过程中调节着 cc 融合中心［cc（s）offusion during］。

肌筋膜螺旋线和反射活动

反射是构成运动组织的第一层次[284]。反射活动被整合在大脑皮层发出的运动指令当中。筋膜的结构有助于从力学层面解释这些反射活动是如何进行的。

我们在骨骼肌系统中均发现了局部和全局反射活动。

- 局部反射活动仅激活一个肌筋膜单元。可通过敲击肌腱（肌筋膜单元的感知中心）或冲击肌腹（肌筋膜单元协调中心）激活。
  ◇ 深部腱反射（感知中心）：
  - 肱二头肌（前-肘）
  - 肱三头肌（后-肘）
  - 髌腱（前-膝）
  - 跟腱（后-踝）
  ◇ 浅反射或皮肤反射（协调中心）：
  - 肩胛间（后-胸）
  - 足底（内-足）
  - 上腹部（前-腰）
- 整体反射激活一个序列或一个螺旋线上的肌肉。为了说明筋膜序列的作用，本书对一些上运动神经发生病变的病理反射检查进行了说明。在这些病例中，外周组织由于缺乏更高级的大脑皮层的控制，其反射更为明显。
  ◇ 序列和斜线反射
  - 腿部 Raimiste 氏征（两侧序列的连续性）[285]
  - 胫前肌征（前髋辐射至前踝的肌筋膜单元）[286]
  - Sterling 征（如上，不同的是位于两肢的两个单向序列间）[287]
  ◇ 螺旋反射：
  - 屈肌反射，等同于移动过程中腿部向前的运动
  - 伸肌反射，类似于步态周期中的站立期

本书现在开始分析螺旋筋膜结构在屈肌反射中的功能[288]。请留意此处所使用的关于屈曲的方位术语与"筋膜手法"相同，为全新的术语。换言之，疼痛刺激并非直接导致了三重屈曲，而是引发了髋关节前运动、膝关节后运动和踝关节前运动（图135）。这些动作受到一个或两个螺旋线的调节。为了简化分析过程，此处仅考虑一个螺旋线。在这一运动过程中，髋关节前运动由前-内-髋的融合肌筋膜单元协调中心所驱动，而膝关节后运动则是由后-外-膝的融合肌筋膜单元协调中心所驱动。踝关节前运动由前-内-踝的融合肌筋膜单元协调中心所驱动。

---

[283] 软组织具有较强的适应性，大力拉伸时可延长，极力收缩时可缩短。软组织会根据使用情况呈现新的形状，以适应新的姿势和运动模式。因此，即使疼痛消失后，你可能依然会根据已经发生的形状变化而维持原先的舒适区。重新调整可能需要经历一段不适期，因为肌肉和肌腱需要重新调整至适当的大小和位置（Brourman S，1998）。

[284] 正支持反射（positive supporting reflex）可促进行走过程中下肢的自主伸展。正支持反射是通过单纯对脚部施加刺激而引发的反射活动，该刺激即为每一步行走的动力（Licht S，1971）。

[285] 当人体仰卧、小腿外展时，轻瘫的肢体会发生与健全肢体（外展或内收）相似的运动（Chusid GJ，1993）。

[286] Strumpell 征，大腿屈曲至骨盆上方时发生足背反射，尤其当检查者施加较大的阻力时（Chusid GJ，1993）。

[287] 正常肢的主动内收受到抑制，但轻瘫肢则内收（Chusid GJ，1993）。

[288] 屈肌反射出现于肢体三个主要关节同步屈曲的过程中（对于下肢分别为髋、膝和踝关节三重屈曲），通过在肢体上施加疼痛刺激可在正常和去脑动物中引发屈肌反射。在观察受到刺激的肢体的三重屈曲时，还观察了对侧肢的伸展情况（交叉伸肌反射）（Baldissera F，1996）。

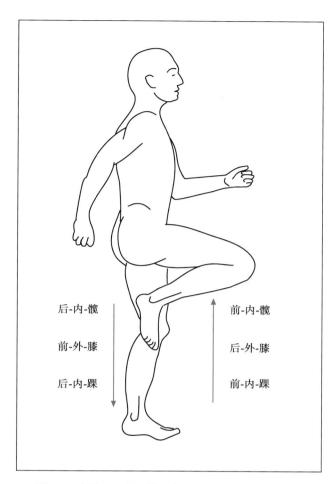

图 135. 右腿：三重屈曲反射。左腿：完全伸展或交叉伸肌反射

因此，这些运动仅涉及融合肌筋膜单元协调中心。此外，当需要向某个特定方向做突然的动作时，还会涉及部分肌筋膜单元[289]。

例如为增强运动，前-踝的部分肌筋膜单元可被激活。

在一侧下肢三重屈曲的过程中，对侧肢体则发生交叉伸肌反射，以支撑强加而来的额外重量。该反射由踝关节后运动、膝关节前向运动（股四头肌收缩以维持膝盖伸展）和髋关节后向运动（稳定骨盆以避免向前跌倒）构成。该反射涉及后-内-踝、前-外-膝和后-内-髋的螺旋线。

从筋膜角度进行步态分析

经过部分调整后，可在步态周期中发现屈肌和伸肌反射的运动组织[290]。每一步都可以划分为一个站立期和一个摆动期。

站立期[291]（图 136）需要髋关节（后-内-髋）后向运动，股四头肌活动以保持膝关节（前-外-膝）和踝关节（后-内-踝）的稳定。

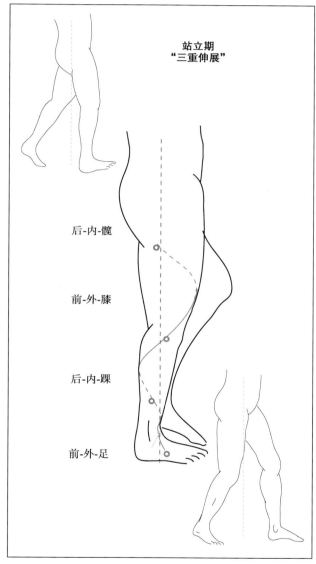

图 136. 站立期的前-外-足螺旋线

---

[289] 大脑皮层无法觉察其指令的结果，因为这些指令是在某个情形下发出的，当情形发生变化时，其最终结果必须根据情形的变化予以调整（Turvey MT，1982）。

---

[290] 比较脊髓损伤动物和正常动物移动过程中肢体的肌肉活动发现两者并无本质区别。这一结果表明，单独的脊髓可以激活肢体一系列协调的、有效的运动（Baldissera F，1996）。
[291] 在摆动期的后期，脚后跟先接触地面，然后由于踝关节的略微伸展，整个脚部着地。一旦脚部开始接触地面，髋关节伸展（臀肌收缩），而膝关节则通过股四头肌的收缩维持伸展状态（Baldissera F，1996）。

摆动期（图137）始于后-外-膝肌筋膜单元的收缩，髋关节（前-内-髋）和踝关节（前-内-踝）前向运动也同时被激活。足部从后-外位置开始进入摆动期，然后到达前-外位置。

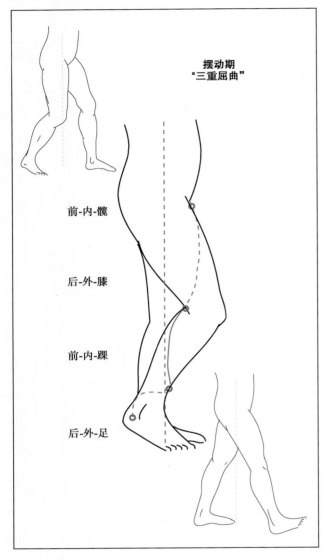

图137. 摆动期的前-侧-足螺旋线

人每走一步，下肢螺旋排列的胶原纤维都会经历一个"紧张"和"松弛"的过程。支持带的紧张也会使方向相反的各个部位同时运动起来，而支持带则是与筋膜螺旋线相连接的[292]。

---

[292] 在摆动期中，实验人员改变肌肉关节力矩和初始关节角速度，以确定其对膝关节屈曲峰值的影响。正如所预期的那样，模拟结果表明增加伸膝力矩或减少足趾离地时膝关节屈曲的速度均会减小膝关节屈曲的峰值。减少屈髋力矩或增加足趾离地时踝关节屈曲的速度也会导致膝关节屈曲峰值大幅降低。股直肌对于调节膝关节屈曲具有重要作用；去除模型中的股直肌激动剂会导致膝关节过度屈曲，而提高股直肌激动剂的输入则会减小膝关节屈曲（Piazza SJ，1996）。

根据神经生理学研究结果，在运动过程中，脊髓组织将更高级的神经中枢从组织运动的细节中解放出来。然而大脑皮层中心依然负责启动、指导和终止运动进程。

脊髓中心将下行指令转化为节律的、协调的运动的能力依赖于牵张反射弧的完整性。许多动物实验研究表明，当脊髓后根被切断后，节率性的活动仍然存在[293]。

内筋膜螺旋组织为这一反射活动提供了解释。实验研究表明，在切除猫的脊髓后根后，其四肢仍能以协调的方式运动。问题在于，缺乏了传入冲动后传出神经冲动如何交替激活两肢。一种假说认为，由于受到高尔基腱器螺旋线的影响，肌筋膜张力使得一个神经冲动被激活，而另一个则被抑制。

牵张反射弧，相当于单独的一块肌肉对传入冲动的回应性收缩，不能在移动过程中与全身运动同时进行。下肢前向运动通常与同侧骨盆的前向运动以及对侧胸部和上臂的后运动相关联[294]。除非肌筋膜螺旋线是连续的，否则无法解释全身各部位动作的同步性。

肌筋膜螺旋线和运动

螺旋线是曲线环绕于中心轴周围的一根连续、绵长的螺旋形线条。

螺旋线的结构无需折叠即可弯曲，不受到分开就可以延长，并且无需变形即能旋转。而直线结构，比如纵向序列，则难以延长或扭曲，但其具有更高的稳定性和强度。

局部肌筋膜单元协调中心主要通过来自于肌梭的反馈协调肌筋膜单元的运动单位[295]。

---

[293] 即使切除脊髓后根后，脊髓的运动中心依然活动，中脑的准备工作仍旧继续：这排除了运动本身引发的传入冲动导致形成步伐节奏的可能性（Baldissera F，1996）。

[294] 伴随着成年人运动的第三次调整是躯干的旋转，以便协助肢体向前移动。骨盆带围绕纵轴旋转约5°以使肢体向前移动（Baldissera F，1996）。

[295] 肌电图分析表明这些运动不需要使用二级协同肌肉；然而大多数复杂运动都是外部力量之间缓慢的相互作用的结果，包括重力、各组织的被动力学性能、各种具有不同张力和长度的原动肌、拮抗肌、协同肌和固定肌的综合作用。关于这些模式和关节的位置，可以通过不同组织（结缔组织、关节周围组织、肌肉）中的受体进行恒定反馈，并通过这种方式在中枢神经系统的所有层面对其进行整合与控制（Gray H，1993）。

融合肌筋膜单元协调中心则通过来自于高尔基腱器官的反馈协调三个肌筋膜单元[296]。

局部肌筋膜单元协调中心位于肌腹上方,融合肌筋膜单元协调中心则位于韧带和肌腱上方。

局部肌筋膜单元协调中心可保证同一个单向肌筋膜序列中某个部位的动作与其他部位活动的同步化。

融合肌筋膜单元协调中心根据肌筋膜螺旋线的需求调节某个节段的动作。

可以说,动作幅度越大,涉及的螺旋线组织越多;需要的力度越大,则参与的肌筋膜序列越多。

研究股四头肌的结构有助于增加对这些概念的理解。股四头肌含有一个纵向腱(髌韧带),可将向前运动的力量传递至胫骨和小腿前区的筋膜(序列)。股内侧肌的部分纤维依然沿着髌骨支持带,并且向胫骨的外侧延伸。股外侧肌的部分纤维参与了前述支持带的形成,并向胫骨内侧延伸。肌腱的这三个部分中哪一个被激活取决于关节的角度。髌骨支持带的张力被传递至小腿后筋膜螺旋排列的胶原纤维,并由此再传递至踝关节的韧带(交叉支持带)。通过该方式,起步(步态周期)过程中膝部的前-内运动促进了脚踝的后-外运动。如果说股四头肌唯一的功能是伸膝,那么它就不需要由数条肌腹构成,而只要一整块肌肉就可以了。此外,股四头肌还受到含有大量运动单位的多种神经根的支配,说明股四头肌的功能较为复杂,并非只有单一的功能(膝伸展)和单一的运动单位。股四头肌上覆盖的筋膜纤维为螺旋排列,可根据运动状态紧张或放松[297]。当膝关节屈曲时,腿部前、侧部的胶原纤维紧张,而后部的纤维则放松。当膝关节逐步伸展时,前、外侧的纤维放松,而后部的纤维则变紧。在某个特定的运动过程中,各肌筋膜单元的融合协调中心也以这种机制交替参与进来。

每次运动过程中,变化的情况要求突然转变功能,这不仅是针对局部的肌肉纤维或某一个肢体,而可能是针对整个身体。例如一个人在奔跑时被绊倒了,则螺旋线的形成会立即被定向序列所替代,以阻止自身跌倒。因此,很显然动力(螺旋线)需要整合进定向力(序列)中。同一个筋膜中既有纵向的也有倾斜的胶原纤维。当这些纤维的拉力发生变化时,筋膜组织会被分别或同时激活。传入信息的改变涉及多种脊髓运动模式,因而产生多种与情形相应的传出反应[298]。

上肢也有相同的非同步运动和协调过程。为了抓住某个物体,拇指需要屈曲、内收,而其他手指则屈曲、伸展以紧握物体,同时需要外展腕部才能加强其握力[299]。为了实现这一系列动作,大脑需要为拇指设定朝某个方向的矢量,为其他手指设定朝相反方向的矢量。更有可能的是周围的部位也感知到,并使得这些姿势同步化。比如在腕骨的前部(手腕)有个屈肌支持带分成两个薄层,这一支持带由纵向和横向的纤维构成[300]。横向的和倾斜的纤维依然沿着筋膜螺旋,而纵向纤维则进入序列中。如前所述,序列协调单向肌筋膜单元,而螺旋线协调动态运动。

肌肉缩短得越快,其可以发挥的力量就越小,这一现象从某种程度上证实了筋膜序列和螺旋线的功能分工。一个人要向一个单一的方向举起一包水泥需要花费更多的时间和动作。当一个人出拳时,他所采用的是快速、复杂的运动组合。在出拳的动作之前,还有一个反向的运动以积蓄能量[301]:上臂将肱部向后-内运动(蓄积势能),肘部向前-外运动,腕部置于后-内部位(图 138)。当动能释放(出拳)时,肱部进入前-外运动,肘部进入后-内运动,腕部进入前-外运动。

内筋膜螺旋胶原纤维将上肢各部位的交替动作进行整合。在准备阶段(蓄积势能),螺旋线处于紧张状态,在动态阶段,螺旋线放松。在准备阶段,肌腱伸展,以激活每个方向上的神经受体以及参与动作的肌筋膜单元的同步化。

---

[296] 变化的肌肉运动感受凸显出很多不对称性。高尔基腱器集中参与了这一过程。高尔基腱器遍布所有的软组织,包括关节、筋膜鞘和腱膜。由于高尔基腱器可以"开或关",而且不具备神经可塑性,它们更易于对外力比如手法操作做出反应(Basmajian JV,1993)。

[297] 一个附器比如手臂或腿是一个由大量彼此相连的环节构成的生物运动链,任何一个环节的变动都会影响到其他所有环节。肩关节独自的自主运动必然在某些方面改变手臂的其他部分,因为所有的关节都是相连的(Turvey MT,1982)。

[298] 脊髓的节段是一个主动器官,而并非被动的复制下行指令。通过中间神经元在水平和垂直方向上连接使得脊髓成为一个自治的组织。通过传入神经送达的信号根据周边所发生的有效情况改编传输的冲动。传输至运动皮层的信号与肌肉张力、肌肉长度有关。如果每时每刻都要计算所有可能感知到的情形的概率,那么人体通过传入冲动进行调节以执行某一任务就会面临着变化莫测的负担(Grimaldi L,1984)。

[299] 观察手腕屈伸的同时手指也不断开合(屈伸),会发现当手腕完全屈曲而手指放松时,手指倾向于伸直、张开。当手腕完全伸直时则相反:手指倾向于屈曲(Pirola V,1998)。

[300] 手腕的腕横韧带的结构由两层纤维构成:深层的由横向纤维构成;浅层的由垂直和斜纤维构成,这些纤维与掌长肌腱以及小鱼际起端和鱼际肌的肌腱具有密切关系(Testut L,1987)。

[301] 当动能和势能均为最小时,弹性能量的累积达到最大。根据肌腱的弹性计算,结果表明采用此种方式可以将肌肉必须发出的力降低40%(Baldissera F,1996)。

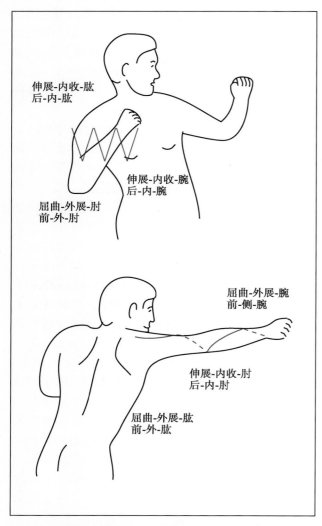

伸展-内收-肱
后-内-肱

伸展-内收-腕
后-内-腕

屈曲-外展-肘
前-外-肘

屈曲-外展-腕
前侧-腕

伸展-内收-肘
后-内-肘

屈曲-外展-肱
前-外-肱

图 138. 螺旋线在动态姿势中引发能量的蓄积

肌筋膜螺旋线和经筋

在临床实践中,患者经常如此描述一种坐骨神经型疼痛:"首先从臀部开始疼起,然后向前转移至大腿、膝盖内侧和脚后跟末端"。但是,有时候患者又如此描述疼痛的分布:"首先从臀部开始疼起,然后直接向下转移至腿的后侧"。第一个案例中的疼痛分布类型与螺旋线的路径相对应,而第二个案例的则是与后运动序列相对应。肌筋膜协调中心受到压迫会导致疼痛以纵向的或螺旋状的方式辐射。根据这种疼痛分布类型,古代的针灸师总结了两个不同的经络通路:纵向延伸的主经络和螺旋式的经筋。

主经络共有 12 条,另外还有 12 条经别,同时在相对表浅的部分[302]还有 12 条经筋(tendino muscular

meridians,TMM)。

主经络相当于单向的肌筋膜序列(表 17),而肌腹上的穴位则相当于部分肌筋膜单元的协调中心[303]。

筋膜手法一开始是以松解新生结缔组织上的游离神经末梢为目的的局部治疗方法。起初仅考虑了主经络,因而该治疗方法仅局限于肌腹上的部分位点。

然而,临床实践凸显了一个事实:即人体是一个有机整体,而并非一系列毫不相干的部位。在此前提下对每个协调中心之间的关系进行研究发现,同一个解剖平面上的序列协调中心常常同时被强

表 17. 经络名称及其所对应的肌筋膜序列

经络	简称	序列
肺经	LU	上肢前线
大肠经	LI	上肢外线
胃经	ST	下肢外线 躯干外线
脾经	SP	躯干前线以及融合点
心经	HT	上肢内线
小肠经	SI	上肢后线
膀胱经	BL	下肢后线 躯干后线
肾经	KI	下肢内线以及躯干融合点
心包经	PC	上肢内旋线
三焦经	TE	上肢外旋线
胆经	GB	下肢外旋线 躯干外旋线
肝经	LR	下肢内旋线 躯干内旋线
任脉	CV	躯干内线
督脉	GV	躯干后方内线

---

[302] 中国人将人体划分成五个平面,能量在这五个平面中循环:经筋为二级经脉,在全身表层位于肌腱和肌肉之间的凹槽中运行。这些经脉在表层像丝带一样沿着主经络的路径运行(Lebarbier A,1980)。

[303] 穴位的特点是肉眼可见的神经血管束被包裹在疏松结缔组织中。每个神经血管束在到达皮肤之前都必须穿过一个狭窄的通道。多数情况下,这一狭窄通道是浅层胶原体筋膜中的一个穿孔。神经血管束的间叶细胞包膜容易发炎。针灸穴位中的炎症反应会导致相应的神经血管束受到压迫,并伴随着强烈的痛感辐射至皮肤(触发点)(Bauer J,1998)。

化。古代的中国人已经开始采用不同的方法以表示主经络，并将其串联起来[304]（表18）。

表 18. 经络相连及其对应的序列平面

连接主经络的脉络	单向序列的连续性
连接膀胱经和小肠经的太阳脉	矢状平面 后序列 上肢+下肢+躯干
连接胆经和三焦经的少阳脉	水平面 外序列 上肢+下肢+躯干
连接胃经和大肠经的阳明脉	额状面 侧序列 上肢+下肢+躯干
连接脾经和肺经的太阴脉	矢状面 前序列 上肢+下肢+躯干
连接肝经和心包经的厥阴脉	水平面 内序列 上肢+下肢+躯干
连接肾经和心经的少阴脉	额状面 中序列 上肢+下肢+躯干

　　比如太阳经将膀胱经和小肠经串联，相当于该矢状平面的后部（躯干和上、下肢的后序列）；太阴脉将脾经和肺经串联，相当于该矢状平面的前部（躯干和上、下肢的前序列）。

　　临床实践过程中还发现了其他的因素，其中一个是疼痛并非总是由正好处于平面上的运动引发，却通常被居间性运动（斜线）加剧。起初的假设认为可能两个相邻的序列同时参与了运动，但是这意味着在不同的两个平面上运作的两个序列连接在了一起。实际上，结果表明有完全不同于局部协调中心的位点参与了居间转换的协调。这些位点就是我们现在所知的融合协调中心，中国人称为络穴[305]和交会穴，并且他们发现这些位点与一个阴脉和一个阳脉相连接[306]。在筋膜手法操作的生理学中，两个序列及其融合协调中心间的协同作用构成了中间斜线。在生理活动中很容易辨别这些对角线，比如前臂的尺偏或桡偏（表19）。

---

[304] 12 条主经络与联结天地之间的线有关，也与天地的能量有关（Lebarbier A，1980）。
[305] 纵向的络穴具有补充和平衡的功能。横向的络穴令配对的主经络之间相吻合。在这些经络上有一个称为络穴的特别位点，脉络就从这个位点向外延伸（Di Concetto G，1992）。
[306] 一条阳脉的络穴发出二级经脉到达主阴脉的腧穴（Lebarbier A，1980）。
第一对分支经脉起源于腘窝的主经络膀胱经和肾经。第二对起源于髋部和耻骨区域附近的胆经和肝经。第三对起源于腹股沟区域附近的胃经和脾经。第四对起源于肩部附近的小肠经和心经。第五对起源于颈部区域的三焦经和心包经。第六对起源于大肠经和肺经（DiConcetto G，1992）。

表 19. 并行的经络与相应的肌筋膜斜线的关联

阴阳经络间 的能量交换	两个序列的协同作用 所产生的斜线
膀胱-肾	后-内 下肢＝腿的后向运动
胆-肝	躯干耦合力＝外旋-内旋
胃-脾	前-外 下肢＝腿的前向运动
小肠-心	后-内 上肢＝尺偏
三焦-心包	协同力＝旋转运动组合
大肠-肺	前-外 上肢＝桡偏

　　进一步观察会发现，融合位点并非单独发挥作用，而总是与其他位点相联合的，这进一步加深了对筋膜系统的了解。特别是以下两个方面引出了这一结论：

　　1）临床实践表明这些位点的症状以螺旋状路径向外辐射；

　　2）解剖学研究表明这些协调中心位于支持带上，均呈螺旋形。

　　在针灸疗法中，筋经在关节和非线性路径附近也有交会穴。融合协调中心很少以沿斜线的方式（如前-外-腕、前-外-肘、前-外-肱）参与，而通常以螺旋线方式（如前-外-腕，后-内-肘，前-外-肱）共同参与。事实上，以螺旋模式组织的运动相对更为常见。

　　现在开始探讨经筋与肌筋膜螺旋线间的对应关系。

- 经筋[307]相对主经络来说位于表层，具有交会穴对应于部分融合肌筋膜协调中心（表20）。三条阴脉的交会穴相当于前-内-内旋运动组合。三条阳脉的交会穴相当于后-外-外旋运动组合。

- 在经筋中，能量环路由下往上行。螺旋线始于四肢末端，向近端延伸；四肢的其他部位必须适应手和脚的需求。肌筋膜序列需要维持身体的重心基础，因此肌筋膜序列发生于躯干并向四肢延伸。

---

[307] 经筋是所有二级经络中最表层的经脉。它们将气从 12 条主经脉分配至肌腱和肌肉，以维持正常的活动。它们的路线由四肢（手和足）开始，包含了伸展开的大型关节（Di Concetto G，1992）。
经筋分为 4 组，每一组代表一个由 3 条经络组成的系统：手三阳经在发际线（VB 13）汇合。手三阴经在腋窝下方区域（GB 22）汇合。足三阳经在下颌骨附近（IG 18）汇合。组三阴经在耻骨上方区域（CV 3）汇合（Di Concetto G，1992）。

表20. 经筋的交会穴和螺旋线的融合协调中心

筋经	穴位	融合协调中心
足三阳经在上颌骨上交汇	18 SI	前-外-头 前、内序列汇聚
足三阴经在耻骨上方交汇	3 CV	前-内-骨盆 前、中下序列汇聚
手三阳经在颞窝交汇	13 GB	后-外-CP头 后、外序列汇聚
手三阴经在腋窝附近交汇	22 GB	前-内-肱 前、内序列汇聚

- 经筋与主经络在止点汇合[308];这些汇合点位于较大的关节周围,例如下肢中的踝、膝和髋关节以及上肢中的腕、肘和盂肱关节。螺旋线的融合协调中心同样也位于上述关节的支持带中。这些与高尔基腱器相连的融合协调中心和与肌梭紧密相连的局部协调中心相互作用。

- 经筋具有一个带状路径,在预定的位点上按照功能汇聚成三组。与纵向排列的肌筋膜序列大为不同,螺旋排列的胶原纤维和支持带具有带状的形式。这些螺旋线在较大关节的近端交汇并互换角色。

- 经筋从主路径中分出大量的分支经络。通过将一侧的分支经脉与另一侧的相连接,可以看出它们是连续的,这与肌筋膜螺旋线的连续性相似。分支经络以及上肢的筋经与下肢的筋经直接相连。

　　为了说明螺旋线和筋经间的对应关系,我们来看胃的筋经(图139)。该经络起始于Ⅱ、Ⅲ、Ⅳ脚趾,这一点与起始于Ⅱ脚趾的主经络截然不同。这解释了为何筋经具有带状路径,而不是像主经络一样是一个线型路径。此外,筋经的路径还涉及大量主经络之外的位点[309]。事实上,胃的筋经在踝关节附近分成两个分支[310],对应于不同的伸肌支持带。连续的经络通路能够与前向运动和外向运动序列重叠。延伸至小腿和大腿前侧的分支对应于前运动序列;沿小腿和大腿侧面延伸的分支类似于侧运动序列。一旦延伸至躯干,则沿着腹部和胸部前侧延伸的内部分支,相当于前运动序列;外部分支沿着臀大肌和浮肋延伸,相当于侧运动序列。这两个分支一直延续,从身体的一侧到达另一侧,形成一个螺旋状。一旦内部分支[311]抵达腹股沟区,则与腹白线会合,对侧的内部分支也在此处会合。左腿的内部分支一直延续,比如说到达躯干的右侧,则形成了前螺旋线路径(图139)。在胸部,胃的筋经(ST 12)与胆的筋经相连接;上肢三阴经也在此穴位(GB 22)交汇。

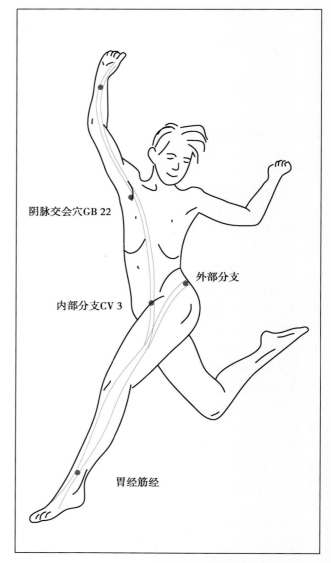

图 139. 经筋和肌筋膜螺旋线

阴脉交会穴GB 22
外部分支
内部分支CV 3
胃经筋经

308 经筋的路径始于四肢末端(手指或脚趾),上行则包含了肢体的大型关节:从积极的一方面来看,这种方式保证了运动过程所要求的关节间的联系。在深层组织的汇合则是通过主经络止点的介入。经筋自身包含了众多广布的带状路径(Di Concetto G,1992)。

309 经筋是带状走行的,它们在特定的汇聚区行功能性聚集,这些区域不只是和一个点协调一致,而是至少和两个以上的点有关(Di Concetto G,1992)。

310 外侧分支走行在膝盖和髋关节的外侧,到达浮肋,终止在脊柱上。内侧分支,通过踝部到达髌骨的下方,跨过大腿前方的肌肉,汇聚在会阴区(CV 2)……(Di Concetto G,1992)

311 许多经脉在某一个位点交会,这个点称为交会穴,交会穴是不同的经脉获得共同的治疗效果的地方。例如,足三阴经在下腹的任脉交会;因此沿着三阴经的位点可用于治疗骨盆疾病(Lebarbier A,1980)。

在腋窝处也有一个膀胱经的经筋分支。经筋能够与肌筋膜螺旋线重叠,说明肌筋膜螺旋线与多个方向、多种运动组合相关联。古代的中国人对筋经的详尽阐述并不是为了令生命复杂化[312],而是因为他们发现牵涉痛常常遵循着与所绘主经络不同的路径。

---

[312] 可能是一位中国的古代学者说过:"如果我们把针灸搞得复杂到让人没法理解的地步,那么我们就拥有了它!"(Mann F,1995)。

第 18 章
上肢的肌筋膜螺旋

上肢较下肢可产生更多的复杂运动,在一个人的一生中,下肢最主要的运动就是行走,行走这一运动加强了下肢肌内筋膜的胶原纤维连接(包括纵横交错的纤维,上方、下方及髌骨支持带),使得以上结构更容易被解剖学家辨认和记录。尽管在上肢的筋膜内也发现了螺旋排列的胶原纤维,但由于上肢运动范围太大,因此没有哪种纤维的排列得以强化。解剖学家将这些筋膜结构的描述局限于由方向各异的胶原纤维相互交联而构成。然而,如果将这些纵横交错的纤维看作是运动时牵拉引起的结果,那么本来排列良好的螺旋结构就显而易见了。例如当我们抓住某一物体时,四指向桡侧屈曲(前-外-拇指螺旋),拇指向尺侧弯曲(前-内-拇指螺旋)。重复这一动作可强化屈肌支持带的功能。如果没有自发干预,则会出现腕关节背伸时掌指关节及指间关节呈掌屈[313]状态。这两个同时发生的、方向相反的动作,并非出于意志力,而是由筋膜内的胶原纤维从屈肌腱向伸肌腱[314]传递的持续性所维持。

图 140 阐明了上肢两组螺旋系统之间的协同作用,其中两个螺旋系统始于前侧,另外两个螺旋系统始于后侧系统。这些螺旋系统可以协同合作,下肢也是如此。

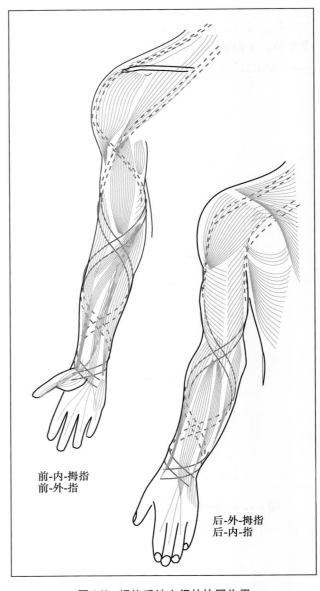

前-内-拇指
前-外-指

后-外-拇指
后-内-指

图 140. 螺旋系统之间的协同作用

后-外-拇指螺旋

后-外-拇指螺旋系统始于鼻烟窝,伴随伸肌支持

---

[313] 手腕在紧握时需要 40° 的掌屈,尺骨 10° 的外展。这个动作需要多关节肌肉的动作,可以再分为并行发生和反向发生的运动,或者说是主动肌和拮抗肌的协同作用(Pirola V,1998)。
[314] 忽略深层筋膜与所有皮下骨头相连接的规则,伸肌支持带越近端的纤维弯曲环绕在尺骨末端,与前臂腹面的深层筋膜相连(Basmajian JV,1984)。

带[315]的胶原纤维向上至尺骨的中部(如图 142),继续随着屈肌支持带的近端纤维,又名环状韧带(如此命名是因为其纤维并非在尺骨处停止,而是形成一个环包绕整个腕部)行走。通过跟踪从环状韧带分出并到达前臂筋膜的胶原纤维,可以看到这一螺旋系统延伸至前臂的侧方,并在此与肱三头肌中间头肌腱的胶原纤维相结合。如上文所述,部分肱三头肌肌腱向下延续并进入前臂后方的筋膜。在研究肌筋膜序列的时候考虑到了该嵌入筋膜的纵行纤维,然而斜行纤维也参与到了这一肌筋膜螺旋系统。通过跟踪沿着肱三头肌中间内侧头力线排列的纤维,可以发现这一螺旋系统到达中间的肌间隔处(如图 144),此处是腋筋膜[316]的延续,后者可因胸大肌[317]和胸小肌[318]的扩展而受牵拉。上肢肌筋膜螺旋系统受到这些胸肌牵拉的影响,并走行于它们上方。

继续前行越过胸筋膜,此处是前向-中轴-肩胛螺旋系统协同 cc 胶原纤维连接之处,之后与朝向对侧胸锁乳突肌胸骨头的纤维同行。

随后该螺旋线继续行走如下(图 141):

1. 它延续到胸骨肌的筋膜上,此处是前-内-肩胛的协同 cc 点所在。这些纤维还向外延展到对侧胸锁乳突肌在胸骨的止点上。

2. 与从胸大肌向下的纤维合并,继续向下越过腹部肌肉和筋膜(形成与下肢的连接,这是维持同步交叉步态所必须的:一侧髋部向前同时对侧肱骨向前)。

3. 延续到斜方肌前部的纤维,并且与三角肌的锁骨部分联合,最终和拮抗肌的融合性 cc 连接(后-外-肩胛)。

不同方法定位的治疗点和融合性 cc 点的一致性往往欠精确,然而,这些差别的确强调了一个事实,即引起同一功能失调的原因是多样的:能量的(针灸)、肌肉的(Travell)、椎体的(Maigne),或肌腱的(Cyriax)。

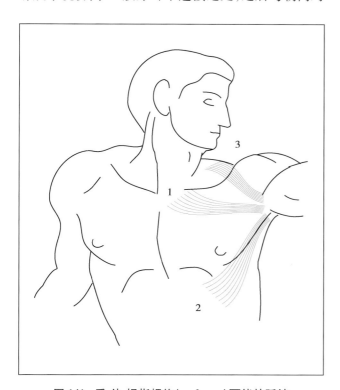

图 141. 后-外-拇指螺旋(re-la-po)可能的延续

[315] 对于结构来说,腕关节背侧韧带包括了横向纤维,纵向纤维以及交叉斜纤维。
[316] 腋下筋膜与胸部筋膜相连,通过胸大肌下缘(前腋襞)分隔。从腋下穿过与背阔肌后缘(后腋襞)相接;从这儿再与旁后侧的筋膜相连。形成腋下筋膜与整体筋膜外缘的,是向手臂方向凹陷(腋窝腋弓纤维)的纤维肌腱带,该肌腱带由手臂筋膜组成,向腋下凹陷(手臂拱形纤维)(Chiarugi G,1975)。
[317] 背阔肌的腋弓与胸大肌腹部共同插入肱骨,在筋膜水平上则是喙肱肌筋膜和肱二头肌筋膜(腋窝腋弓)。
[318] 腋窝或 Gerdy 韧带的悬韧带的内侧边缘,与胸大肌的筋膜相和相同韧带的侧边缘融合,并与肘骨的筋膜融合(Testut L,1987)。

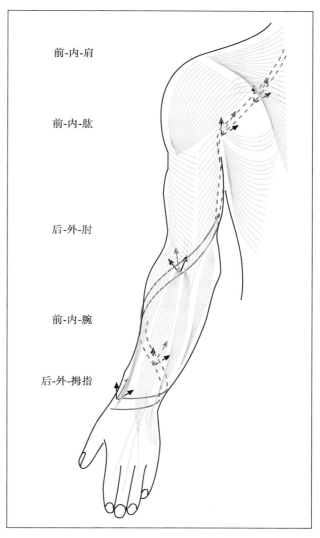

前-内-肩
前-内-肱
后-外-肘
前-内-腕
后-外-拇指

图 142. 后-外-拇指螺旋(re-la-po)的 cc 融合中心 [cc(s) of fusion]

后-外-拇指螺旋的肌筋膜单元

后-外-拇指螺旋系统胶原纤维连接的融合

- 这一胶原纤维连接位于鼻烟窝处,向远端到达桡骨茎突,在此控制拇长伸肌和拇短伸肌肌腱(后侧)及拇长展肌肌腱(外侧)(如图 142)(表 32)。
- 这一胶原纤维连接对应于 LI 5 针刺点(手阳明大肠经的阳溪——译者注)和 Cyriax 所指出的治疗拇指早期关节炎、或创伤性关节炎的治疗靶点[319]。

前-内-腕部螺旋系统胶原纤维连接的融合

- 这一胶原纤维连接位于屈肌支持带的近端,掌长肌腱和指屈肌腱之间。
- 这一胶原纤维连接对应于 PC 5 针刺点(上肢多条阴经的络穴点)(手厥阴心包经的间使——译者注),还对应 Cyriax 所指出的劳损引起的腱鞘炎的治疗点。

后-外-肘部螺旋系统胶原纤维连接的融合

- 这一胶原纤维连接沿着前臂侧方肌间隔分布,越过肱骨外上髁和鹰嘴之间的间隙,在此处协调由三头肌肌腱完成的前臂向后运动的部分与肱桡肌完成的外侧运动部分。
- 这一胶原纤维连接对应于 TE 9 针刺点(手少阳三焦经的四渎——译者注)、肘肌的扳机点(TP)以及 Cyriax 指出的治疗肱骨外上髁炎的四个靶点之一。

前-内-肱螺旋系统胶原纤维连接的融合

- 这一胶原纤维连接位于腋窝支持带的胸廓边界之上,在此处协调胸大肌、喙肱肌和背阔肌(me)[320]之间的协同作用。
- 这一胶原纤维连接对应 GB 22 针刺点(足少阳胆经的渊腋——译者注),以及 Maigne[321] 指出的关节盂压缩性损伤处。

前-内-肩螺旋系统(an-me-sc)胶原纤维连接的融合

- 这一胶原纤维连接位于胸大肌胸骨部分的中心(第二肋间隙),在此处使喙锁韧带-腋筋膜与胸大肌协同作用(me)。
- 这一 cc 对应 ST 15 针刺点(足阳明胃经的屋翳——译者注),以及胸大肌胸骨部的三个靶点。

后-内-指螺旋

后-内-指螺旋系统始于腕背侧韧带的尺骨

端(如图 144),继续随伸肌支持带的表层纤维向上,直到桡骨的侧面(如图 145)。该螺旋系统从此沿屈肌支持带近端的斜行纤维弯曲前行至前臂中部。该支持带与前臂的筋膜[322]相延续。在该筋膜内,纤维在不同的角度相互交错,与各种动力的牵拉相一致,牵拉可以是被动的,即产生于支持带所插入骨骼的运动,或主动的,即产生于肌肉插入筋膜的部位。在肘关节中部附近,该螺旋系统继续前行,与肱三头肌[323]外侧头收缩形成的胶原纤维[324]相伴行(图 143)。这一肌肉部分起源于外侧间隔,后者反过来又是三角肌筋膜[325]的延续。三角肌肌腱上的筋膜形成支持带,是由于三角肌的前屈、后伸、外展的运动都传递至这一区域。这一螺旋系统受屈曲张力的影响,延展至三角肌的前-侧部。三角肌的前部纤维来源于锁骨,这一螺旋系统随这些纤维进入锁骨上窝,在锁骨斜方肌[326]插入锁骨的前方。

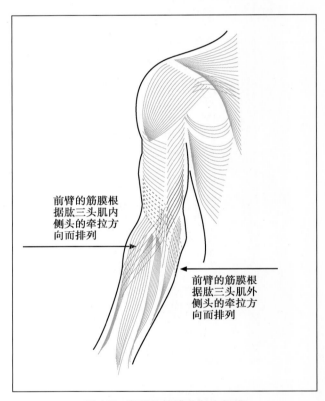

前臂的筋膜根据肱三头肌内侧头的牵拉方向而排列

前臂的筋膜根据肱三头肌外侧头的牵拉方向而排列

图 143. 鹰嘴突筋膜的斜向纤维

---

[319] 第一腕掌关节炎的特异性或特征性体征就是腕掌关节背伸位被动向后运动时出现疼痛,因为关节囊主要参与该运动(Cyriax J,1997)。
[320] 内侧肌间隔向上延伸至近喙肱肌的插入区,有时连接肌间沟到达背阔肌插入的肌腱,在此获得加强纤维(Lang J,1991)。
[321] 触诊的对象将是通过"Pincé roulé"的方法获得的皮面。在腋窝的前部存在刺痛提示肩关节盂压缩性损伤(Maigne R,1979)。

[322] 前臂筋膜通过横向纤维在前臂的远端进行加强,进而在远端形成伸肌支持带,在手掌处形成屈肌支持带。
[323] 前臂处的筋膜结构包含了三种形态的筋膜,分别是纵向的、环状和斜向的,并有各种不同交错的纤维(Chiarugi G,1975)。
[324] 三头肌的结构包含了两层腱膜层。肌肉将两层腱膜层捆绑在了一起,大束纤维在下面走行,在肘后肌上部与前臂筋膜合并(Garry H,1993)。
[325] 外侧肌肉间膜与三角肌腱联合(Gray H,1993)。
[326] 斜方肌的下插与三角肌的上插一致,因此有假说指出这两块肌肉源于相同的系统。可证明这个假说的事实是,在一些没有锁骨的动物中,上斜方肌与对应的三角肌形成一块肌肉(Chiarugi G,1975)。

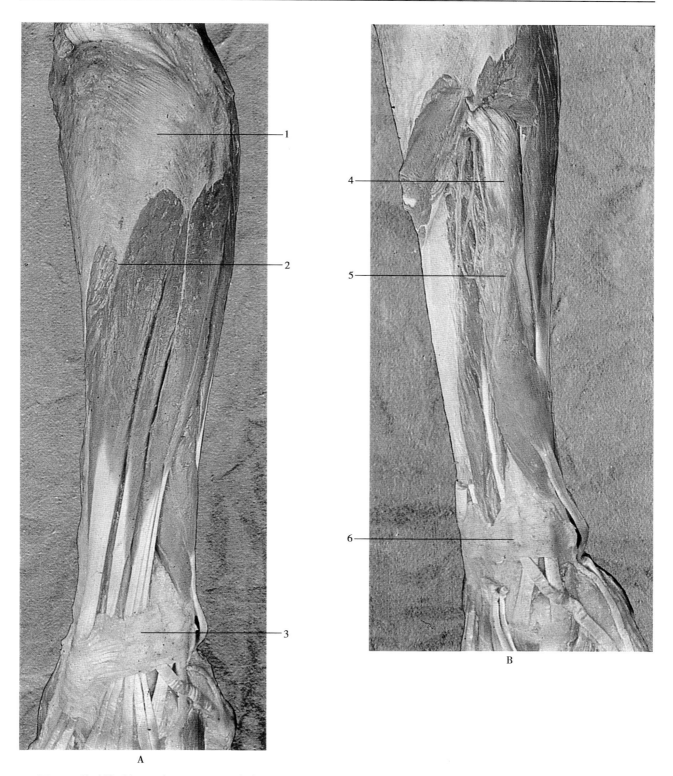

图 144. 前臂的后部；A-表层；B-深层（出自 Fumagalli-宏观人体解剖彩色图谱；作者 Dr. Francesco Vallardi/Piccin Nuova Libraria）

1. 前臂螺旋状排列的筋膜，从后-内-肘螺旋系统延伸至前-中部，与三头肌中间头的牵引一致；2. 后臂的纵向纤维与肱三头肌肌腱插入点作用于尺侧伸肌腱的牵引方向一致；3. 尺侧伸肌支持带螺旋状排列，此处深筋膜在独立于外部筋膜之后重新与肌腱连接；4. 旋后肌筋膜与拇长展肌相延续，通过一个较深的途径外旋；5. 拇长展肌的近端纤维，其排列不同于远端纤维，近端纤维只能做腕部的外旋动作；6. 伸肌支持带的路径向上至拇指，解剖学家已在图 A 中证明。一些胶原纤维（后-内-指　螺旋）及 B 图中所见，其他胶原纤维（后-外-拇　螺旋）

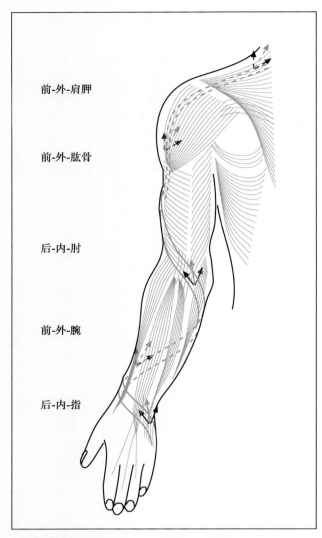

图 145. 后-内-指（re-me-di）螺旋的 cc 融合中心 cc（s）of fusion

这一螺旋系统继续向前：

1. 在斜方肌的前部，与肩胛骨的融合 cc 协同，在此继续上升至颈部同侧的融合 cc 处；

2. 在斜方肌的后部，与融合 cc 的拮抗肌结合。

每一关节处的支持带都允许在上述筋膜螺旋系统中存在一些变异，这一筋膜基于大脑对于运动的要求，与周围运动器官相互协调。此处描述的筋膜螺旋系统与大多数常用的重复运动单位动作一致。然而由于所要求的运动不同，筋膜所受的牵引不同，因此肌纤维发生的变化而发生抑制和促进。

后-内-指螺旋的肌筋膜单元

后-内-指（re-me-di）的 cc 融合中心（cc of fusion）

– 该 CF 点位于掌骨之上，指长伸肌腱与指短伸肌腱之间，从此处开始，该螺旋系统控制这些肌腱及

尺侧偏离轨道部分的伸展轨道，并由尺侧掌屈肌腱和尺侧掌伸肌腱辅助（见表 33）。

– 该点对应于 SI 5 针刺点（手太阳小肠经的阳谷——译者注），并对应于 Cyriax 指出的治疗尺侧掌伸肌腱炎的第 5 掌指关节基底部的治疗点。

前-外-腕（an-la-ca）的 cc 融合中心（cc of fusion）

– 该 CF 点位于拇长屈肌上方屈肌支持带终止的部位。

– 该点对应于 LU 7 针刺点（手太阴肺经的列缺——译者注）（Luo 点，大肠经纵向及横向通道均由此起始-它还对应于 Cyriax 指出的腱鞘炎的治疗区。）

后-内-肘（re-me-cu）的 cc 融合中心（cc of fusion）

– 该 CF 点位于肱三头肌内侧，在肱骨内上髁和尺骨鹰嘴之间。在此可控制插入到中部肌间隔肌肉的外展部分及肱三头肌伸展部分。

– 该点对应于 SI 8 针刺点（手太阳小肠经的小海——译者注）及 Maigne[327] 肱骨内上髁炎的治疗点。

前-外-肱骨（an-la-hu）的 cc 融合中心（cc of fusion）

– 该 CF 点位于三角肌插入点的近侧及前侧，在此可影响三角肌的外展部分及胸大肌的屈曲部分。

– 该点对应于 LI 14 针刺点（手阳明大肠经的臂臑——译者注）及 Cyriax 指出的治疗肱二头肌肌腱[328] 损伤的治疗区。

前-外-肩胛（an-la-sc）的 cc 融合中心（cc of fusion）

– 该 CF 点位于锁骨上窝，肱三头肌在锁骨的插入点附近。控制肩胛骨的后向运动或外展力量（胸肌）及前方运动力量（肩胛舌骨肌）。

– 该点对应于 ST 12 针刺点（足阳明胃经的缺盆——译者注）（下肢肌腱肌肉的经脉融合点，上肢络脉与阳经的交叉点）。

前-内-拇指螺旋

前-内-拇指螺旋系统始于桡侧掌屈肌肌腱及桡骨茎突之间的掌横韧带之上。影响拇指掌屈和外展的肌肉插入至此韧带[329]上。因此，该韧带、支持带引导（见图 146）拇指的对向运动（前-内-拇指）。

---

[327] 通常在肱骨外上髁炎的肘部被动活动范围下降，可通过向外侧运动及关节腔内注射糖皮质激素治疗。颈椎源性或许可见于 C7 ~ D1 颈椎病。

[328] 几乎所有的肌腱损伤发生于上部，但是治疗师必须沿着全长触诊以便发现精确的位点。即便是症状持续数年并且局部浸润注射无效者，按摩往往也可快速起效（Cyriax J，1997）。

[329] 掌横韧带宽约 2.5 ~ 3cm，其长度大约与宽度相同。该韧带横向分为两层，包含有桡侧腕屈肌腱。在掌侧面，有掌长肌腱及尺侧腕屈肌腱的一部分插入。在远端，有大鱼际肌及小鱼际肌插入（Gray H，1993）。

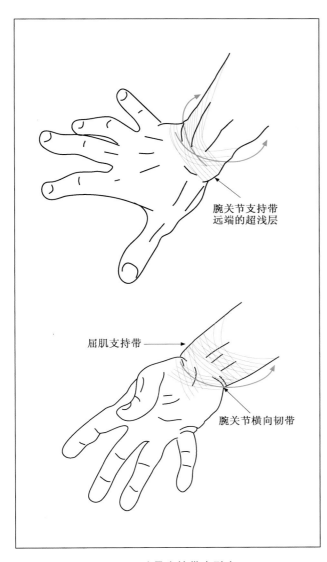

图 146. 腕骨支持带牵引力

前面提到的一些肌肉的牵引形成的胶原纤维，可自手掌延伸至尺侧。该螺旋系统随这些纤维走行至尺骨的中部，与屈肌支持带相连。这一支持带事实上是背侧支持带的延续；在近侧方向上，该支持带与前臂筋膜相连接。该螺旋系统沿着内部的

---

[330] 与前臂筋膜有关的两个纤维系统，实际上与附加的沿着前臂全长的、由于单个肌腹伸展和收缩机制产生的环形纤维束（又可称为肌束）都是纵向排列的。这些纤维束插入到背侧尺骨区的双侧，并在经过腕关节周围时达到最大密度，在此逐渐形成韧带：桡腕关节的前韧带及后韧带。外伤或炎症后形成的瘢痕可引起筋膜与皮肤之间的粘连，导致单个肌群的或动度下降，进而前臂、腕及手的活动功能降低。前臂即便是小的瘢痕也可产生手部的明显受限（Lang J, 1991）。

筋膜，即向前臂外侧缘延伸的胶原纤维[330]走行。在此处跟随由于旋前圆肌牵拉而形成的纤维（图148）。

该螺旋系统从内上髁处上升，跟随后臂筋膜的斜行纤维，尤其是由于三角肌牵拉形成的臂筋膜。

该螺旋系统从三角肌的后外侧部继续前行：

1. 与胸肌和冈上肌的纤维合并，在此处发现肩胛骨和肱骨协同作用引起伸展运动。

2. 与三角肌-胸肌的前部筋膜合并，使肩胛骨背离肱骨方向运动的纤维位于此处。

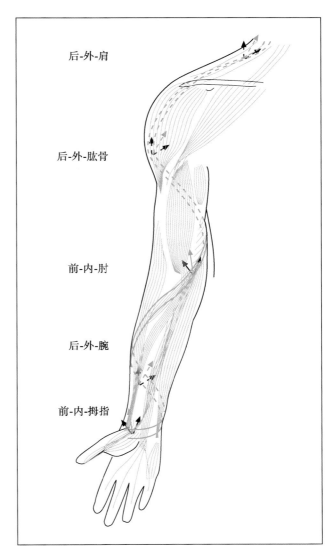

图 147. 前-内-拇指（an-me-po）螺旋的 cc 融合中心 ［cc（s）of fusion］

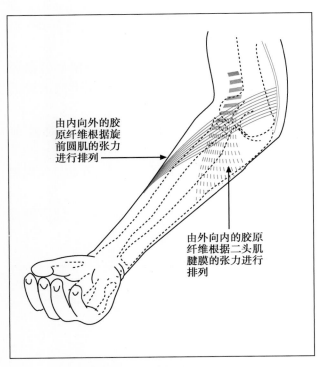

由内向外的胶原纤维根据旋前圆肌的张力进行排列

由外向内的胶原纤维根据二头肌腱膜的张力进行排列

图 148. 根据张力进行排列的内部筋膜

前-外-腕螺旋（re-la-ca）的 cc 融合中心（cc of fusion）

- 该 CF 点位于桡侧腕伸肌腱（后）与拇长展肌（外）之间的沟内（图 147）（表 35）。
- 该点对应于 TE 5 针刺点（手少阳三焦经的外关——译者注）（阳维脉的关键点）

前-内-肘螺旋（an-me-cu）的 cc 融合中心（cc of fusion）

- 该 CF 点位于上肢中部，旋前圆肌（内旋，ir），尺侧掌屈肌（内，me）及指屈肌汇合处。
- 该点对应于 HT 3 针刺点（手少阴心经的少海——译者注）及 Cyriax 指出的治疗外上髁炎或高尔夫球肘[331]的治疗点。

后-外-肱骨螺旋（re-la-hu）cc 融合中心（cc of fusion）

- 该 CF 点位于三角肌插入点的后侧及近端，此处是伸展力量（后侧）与肱骨侧方运动汇合处。
- 该点对应于 TE 13 穿刺点（与奇经的交叉点，臑会穴）及三角肌[332]后缘的 TPs。

---

[331] 肌腱视线位于大约肱骨内上髁远端 1cm 处。需要强力的摩擦引起明显的疼痛，但是愈合需要至少 4 个周期、甚至多达 8 个。这种按摩疲惫而且疼痛，但是别无他法（Cyriax J,1997）。

[332] 三角肌的前部和后部均含有从一个插入点伸展到另一个插入点的长纤维束。中部具有双羽状结构。前部与喙肱肌和胸大肌的锁骨头形成一个"肌肉感知单位"，后部与肱二头肌长头、背阔肌和大圆肌形成一个"肌肉感知单位"（Travell JG,1998）。

后-外-肩胛螺旋系统（re-la-sc）的 cc 融合中心（cc of fusion）

- 该 CF 点位于冈上窝的中部，斜方肌和肩胛提肌共同作用于肩胛骨，可上抬及后移肩胛骨。
- 该点对应于 GB 21 针刺点（足少阳胆经的肩井——译者注）（LI,TE 及 ST 经的交叉点）及 Maigne[333] 所描述的 C4～C5 功能障碍的针刺点。

前-内-拇指螺旋系统（an-me-po）的 cc 融合中心（cc of fusion）

- 该 CF 点位于腕部掌侧面横纹周围。拇短屈肌（前,ante）和拇对掌肌（内,medio）的牵拉在该点汇合（见图 147）。
- 该点对应于 LU 9 针刺点（手太阴肺经的太渊——译者注）（接收 LI 6（手阳明大肠经的偏历穴——译者注）的横向 Luo 血管的位点，同样也是部分能量血管的 8 个交叉点的一部分）。还与 Cyriax 指出的对应于拇长屈肌腱鞘炎的治疗点。

前-外-指螺旋

前-外-指螺旋始于腕横韧带的尺部。前向-侧向-小指螺旋系统及前向-中轴-拇指螺旋系统的运动部分共同完成手部的抓握动作。腕横韧带[334]使该运动部分的两个肌筋膜单位协同，完成这些运动的许多肌肉也起于该韧带。

由于小鱼际肌施加于腕横韧带的牵引力，前-外-小指螺旋朝向腕部的桡侧前行，并与屈肌支持带（或腕横韧带的浅层部分）联合[335]。这是唯一的可以自由滑动并与伸肌支持带连接的结构[336]。该螺旋系统继续前行越过由于掌部外展牵引形成的胶原纤维，经过尺侧腕伸肌，到达前臂的中三分之一处。在此与肱二头肌腱膜牵引形成的胶原纤维（见图 148）结合，到达肘关节的前外侧部。之后该螺旋系统随肱二头肌上达三角肌插入点，在此受

---

[333] 根据我们的经验，大多数肩关节肌腱的疼痛（70%）是颈椎源性的。体格检查突出一个或更多的肌腱（冈上肌，冈下肌等）病变，并且颈椎检查发现椎间功能不全的体征较少（Maigne R,1979）。

[334] 前臂筋膜的远端持续至手部，分为较厚的三束：掌腕韧带，腕横韧带及腕背侧韧带。掌腕韧带为四边形，位于桡腕关节之上，延续至掌横韧带的下方。腕横韧带延伸至腕部限制关节间隙的骨性突起之间。小鱼际肌和大鱼际肌的部分肌肉起始于腕横韧带的前面，与掌长肌肌腱密切相关。其下缘与腕筋膜相连续（Baldoni CG,1993）。

[335] 腕横韧带的表层部分：横向延伸至豌豆骨的前臂筋膜加厚束，这一薄层与腕横韧带十分不同（Gray H,1993）。

[336] 单独的肌腱靠强健的腕横韧带固定（屈肌支持带），后者在大多角骨和钩状骨的钩突之间延伸。表面有形成掌部环腕韧带的前臂筋膜延续，形成双层横行的环形纤维束（Fazzari I,1972）。

到三角肌伸肌部分向后的牵引[337]。

这些肌纤维的走行指导该螺旋系统到达冈下窝及肩胛骨的内侧缘。

在此,该螺旋系统与以下结构结合:

1. 与斜方肌的水平纤维相结合,使肩胛骨与肱骨产生相同方向的运动(后-内-肩胛螺旋);

2. 与斜方肌的下降纤维相结合,后者与对侧的背阔肌相连,因此与对侧下肢相连(前-外-髋螺旋系统)。

前-外-指螺旋的肌筋膜单元

前-外-指螺旋(an-la-di)的 cc 融合中心(cc of fusion)

- 该 CF 点位于腕横纹处,此处是指浅屈肌腱和指深屈肌腱经过之处。这些肌肉使手指屈曲(前方)及手桡侧伸(侧方)(见图 149)(表 34)。

- 该点对应于 PC 7 针刺点(手厥阴心包经的大陵——译者注)(接受来自于 TE 经络的横行 Luo 血管)。对应于 Cyriax 指出的治疗掌屈肌腱(位于豌豆骨附近)和掌伸肌腱腱鞘炎。

后-内-腕部螺旋(re-me-la)cc 融合中心(cc of fusion)

- 该 CF 点位于伸肌支持带近端部位的指伸肌腱之上。指伸肌的牵拉作用(后方)及尺侧腕伸肌(中部)汇聚于此。

- 该点对应于 TE 7 针刺点(手少阳三焦经的会宗——译者注),示指伸肌的 TP 及针对腕伸肌腱微小-多发创伤的治疗点[338]。

前-外-肘螺旋系统(an-la-cu)的 cc 融合中心(cc of fusion)

- 该 CF 点位于肘部横纹的外侧部。肱桡肌产生的可稳定肘关节的力量(侧方)与肱二头肌、肱肌(前方)及旋前圆肌(内部)矢量作用力均汇聚于该点。

- 该点对应于 LI 12 针刺点(手阳明大肠经的肘髎——译者注)及 LU 5(经过气的扩散点从肺到达肾经)及肱肌和肱二头肌的侧方 TPs。

后-内-肱(re-me-hu)螺旋系统的 cc 融合中心(cc of fusion)

- 该 CF 点位于冈下窝,此处是肱骨的伸肌、内收肌及旋肌的矢量作用力汇聚处。

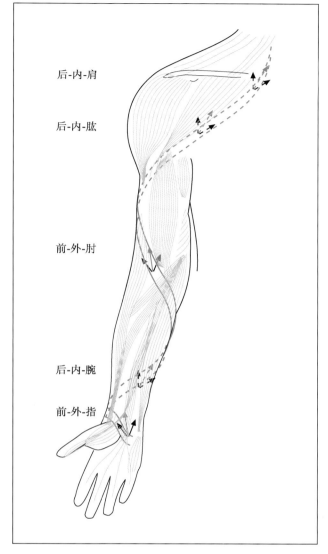

图 149. 前-外-指(an-la-di)的 cc 融合中心[cc(s) of fusion]

- 该点对应于 SI 11 针刺点(手太阳小肠经的天宗——译者注)及冈下肌的三个触发点。

后-内-肩胛(re-me-sc)螺旋系统的 cc 融合中心(cc of fusion)

- 该 CF 点位于小菱形肌的肩胛骨插入点(后方)及斜方肌的水平纤维插入肩胛骨之处(这些肌肉完成肩胛骨的内收运动)。

- 该点对应于 SI 13 针刺点(手太阳小肠经的曲垣——译者注)(LI,TE,GB 经的交叉点)及 Maigne 指出的治疗肩胛区肌腱样疼痛的治疗区[339]。

---

[337] 盂肱关节的关节囊受韧带与关节囊本身相互交织的强化,位于上方的盂肱上韧带,下方的盂肱下韧带,第三个盂肱中韧带位于关节囊的前面。喙肱韧带即将加入该组。除了上述韧带,插入到股骨上接近关节囊部位的肌肉肌腱也需要考虑在内:肱二头肌长头、肱三头肌长头、肩胛下肌、冈上肌、冈下肌和小圆肌。同样需要注意部分胸小肌也可加固喙肱韧带(Fazzari I,1972)。

[338] 腕部和手部肌腱的结构与很多统称为多发-微小创伤的功能障碍有关,对抗伸腕时出现疼痛则提示伸肌肌腱的病变。按摩或注射可能有效(Cyriax J,1997)。

---

[339] 很多肩胛区的肌腱样疼痛与微小的椎间功能障碍引起的颈神经激惹有关,因此可称为"纤维-肌腱-肌痛-肌痛神经压迫综合征"的一部分。抓握肩胛骨的内侧缘后,医师可以在不同的方向上伸展肩胛骨(Maigne R,1979)。

第 19 章
躯干的肌筋膜螺旋

躯干的胶原纤维交叉模型与四肢类似。躯干部螺旋线起于头部,如手和足在上下肢一样,充当躯干部动力导向的角色。

一条螺旋线起于两侧颞部的前面(图 150)(前-外-头 an-la-cp),另一条起于头部颞侧太阳穴周围(后-外-头 re-la-cp)。前面的螺旋线经下颌角韧带到达颈后部肌肉;后面的螺旋线经乳突侧入胸锁乳突肌到达颈前部。

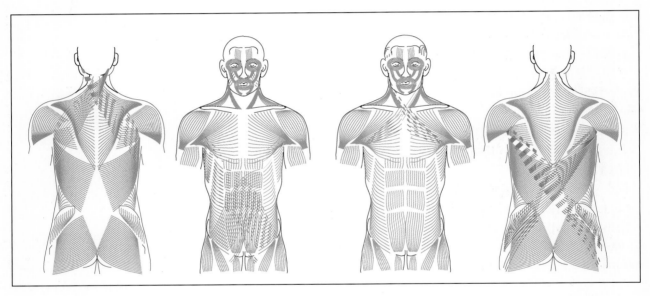

图 150. 躯干部螺旋线概览

到达颈部后,每条螺旋线又再分成两条。这两条前螺旋线(前-外-颈 an-la-cl 和前-内-颈 an-me-cl)和相应两条后螺旋线(后-外-颈 re-la-cl 和后-内-颈 re-me-cl)并不完全独立,它们在主螺旋线上有共同通路。

后-外-颈(re-la-cl)和后-内-颈(re-me-cl)两条螺旋线在其通路上互相平行,其通路包含于由一侧夹肌筋膜和对侧菱形肌、前锯肌筋膜形成的主螺旋线中。前-外-颈(an-la-cl)和前-内-颈(an-me-cl)亦互相平行,其通路位于一侧胸锁乳突肌以及对侧胸大肌、背阔肌的单一筋膜结构中。因此,躯干部每侧有四条螺旋线(4+4)彼此互相交叉(图 150)。每侧肢体的四条螺旋线与位于该侧躯干同方向的四条螺旋线相连续。

身体右侧和左侧的前-外和前-内螺旋线不能同时运作,因为这将使运动完全锁死。这可以用一个简单的实验证明:用粘性纸胶带沿两条前螺旋线绑住受试者身体,他就不能活动躯干了。

此外,右侧的前-外与左侧的后-外螺旋不能以同样的力量同时介入并发力,因为这种力的耦合会导致水平面上的旋转。然而,如果当旋转胸腰部并维持躯干完全呈一直线时,那么这两个链形成的耦合力(外旋,内旋)就要介入发挥作用了(图 151)。

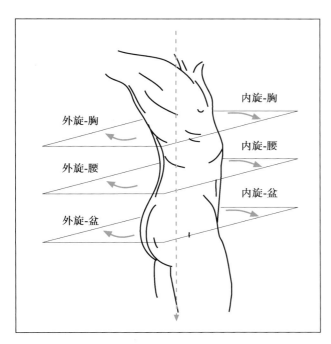

图 151. 内外协同使体节在水平面上运动

器,引起一定数量的神经腱梭卷曲。只有连结特定肌纤维的深筋膜有协同作用[340],而皮下浅筋膜则并不能影响肌肉运动。

当人同时以外向运动和后向运动单元旋转颈、胸和腰部(见图 152),那么主动肌螺旋线就会缩短,拮抗肌螺旋相应延长以允许运动产生。螺旋运动沿一定数量节段发生,并总会牵涉到不止一个运动平面。

在后-外螺旋由主动肌后转为拮抗肌的情形中,前-外螺旋必须延长以允许运动完成,纵使它本身并非是完全被动的作为拮抗肌的力量。

躯干的融合性 cc[cc(s) of fusion]

纵观运动系统进化史,我们可以看到躯干回旋肌与累进的动力规划技巧同时得到发展。因此,回旋肌与躯干的螺旋动作指定肌之间的差别很难界定。而且部分 cc 点的位置常常靠近结合部。

尽管如此,由于回旋肌和螺旋动作所产生肌筋膜张力的差别,它们彼此之间并不重叠。内外回旋肌序列有较深连续性,螺旋线利用浅层胶原纤维(螺旋线)通过躯干上三层筋膜的融合点与深部肌肉相连(图 155)。筋膜合并形成的 CF 点位于:腹直肌鞘旁(前-外-盆,腰,胸 an-la-pv,lu,th),竖脊肌鞘旁(后-外-盆,腰,胸 re-la-pv,lu,th),腹白线旁(前-内-盆,腰,胸 an-me-pv,lu,th),棘上韧带旁(后-内-盆,胸,腰 re-me-pv,lu,th)。根据躯干的关节角度,筋膜的伸展可易化一定数量的肌肉牵张感受

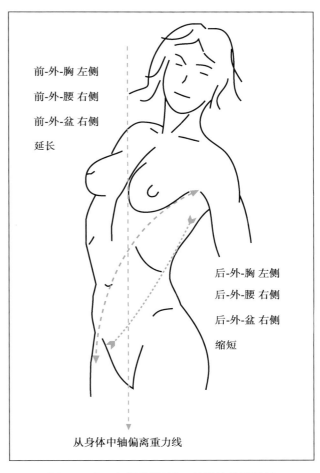

图 152. 当一条螺旋线缩短,其拮抗线则延长

确保螺旋线之间的连续性的肌肉

四肢序列与躯干序列相连,以协调身体在三维空间的平衡。同理,肢体螺旋线与躯干螺旋线相连接,以使复杂运动活动协调一致(如走、跳等等)[341]。下列清单强调了肌肉特定节段与特定运动轨线间的联系(图 153)。

---

[340] 棘间韧带嵌入胸腰筋膜的胶原纤维牢固地将该韧带固定在脊柱上,同时将胸腰筋膜张力传导于棘间韧带。例如,当抬举重物时,腹肌收缩绷紧胸腰筋膜,继而棘间韧带。竖脊肌藉此方式协调稳定脊柱(Stecco C.,2002)。

[341] 棘突间韧带后面,其上连着如棘上韧带等软组织,参与运动协调。它能感受椎旁肌以及由胸腰筋膜传导至棘上韧带的张力。实际上,在此区域,源自各种结构的纤维彼此交错:包括棘上与棘突间韧带的纤维、胸腰筋膜的纤维、椎旁肌的纤维(Stecco C.,2002)。

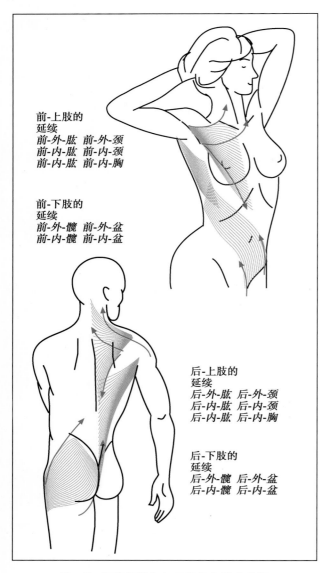

前-上肢的延续
前-外-肱　前-外-颈
前-内-肱　前-内-颈
前-内-肱　前-内-胸

前-下肢的延续
前-外-髋　前-外-盆
前-内-髋　前-内-盆

后-上肢的延续
后-外-肱　后-外-颈
后-内-肱　后-内-颈
后-内-肱　后-内-胸

后-下肢的延续
后-外-髋　后-外-盆
后-内-髋　后-内-盆

图 153. 四肢螺旋与躯干螺旋间的连续性

前上部：

– 胸大肌升部：连接前-外-肱骨与颈、肩胛骨协同运动。

– 胸大肌横部：连接前-内-肱骨与对侧颈、肩胛骨协同运动。

– 胸大肌降部：通过腹斜肌筋膜，连接前-内-肱骨与对侧髋关节协同运动。

后上部：

– 斜方肌升部：连接后-外-肱骨与颈、肩胛骨协同运动。

– 斜方肌横部：连接后-内-肱骨与对侧颈、肩胛骨协同运动。

– 斜方肌降部：通过胸腰筋膜，连接后-内-肱骨与对

侧髋关节的协同运动。

前下部：

– 腹外斜肌内侧部：通过股间纤维，连接前-内-髋与骨盆协同运动。

– 腹外斜肌外侧部：通过缝匠肌肌鞘，连接前-外-髋与骨盆协同运动。

后下部：

– 臀大肌与背阔肌侧部：连接后-外-髋 cc 点与和躯体同侧骨盆与腰椎的 cc 融合中心 cc(s)of fusion。

– 臀大肌与背阔肌内侧部：连接后-内-髋 cc 点和躯体同侧骨盆与腰椎的 cc 融合中心 cc(s)of fusion。

前-外-头螺旋

部分复杂运动活动由大脑皮层控制，还有部分是由筋膜（反射）来完成。如果自主活动占优势，动作会更精确和个体化。反之，如果反射活动占优势，就会千篇一律、简单且消耗较少能量。现在应当思考的是筋膜是如何准确干预到躯干这部分反射活动的组织中的。如前面所提到的，螺旋线的张力调整在躯干部始于头，而上肢则始于手，下肢始于足。

为了看到肩部，一个人需要把脸转向胸壁后方。符合该项运动的向量与身体同侧头最长肌和头夹肌相对应（图 154）。这些肌都起于乳突部并插入下段颈椎和上段胸椎的棘突和棘间韧带。这些肌肉的收缩在椎骨和枕骨施加同样的张力。因此，为了转动头而非椎体，对侧的肌肉必须固定住椎骨。起始于相同棘突的对侧上后锯肌把自己固定于对侧的肋骨上，借此扮演锚定点的作用以使前述肌肉产生旋转运动。大小菱形肌始于起于相同的棘突并插入肩胛骨内侧缘。菱形肌后方筋膜[342]与冈下肌筋膜相延续，借此方式连结颈与上肢。菱形肌前方筋膜与前锯肌筋膜相延续[343]，上后锯肌筋膜与肋间肌筋膜相延续。

---

[342] 颈筋膜也可为伤害感受部位，尤其在交感神经穿出处。此处存在另一争论：区分纤维肌痛综合征与肌筋膜综合征。两者都表现为触痛性结节和按压跳跃征（Cailliet R,1991）。

[343] 在肩胛附着处小菱形肌分为背层和腹层。腹层较粗壮并与前锯肌筋膜融合。在腹侧，大菱形肌延伸附着于覆盖于前锯肌的筋膜。此种筋膜间融合在垂直方向上延伸至菱形肌全长（Gray H,1993）。

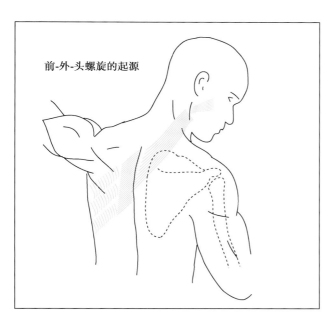

前-外-头螺旋的起源

图 154. 右侧夹肌与左侧上后锯肌的连续性

　　这些筋膜通通与同侧腹外斜肌筋膜相延续。为了强化躯干的旋转运动,需腹外斜肌腰段与对侧腹内斜肌骨盆段共同收缩[344]。

　　这些筋膜路径形成一条螺旋线,起于颧骨,经对侧胸廓后面,止于同侧骨盆。如图 155,清晰可见内部筋膜胶原纤维从一侧躯干上部到对侧躯干下部(纤维呈 S 型)。对侧纤维排列亦如此明显,如此一来腹部筋膜转换成一条广阔的支持带。

前-外-头螺旋线的肌筋膜单元

前-外-头(an-la-cp)的 cc 融合中心(CF,cc of fusion)

　　此 CF 点位于颧骨咬肌附着点,与针灸穴位 SI 18(手太阳小肠经的颧髎——译者注)相应(图 156)。

后-外-颈(re-la-cl) cc 融合中心(cc of fusion)

　　此 CF 点位于夹肌的乳突肌腱上,与针灸穴位 TE 17(手少阳三焦经的翳风——译者注)相应,也是枕骨下肌扳机点所在[345]。

后-内-颈(re-me-cl) cc 融合中心(cc of fusion)

　　此 CF 点位于颈中部项韧带边缘,与针灸穴位 BL 10(足太阳膀胱经的天柱——译者注)相应,是 Cyriax 指出的中心脱位征处。

前-外-胸(an-la-th) cc 融合中心(cc of fusion)

　　此 CF 点位于前锯肌与腹外斜肌之间的通道上,与针灸穴位 ST 17(足阳明胃经的乳中——译者注)相应,是 Cyriax 指出的胸椎错位处[346]。

前-内-胸(an-me-th) cc 融合中心(cc of fusion)

　　此 CF 点位于胸骨旁第 5 肋间隙,与针灸穴位 KI 22(足少阴肾经的步廊——译者注)相应,与 Maigne 指出的肋软骨扭伤点相一致[347]。

前-外-腰(an-la-lu) cc 融合中心(cc of fusion)

　　此 CF 点位于腹直肌边缘肋弓下,与针灸穴位 SP 16(足太阴脾经的腹哀——译者注)相应,也是腹斜肌的扳机点。

前-内-腰(an-me-lu) cc 融合中心(cc of fusion)

　　此 CF 点位于脐旁,与针灸穴位 KI 16(足少阴肾经的肓俞——译者注)相应,也是腹直肌的扳机点。

前-外-盆(an-la-pv) cc 融合中心(cc of fusion)

　　此 CF 点位于腹直肌边缘肋弓下,与针灸穴位 SP 16(足太阴脾经的腹哀——译者注)相应,也是腹斜肌的扳机点[348]。

前-内-盆(an-me-pv) cc 融合中心(cc of fusion)

　　此 CF 点位于腹直肌耻骨端附着处上方,与针灸穴位 KI 11(足少阴肾经的横骨——译者注)相应,与 Maigne 所指的假内脏痛位点一致[349]。

---

[344] 腹外斜肌主体分两层:浅层为来自对侧深筋膜的延续,包含一系列向侧下方延展的平行纤维,其构型近似于伸长的 S 型。腹外斜肌的肌和腱膜部分都有浅筋膜(较发达)和深筋膜(Gray H,1993)。

[345] 枕下肌扳机点引起的痛常与半棘肌源性牵涉痛相混淆。枕下肌仅极少形成不牵涉其他颈后肌的扳机点(Travell JG,1996)。
[346] 后外侧错位引起牵涉前方第 6 皮区的神经根痛(Cyriax J,1997)。
[347] 可能会发现前面的肋软骨扭伤,其通常发生于损伤后。浮肋的扭伤常与背部椎间小关节紊乱有关(Maigne R,1979)。
[348] L 1 发生的自发痛较罕见,而腹股沟痛连同假性腹痛特征则较为普遍(Maigne R,1979)。
[349] 前方的蜂窝织炎可发生于同一神经前支支配区域,经常引起假性腹痛或妇科痛。该疼痛感觉上像内脏痛(Maigne R,1979)。

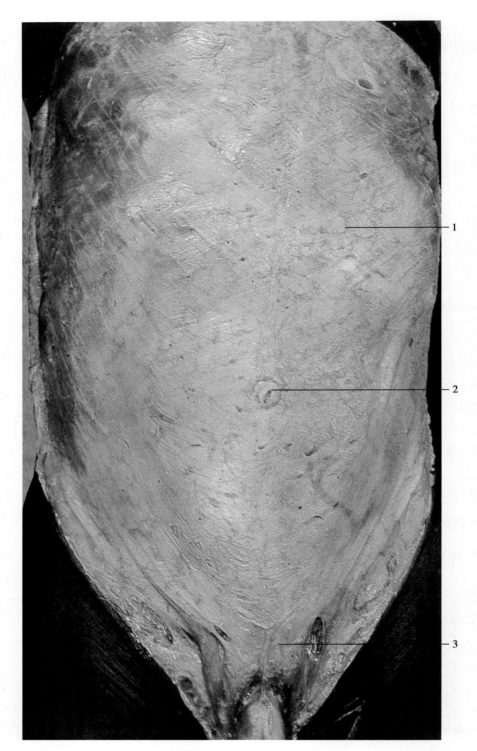

图155. 前腹壁解剖标本：筋膜层（摘自 Fumagalli-人体宏观解剖彩色摄影图谱；-由 Dr. Francesco Vallardi/Piccin，Nuova Libraria 出版）

1. 部分腹外斜肌筋膜附着于腹直肌鞘，另一部分在其上滑动，与来自对侧的胶原纤维相交叉；2. 脐和腹白线，浅筋膜与腹内斜肌腹横肌筋膜-腱膜相连处，以使整个腹部肌肉组织协调一致；3. 内筋膜胶原纤维连结一侧上肢和对侧下肢以使交互肢体运动协调同步

部附着于第七胸椎,在下行至第 12 胸椎的斜方肌下方(图 157)。这种纤维重叠也是种力线交叉:肩胛骨的内收是通过经此的斜方肌降部(后-外-肩胛 re-la-sc)和内在筋膜降部,胶原纤维亦由此分出向对侧臀肌。胸腰筋膜的纤维束使得斜方肌维持着牵张力,其于解剖照片上并且可见形成自己的独立层面。

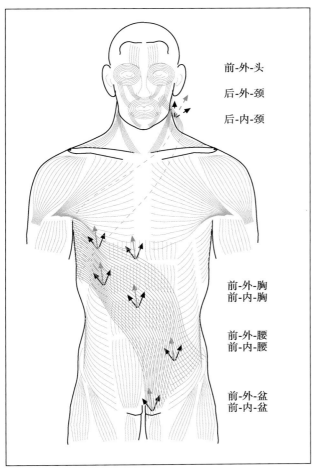

图 156. 前-外-头 an-la-cp 螺旋线 cc 融合中心 [cc (s) of fusion]

后-外-头螺旋

　　该螺旋线始于颞肌的肌腹,绕经耳后下行至乳突。继而沿胸锁乳突肌的肌鞘走行至颈前部,分为两条:前-外(ante-latero)和前-内-颈(ante-medio collum)。胸锁乳突肌[350] 在近胸骨附着处向对侧胸大肌起始部延展大量腱纤维。此处虽未提及四肢螺旋,但毋需多言,肩胛骨(上肢)cc 融合中心常与躯干螺旋协同动作。

　　在腋窝处,胸大肌通过与背阔肌共同的腋筋膜附着点将张力传导给后者。常于此区发现连结二肌的肌纤维束,确证了此力线的传递[351]。背阔肌上

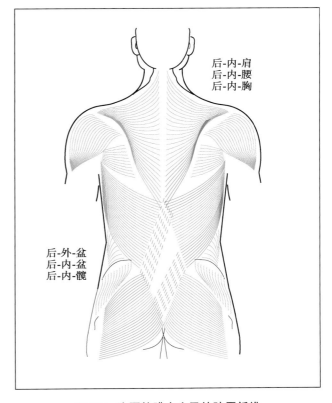

图 157. 胸腰筋膜内交叉的胶原纤维

　　背阔肌下部延伸至腰部并在此与胸腰筋膜移行[352]。此肌肉收缩于胸腰筋膜上表现为内筋膜、胶原纤维呈现为沿肌纤维方向排列的结构。在棘间韧带处,大量胶原纤维跨越中线并与对侧臀大肌附着处结合[353]。

　　沿上述包绕躯干浅层肌肉附着处存在一个特定螺旋状结构。这些肌筋膜附着点存在的原因显然与其交互协同活动有关。

---

[350] 胸锁乳突肌胸骨端附着处纤维在筋膜深部。该肌通过圆锥状肌腱附着于胸骨第一部分,该肌腱在中线处部分与来自对侧的纤维相交(Testut L,1987)。
[351] 在一些人腋弓肌肉带(7 到 10cm 长,5 到 15cm 宽)从背阔肌边缘分出,向前经过腋神经与胸大肌肌腱相连结(Gray H,1993)。

[352] 背阔肌呈现为与胸腰腱膜相连的斜向下的厚肌束,到达中线后,大量腱膜纤维跨越中线以加强对侧胸腰腱膜(Testut L,1987)。
[353] 臀大肌起始于髂骨臀线、骶棘肌腱膜以及覆盖臀中肌的筋膜(Gray H,1993)。

后-外-头螺旋的肌筋膜单元

后-外-头（re-la-cp）cc 融合中心（cc of fusion）

此 CF 点位于颞肌中央，与针灸穴位 GB 13（足少阳胆经的本神——译者注）相应（图 158）。

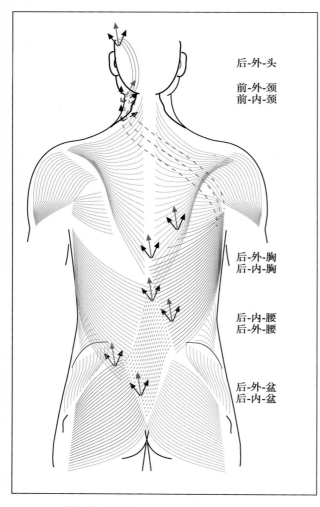

图 158. 后-外-头 re-la-cp 螺旋的 CF 点

前-外-颈（an-la-cl）cc 融合中心（cc of fusion）

此 CF 点位于下颌骨与胸锁乳突肌夹角处，与针灸穴位 SI 17（手太阳小肠经的天容——译者注）相应。

前-内-颈（an-me-cl）融合中心（cc of fusion）

此 CF 点位于胸锁乳突肌的胸骨腱上，与针灸穴位 ST 10（足阳明胃经的水突——译者注）相应，是 Maigne 指出的颈前警报点[354]。

后-外-胸（re-la-th）cc 融合中心（cc of fusion）

此 CF 点位于斜方肌平第 7 胸椎下缘，与针灸穴位 BL 44（足太阳膀胱经的神堂——译者注）相应。

后-内-胸（re-me-th）cc 融合中心（cc of fusion）

此 CF 点位于第 7~9 胸椎棘突与竖脊肌之间，与针灸穴位 EX 66（BL 18）（足太阳膀胱经的肝俞——译者注）相应。

后-外-腰（re-la-lu）cc 融合中心（cc of fusion）

此 CF 点位于第 12 浮肋竖脊肌旁，与针灸穴位 BL 50（足太阳膀胱经的胃仓——译者注）相应，即 Maigne 所指的包括如神经根痛等臀部痛的螺旋路径[355]。

后-内-腰（re-me-lu）cc 融合中心（cc of fusion）

此 CF 点位于第 12 胸椎棘突与竖脊肌之间，与针灸穴位 BL 23（足太阳膀胱经的肾俞——译者注）相应。

后-外-盆（re-la-pv）cc 融合中心（cc of fusion）

此 CF 点位于髂后上嵴旁，与针灸穴位 BL 53（足太阳膀胱经的胞肓——译者注）相应，针对此点的治疗涉及某些"坐骨神经痛"的病例[356]。

后-内-盆（re-me-pv）cc 融合中心（cc of fusion）

此 CF 点位于第 3、4 骶后孔上，与针灸穴位 BL 33（足太阳膀胱经的中髎——译者注）相应。

这两条基本的躯干螺旋可有大量变异情况存在：例如，螺旋线可经腹外斜肌纤维由（后-外-腰）延续至（前-外-盆）。

---

[354] 压迫下位颈椎的前外侧引起背痛。在此例中我们注意到牵涉痛的直接路径，支持 Travell 描述的特定扳机点，她关于发病机制的解释备受指责（Maigne R，1979）。

[355] 臀上半部皮层神经分布：我们研究发现在一些病例该神经支配可追溯至 T 10。因此神经分布水平比经典描述的要高。我们也注意到 L 1 和 T 12 后支吻合的存在（Maigne R，1979）。

[356] 外科术后坐骨神经痛或腰痛复发的病例十分普遍；推拿可快速有效地解决此类病例（Maigne R，1979）。

第20章
下肢的肌筋膜螺旋

筋膜结构是相当复杂的,到目前为止,人们更倾向于认为筋膜的主要作用是各个肌肉间的间隔。

通过仔细分析,我们可以发现筋膜在某些点是由几层组成的,另外一些点则只有单层。在一些区域,深筋膜在浅筋膜下方可以自由滑动,但在某些区域(例如手和足),深浅筋膜是合并在一起的。在有些点,深筋膜在肌外膜上可自由滑动,但有时两者是合并的。因此我们可以判断,如果筋膜和肌肉是完全分离的,那么它就不能被肌肉拉伸;如果筋膜和肌肉完全结合,那么它就不能连接各种不同的肌筋膜单元;如果筋膜没有结合在骨骼上,那么它将不能感知关节的角度变化,并且不能将这些变化传递到连续的关节上。

在不同的筋膜层次中可看到相同的组织形式。由深层到浅层,我们可以注意到筋膜逐渐变得更易于在下方的结构上滑动。通过这种形式,它们嵌入骨骼形成分隔,区分出不同的肌筋膜单元,就这样,全身的不同关节通过螺旋状胶原纤维连接起来。

为了对肌肉生理学产生作用(拉伸肌肉束和高尔基腱器),筋膜螺旋在某种程度上必须和肌肉纤维连接。因此,根据其自身的螺旋模式将纤维与肌肉结合,呈螺旋状地结合在关节周围。浅筋膜内的疏松结缔组织中,这种螺旋沿着骨干存在(图159)。局部受到重压时,这些螺旋结构受肌鞘的限制,和肌肉一起并随它们的张力排列。渐渐地,随着生物的进化,新的肌筋膜结构和新的神经连接也同时被塑造,目的是形成新的运动策略。

人类进行双足运动需要髋、膝、踝关节的不同步运动。当髋关节向前运动时(前运动),膝关节弯曲(后运动)和踝关节背曲(前运动)。由于纵向序列的不同节段的同步运动是同一方向的,因此它们不能完成双足运动。只有筋膜螺旋能够引导类似

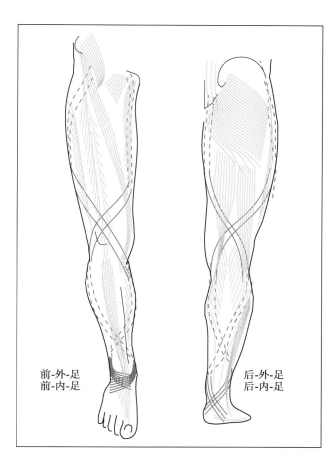

前-外-足
前-内-足

后-外-足
后-内-足

图 159. 下肢螺旋整体视图

的不同步的运动。因此,两条螺旋前-外-髋(an-la-cx)和前-内-髋(an-me-cx)为了同步后向运动(后向运动 retromotion)则从膝后方穿过,为了同步踝关节背屈运动(前向运动 antemotion)则从踝关节的前方穿过。

膝盖在站立的步态相中没有屈伸的必要。因此,当髋关节后方肌肉(后-外-髋 re-la-cx 和后-内-髋 re-me-cx)和踝关节同时受到刺激时,其他两条螺旋(前-外-膝 an-la-ge 和前-内-膝 an-me-ge)保证了膝关节的稳定性,以防止跌倒。

后-外-足螺旋

后-外运动螺旋始于围绕足的腓骨肌上下支持带(外环韧带 external annular ligament)。

上述韧带与小腿深层筋膜相连接[357]。

肌筋膜螺旋随着这些纤维从踝的前面到达跟腱,这样就从踝关节的外侧到达踝关节的内侧。在胫骨内侧端,螺旋又随着伸肌上支持带[358]的胶原纤维经过伸肌肌间隔的上方。

随着螺旋的推进,它向大腿后方走行,直到越过腓肠肌外侧头。由胶原纤维组成的腘支持带[359]始于此处,从腓肠肌的外侧头到达内收肌鞘。

这些胶原纤维的路径本质上是起源于嵌入到腓肠肌外侧头筋膜的张力线的延续[360]。

腘筋膜是一种类似于纤维彼此交叉成网状结构的支持带。这些纤维从相反的方向持续牵引腓肠肌内侧头;它们进而延续为髂胫束(图 160)。

内收肌筋膜和耻骨筋膜相连,折叠成两层。其一在腹股沟韧带上方和 Gimbernat's 韧带(陷窝韧带)一齐向上走行,并与同侧的腹外斜肌筋膜连接。另一层升至后方,男性形成精索,女性形成圆韧带,形成后方支柱或表现为 Collesi 腹股沟韧带,继而与对侧腹斜肌腱膜形成延续[361]。

后-外-足(re-la-pe)螺旋的肌筋膜单元

– 此 CF 点位于外踝的后方。它呈半圆形,经过踝骨下方。就这样它包含了腓骨上支持带并终止于腓骨下支持带(图 161)。

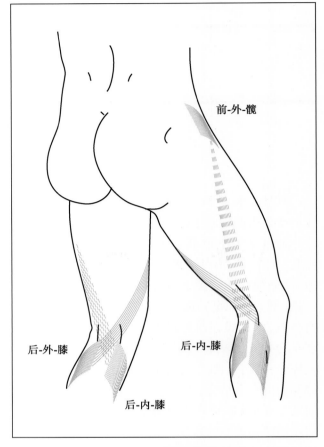

图 160. 腘支持带

（图中标注：前-外-髋；后-外-膝；后-内-膝；后-内-膝）

– 这个点与针灸穴位 BL 61(足太阳膀胱经的仆参——译者注)一致(King point)。同时只有一个点提到了膀胱经 60(奇经的交叉点"阳跷"),膀胱经 62 也被定位在腓骨支持带。通常来说,不提及邻近的点是为了避免混淆,但在临床实践中,筋膜治疗师在主要的点上开始触诊,然后扩大至周围的胶原组织,暂停在最敏感和致密的点上。

Cyriax[362]指出了治疗位置,Troisier[363]也定位于同一区域。

前-内-踝(an-me-ta)cc 融合中心(cc of fusion)

– 此 CF 点定位于胫骨前方的肌腱结合处。这里的肌肉参与了距骨的前向运动和内向运动。

---

[357] 大腿深层横筋膜与覆盖在腘肌上的筋膜相连,并与半膜肌腱连接。在它下方是连续的齿状韧带和腓骨上支持带(Gray H,1993)。
[358] 伸肌的近端支持带在胫骨附着部是多变的:当韧带被来自胫骨的结缔组织分开时,它们通常附着在骨的内侧缘;在其他情况下,韧带和大腿后方的筋膜延续,而胫骨附着处几乎完全缺失(Testut L,1987)。
胫骨内侧表面的部分纤维穿过骨膜,成为伸肌的包围薄层,进而通过腘室上方(Lang J,1991)。
[359] 腘筋膜分开肌肉的皮下结缔组织,它包括两层相互交错的胶原纤维。浅表的纤维几乎都以横向走行,并在内侧向深部延续(Lang J,1991)。
[360] 从下面的肌腱中,很难将腘筋膜分开。它在这一个点的粘度,来源于众多肌腱的纤维束经过此肌腱进入筋膜,从而使它得到加强。这些肌腱带属于肌肉群,也就是大家所知的筋膜张肌(Testut L,1987)。
[361] 腱膜附着于增厚的外斜肌下方进入腹股沟韧带。在耻骨结节和耻骨联合间,肌肉腱膜纤维变宽,由弓形纤维形成皮下腹股沟环上界。因此腱膜由两条带固定在耻骨:一条在内侧、一条在外侧相对方向的腱膜形成(Fazzari I,1972)。

---

[362] 在韧带扭伤的最初阶段,超声和激光可以加速康复,而按摩是预防纤维粘连形成的基本手段。在侧翼上触诊,腓骨肌腱炎经常会与纤维粘连混淆(Cyriax J,1997)。
[363] 踝关节的单独痛性肌萎缩并不少见。起初疼痛是持续的,行走或仰卧位会出现夜间疼痛和疼痛加重(Troisier O,1991)。

骨盆带的任何伸展自然都会涉及它所有的筋膜，其主要影响更刚性的筋膜。筋膜治疗操作直接在致密的协调中心 cc 点进行。

后-内-足螺旋

后伸-内收运动的螺旋带始于足屈肌韧带（或内侧支持带）（图 162）。这条韧带是部分内侧筋膜和始于踝内侧部分横向隔膜的延伸，经过深层的跟腱，走向踝外侧部[365]。它在腓骨远端三分之一处，它与腿的前上支持带[366]相连接。

在一些解剖教科书中，这个韧带被认为是下肢

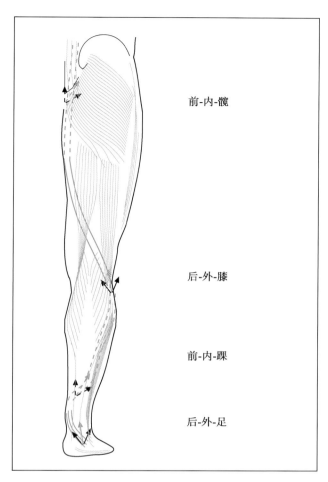

图 161. 后-外-足 re-la-pe 螺旋 CF（cc 融合中心）

- 该点与针灸穴位 ST 39（足阳明胃经的下巨虚——译者注）一致（12 经的 ocean point）。

后-外-膝（re-la-ge）cc 融合中心（cc of fusion）

- 此 CF 点越过腓肠肌外侧头的近端。腓肠肌外侧头参与膝关节的向后运动，同时也保持外侧的稳定性。
- 这个点与针灸穴位 GB 33（足少阳胆经的膝阳关——译者注）一致（ex）。

前-内-髋（an-me-cx）cc 融合中心（cc of fusion）

- 此 CF 点位于耻骨弓形线和股三角的外侧缘。
- 该点与针灸穴位 LR 12（足厥阴肝经的急脉——译者注）一致。当耻骨联合[364]出现疼痛时，Maigne 建议在骶髂关节处进行治疗。

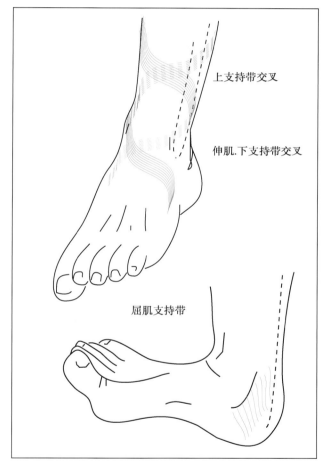

图 162. 胶原纤维的支持带或交叉

---

[364] 有些人并不认同骶髂关节也存在扭伤可能的说法，除非在骶髂关节手法治疗后耻骨联合疼痛立即消失。手法操作技术的主要部分（通常称为纠正"骶骨前方"—骨科整复术语）是在上腰椎上进行操作（Maigne R,1979）。

[365] 跟腱下方有两个纤维隔膜需要注意：一个为浅筋膜的延伸，直达外踝的后方；另一个更大一些，是大腿深层筋膜的延续，并从内踝横向延展至外踝。需要注意的是，在这些纤维隔膜的内侧部分，它们和内侧环状韧带紧密结合（Testut L,1987）。

[366] 在大腿远端三分之一水平，后方肌间隔基本上由来自小腿筋膜深板的纤维组成。前间隔的纤维由腓骨远端和浅表方向延伸而来，同时其他较薄的束带交绕腿部。随着纤维的转向，它们主要穿透覆盖在伸肌室上的筋膜（Lang J,1991）。

横肌(transversus cruris)，纤维由外向内呈斜上方向走行；在一些解剖教科书里此韧带的纤维排列则呈相反方向走行。

　　这两种阐释均可以被认为是正确的，因为它们只描述了这些胶原纤维层的一层。实际上，和十字韧带一样，这里也有一个交叉排列的韧带。拥有内侧胫骨螺旋的一部分，该螺旋与内侧小腿筋膜相延续直到通过腓肠肌内侧头。在腘窝处存在内筋膜和胶原纤维的交错，由内侧向外侧肌间走行[367]。

　　髂胫束的扩张源发于外侧肌腱隔膜[368]，螺旋随着髂胫束直达阔筋膜张肌的起点。髂耻筋膜的髂胫束扩张的近端，可以发现阔筋膜张肌和臀大肌[369]。因此，这条螺旋不仅是终止于前-外-髋(ante-latero-coxa)协调中心 cc，也与前-中-髋(ante-me-cx)和后-侧-骨盆(re-la-pv)的协调中心 cc 连接[370]。

后-内-足(re-me-pe)螺旋的肌筋膜单元

后-内-足(re-me-pe)cc 融合中心(cc of fusion)
- 此 CF 点位于内踝和跟腱之间，延展为半圆形(图163)。
- 此点与针灸穴位 KI 4(足少阴肾经的大钟——译者注)一致(络穴：从这里纵向的络与横向的血管络部分走向膀胱经)。Cyriax 在这个区域为胫骨后肌鞘[371]定位了三个治疗点。

前-外-踝(an-la-ta)融合中心(cc of fusion)
- 此 CF 点定位于外踝的上方，腓骨前方，越过第三腓骨肌的起始位置。
- 此点与针灸穴位 GB 38(足少阳胆经的阳辅——译者注)一致(络穴：从这里纵向的络与横向的血管络部分走向膀胱经)。它与 Maige[372]指出的运动胫腓下关节的穴位一致。

后-内-膝(re-me-ge)cc 融合中心(cc of fusion)
- 此 CF 点位于内侧腓肠肌上部内侧缘。

---

[367] 近端平面包括股骨的腘筋膜，它由纤维肌间隔膜的硬性结构扩展形成。外侧肌间隔膜特别坚硬，从股外侧肌前缘和它部分纤维分开。经过这个外侧肌间隔膜，髂耻筋膜或带连同它部分纤维附着在其外侧缘(Lang J, 1991)。
[368] 阔筋膜张肌和臀大肌，经过髂胫束和其深部延续形成的强健的外侧肌间隔膜附着在股骨上(Gray H, 1993)。
[369] 股外侧肌源发自大转子远端边缘，股骨外侧表面，臀大肌肌腱和外侧肌间隔膜(Testut L, 1987)。
[370] 大腿近端外侧的阔筋膜是增厚的。它附着在骶骨和尾骨肌的背侧面上、骶嵴、腹股沟韧带、耻骨支的上下方和骶结节韧带的下缘(Gray H, 1993)。
[371] 当对抗内收出现疼痛，背屈无症状时，这种疼痛可以说是来自胫骨后肌的。初学者容易将这种情况曲解为跟腱的损伤(Cyriax J, 1997)。
[372] 胫腓关节的上下方在弯曲运动和胫距联合的伸展上扮演着重要角色(Maigne R, 1979)。

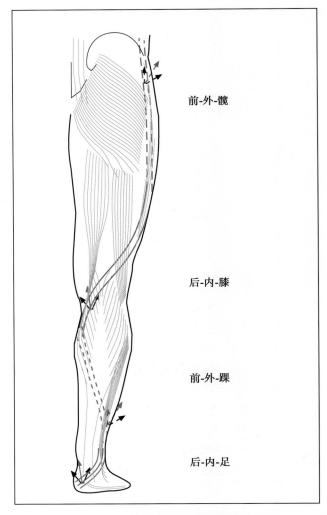

图 163. 后-内-足螺旋的 CF(cc 融合中心)

前-外-髋

后-内-膝

前-外-踝

后-内-足

- 此点与针灸穴位 BL 55(足太阳膀胱经的合阳——译者注)一致。对这个点的治疗被证实对疑似膝关节软骨损伤引起的疼痛有效，常常用于对膝关节特性的快速恢复治疗。其他治疗技术和学派亦有相似的经验[373]。

前-外-髋(an-la-cx)cc 融合中心(cc of fusion)
- 此 CF 点位于髂前上棘的下面，在阔筋膜张肌肌腱(前-髋；an-cx)和臀小肌肌腱(侧-髋；la-cx)之间。
- 此点与针灸穴位 GB 28(足少阳胆经的维道——译者注)一致(该点沿着带脉穴或维道穴 waist

---

[373] 半月板堵塞常常可以通过手法治疗使患者立即得到缓解。通常情况下，即使 X 光影像证实存在明显的半月板损伤，患者采用这种治疗手段也没有出现过复发(Maigne R, 1979)。
[374] 有时运动员的股四头肌紧张(虽然股中间肌肉有时会单独损伤，但通常是股直肌肌腱)需要深度的按摩。膝部的伸展是最疼的动作，尽管最大程度的弯曲和旋转可以挤压和拉伸组织(Cyriax J, 1997)。

channel)，Cyriax[374] 指出大腿前方疼痛的治疗区域。解决了阻碍膝关节的伸展问题和位于关节后方的疼痛问题，前方穴位的后续治疗，可以通过筋膜螺旋的固有结构来解释。

前-外-足螺旋

前-侧-足（an-la-pes）螺旋始于第四跖骨基底部，随着伸肌支持带的上升纤维向胫骨内侧上升。这些胶原纤维走行于胫骨骨膜上方，并向小腿筋膜后延伸[375]。此螺旋从小腿后中筋膜沿近端外侧方向上升，缠绕在三头肌腹，随纤维形成 8 字形结构[376]。在小腿肚的中间点，此螺旋与发自胫骨内侧髁的 8 字形纤维分支交叉。此外，前-外-足（an-la-pe）螺旋向腓骨头方向上升并向前越过，被股四头肌的扩张部分吸引[377]。特别的是，这些纤维都受到与股内侧肌连接部分髌支持带产生的牵引力的影响（图 164）。许多股内侧肌的纤维源自大收肌共同的膜[378]。此螺旋继续沿大收肌路径走行，特别是这些附着在坐骨结节的纤维。一旦此螺旋到达坐骨结节，部分纤维将进入臀大肌，部分纤维则进入髋关节囊。髋部与肩关节一样，正如深层肌筋膜的延续一样，在浅层也可能存在浅筋膜的延续。在这种情况下，关节囊在各种附着在其上的力量中扮演了联合点的角色[379]。

前-外-足（an-la-pe）螺旋肌筋膜单元

前-外-足（an-la-pe）cc 融合中心（cc of fusion）
– 此 CF 点位于下支持带的更远端，围绕着第五跖骨的基底部（图 165）。

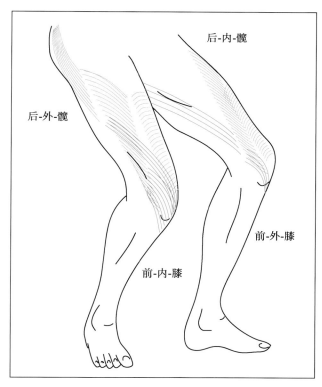

图 164. 髌支持带胶原纤维交叉

– 此点与针灸穴位 GB 41（足少阳胆经的足临泣——译者注）一致（肝经 1 的侧副管部分源自这里）Cyriax 在此区域治疗跗骨间韧带扭伤[380]。

后-内-踝（re-me-ta）cc 融合中心（cc of fusion）
– 此 CF 点位于胫骨和跟腱之间存在中孔部分的内侧。距骨的向后和向内运动矢量由小腿三头肌和趾屈肌腱以及拇长屈肌产生，并在这里汇集。如果存在任何血液循环疾病，在这点进行治疗时应当谨慎。
– 此点与针灸穴位 SP 6（足太阴脾经的三阴交——译者注）一致（三阴经上的交点），Maigne 将趾长屈肌和足部屈肌的扳机点[381]，以及某些肌痛束与脊椎功能障碍联系起来。在筋膜手法治疗中，腰部区域通过螺旋通路的治疗效果要好于神经根的治疗。

前-外-膝（an-la-ge）cc 融合中心（cc of fusion）
– 此 CF 点位于腓骨头前方。

[375] 在胫骨前肌肌腱水平，伸肌支持带的近端带有两部分，一部分纤维越过后部肌腱，一部分纤维延续为踝后部筋膜（Testut L,1987）。
[376] 胶原纤维源自腓骨头和胫骨内侧髁，环绕小腿三头肌，在背侧远端呈扇形。在中间区域这些扇形筋膜彼此交错：浅层成为深层，深层变成浅层……彼此交叉后，在背面中轴，它们渗透进入胫骨内侧表面的骨膜。可以追溯到部分纤维通过骨膜并继续在伸肌上成为包围层。这些纤维的整个通路可以看做一个 8 字形，它的上半部是打开的，围绕在胫骨的分支，先在后方，然后在前方（Lang J, 1991）。
[377] 股四头肌肌腱大部分在髌骨内形成，发出的纤维扩张并分别固定在股骨内侧和外侧踝，以及髌骨支持带的外侧和内侧（垂直方向）。其他纤维扩张（水平方向）源自股内侧肌和股外侧肌头侧的肌腱，对髌骨的翼状韧带进行加强。（Fazzari I,1972）
[378] 从腱膜样的大收肌肌肉肌腱纤维的肌肉部分分离，并继续进入股内侧肌的肌腱。它们被称为股内收肌膜（Platzer W,1979）。
[379] 髋关节囊附着在股骨颈，与关节软骨保持一段距离。髋关节囊由（按字面意思交织）三条韧带来加强：髂股韧带，起自髂前下嵴延伸至下方直接分为两条带，一条附着在大转子，另一条附着在小转子；第二条韧带即坐骨股骨韧带，从坐骨延伸到股骨颈；第三条韧带，耻骨股骨韧带，从髂耻隆起延伸到小转子（Fazzari I,1972）。

[380] 由于几个月石膏固定引起的韧带挛缩，会导致跗骨间韧带运动的限制。足背的跗骨间韧带发现其有收缩，高敏以及运动无效（Cyriax J,1997）。
[381] 为了触诊脚趾屈指肌腱上的扳机点，患者需要位于同侧，医生触诊时用平手在腿内侧胫骨和腓肠肌之间施加压力。（Travell JG, 1997）。

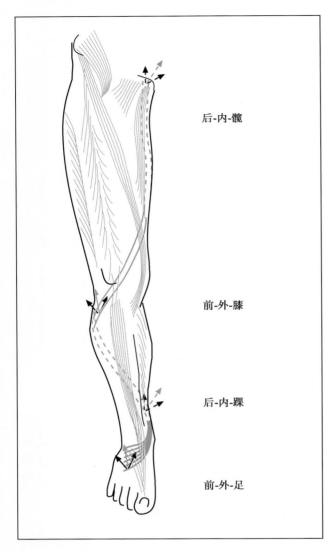

图165. 前-外-足螺旋的CF(cc 融合中心)

- 此点与针灸穴位 ST 36（足阳明胃经的足三里——译者注）一致。它也与提示膝关节半脱位或由于髌支持带干扰造成的膝关节假性堵塞的治疗部位一致[382]。

后-内-髋(re-me-cx) cc 融合中心(cc of fusion)

- 此 CF 点位于骶尾关节旁。
- 此点与针灸穴位 BL 35（足太阳膀胱经的会阳——译者注）一致，也与 Cyriax[383] 指出的从腘后肌群指示点一致。

---

[382] 需要指出的是,有时一个错误的发生归因于运动员因为轻微的膝关节半脱位,导致半月板损伤疼痛腿"无力感"症状。通常,膝关节半脱位没有锁定发生,但是如果它伴有侧韧带或膝支持带的损伤,膝弯曲的最后阶段会变得特别痛苦。(Maigne R,1979)
[383] 腿部肌肉的起源(坐骨)或越过它们肌腹均可以影响到腿部肌肉。可能是直接损伤或突然的伸展导致,疼痛在 24 小时内有加剧。通过横向牵引进行按摩。按摩是非常累人的,但如果辅助操作手的腕部稳定性会有所帮助。(Cyriax J,1997)

前-内-足螺旋

向前-向内运动的螺旋始于足内侧（图166）、胫骨前肌近端,并越过十字形带或伸肌下支持带远端[384]。顾名思义,这条支持带有两条包绕踝关节上十字交叉的分支。此螺旋随着纤维走行至外踝[385],并向腿后外侧延续（图167）。螺旋从腓骨肌鞘[386]随着小腿后筋膜 8 字形纤维向胫骨内侧髁上行。这些纤维随着膝关节支持带[387]走行,特别的是牵引力来自股外侧肌。阔筋膜弓形束的胶原纤维排列与股外侧肌的力线相一致。这两种结构和臀大肌下

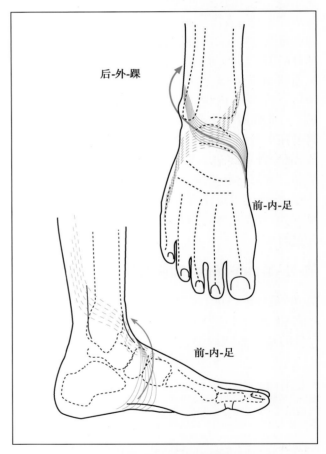

图166. 伸肌十字支持带或伸肌下支持带两分支之间的张力分布

---

[384] 伸肌支持带的远端带,斜形向下,从以前的锐角到足内侧缘的中点,它与足底腱膜内侧延续(Testut L,1987)。
[385] 十字韧带是 Y 字形带,起源于跟骨的侧面,分成近端和远端分支。从分叉点第三分支延伸至外踝(Fumagalli Z,1972)。
[386] 纤维最初的时候具有浅层的走行,然后它们在肱三头肌处开始向深处走行。在连续部分,它们穿过腓骨肌肉间室,并与伸肌间室的包围层延续(Lang J,1991)。
[387] 翼状韧带或髌支持带分为外侧和内侧。外侧的翼状韧带起自股外侧肌和股直肌的带,它与内侧副韧带相连接;内侧支持带起自股内侧肌,它经下方和后方与外侧副韧带相连接(Gray H,1993)。

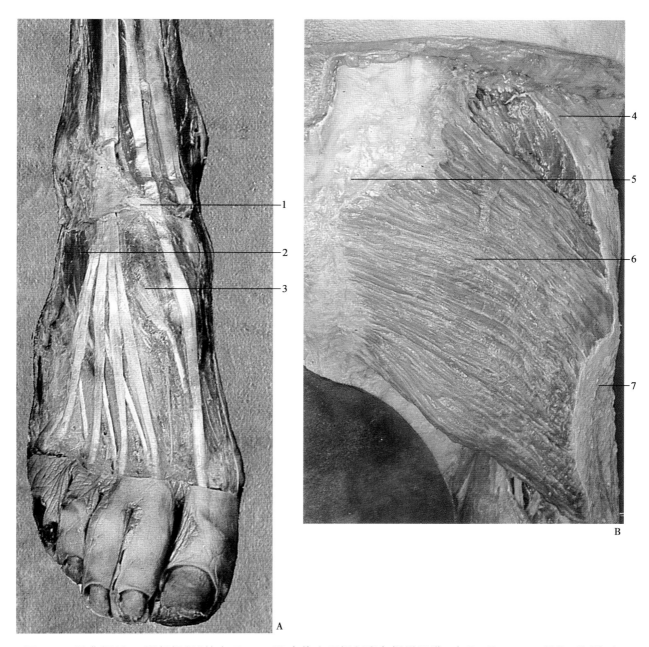

A

B

图 167. A-足背解剖；B-臀部解剖（摘自 Fumagalli-人体宏观解剖彩色摄影图谱；-由 Dr. Francesco Vallardi/Piccin，NuovaLibraria 出版）

1. 伸肌下支持带；这里解剖学家图示了前-内-足（an-me-pe）螺旋（部分从前-内-足向后-外-踝协调中心走行）的胶原纤维证据；2. 趾短伸肌连接腓骨支持带，并被包含在外旋转序列中；3. 跗短伸肌的筋膜间隔在大跚趾伸肌和趾伸肌之间（前序列）；4. 阔筋膜与臀中肌肌外膜筋膜融合；肌肉纤维附着在上面；5. 许多臀大肌纤维附着在胸腰段筋膜的浅层；6. 臀大肌纤维；白色束带由可见的肌肉束之间肌束膜形成。肌束膜吸收肌内膜和肌梭产生的牵引力并将它传递给附着在其上的肌外膜筋膜。在肌肉下方，解剖学家讲围绕在臀大肌中下部的绞索结构或胶原纤维移开。（后-外-髋 CF）；7. 阔筋膜在许多臀大肌纤维附着点上；牵引着这些纤维进入阔筋膜形成髂胫束。伴随着髂胫束的螺旋，一旦经过膝关节，延伸进入踝的后侧与之前提到的十字韧带或伸肌下支持带相连接

缘的纤维相连续。特别的是股外侧肌的近端纤维源自于臀大肌腱膜。依循这肌筋膜牵引形成的螺旋面，螺旋延续至臀部皱褶处，即是臀肌支持带或纤维的"笼头或缰绳系统"[388]的所在之处。

这些缠绕在臀大肌下部的胶原纤维，连接这个螺旋内侧的泌尿生殖筋膜[389]，外侧与阔筋膜张肌筋膜相连。骨盆像肩胛骨一样，在下肢的螺旋中可以和来自躯干的任何螺旋相延续，即便倾向的螺旋方向相同（后-外-骨盆；re-la-pv）。

前-内-足（an-me-pe）螺旋的肌筋膜单元

前-内-足（an-me-pe）cc 融合中心（cc of fusion）

– 此 CF 点位于胫骨前肌附着处的内侧缘（图 168）。

– 此点与针灸穴位 SP 4（足太阴脾经的公孙——译者注）一致，Cyriax 指出该点为胫距前韧带损伤的点[390]。

后-外-足（re-la-pe）cc 融合中心（cc of fusion）

– 此 CF 点位于外踝后方，越过腓骨肌腱。

– 此点与针灸穴位 GB 39（足少阳胆经的悬钟——译者注）一致。这个致密化的穴位导致了踝关节的僵硬，Maigne 建议减少快速的牵引操纵[391]。

前-内-膝（an-me-ge）cc 融合中心（cc of fusion）

– 此 CF 点位于胫骨粗隆下方，越过附着在胫骨内侧表面上部的肌腱。股肌向前运动的矢量和股薄肌向内运动的矢量汇聚在这一点。

– 此点与针灸穴位 SP 9（足太阴脾经的阴陵泉——译者注）一致，并且蜂窝组织炎斑片与 L3 ~ 4 皮节区域一致（Maigne）[392]。

后-外-髋（re-la-cx）cc 融合中心（cc of fusion）

– 此 CF 点位于坐骨结节的外侧和股骨大转子之间。

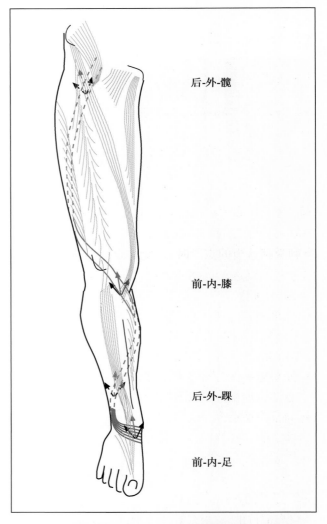

后-外-髋

前-内-膝

后-外-踝

前-内-足

图 168. 前-中内-足（an-me-pe）螺旋的 CF（cc 融合中心）

– 此点与针灸穴位 BL 36（足太阳膀胱经的承扶——译者注）一致。该协调中心的融合可以减轻臀下滑囊炎，Cyriax 对此点进行注射治疗和转子的滑囊炎治疗，而 Maigne[393]通过被动伸展进行大粗隆滑囊炎的治疗。

这些技术确实得到了良好的愈后，然而他们针对的炎症通常是源自其他系统共同导致的。

如果代偿的起源是在臀部区域本身，则可以在该纤维结缔组织上直接进行手法干预治疗。

---

[388] "笼头或缰绳系统"。远端从连接坐骨结节和大转子顶端线的远侧，阔筋膜的横向带辐射至皮肤和下面的肌骨平面；由于支持带的刚性系统存在，它们和笼头类型覆盖臀大肌的远切缘（Lang J，1991）。

[389] 男女会阴区的肌肉和筋膜可以分为两组：肛门的和泌尿生殖器的筋膜。肛门区域的深筋膜包括盆腔隔膜的下筋膜和闭孔筋膜；泌尿生殖器隔膜的筋膜包下筋膜或腓侧的膜和与闭孔筋膜延续的上筋膜（Gray H，1993）。

[390] 这个位置的扭伤是单纯跖屈肌拉伸罕见的结果。疼痛会持续很多年，但从不急性发作；跖屈到最大限度时踝关节前方会感觉到症状。按摩是治疗选择（Cyriax J，1997）。

[391] 足部关节疼痛一般并不存在放射影像型的病灶，而且常常有微小的关节紊乱，手法治疗能得到良好的愈后。治疗师在胫跗关节处突然加施牵引，同时患者深吸气，然后呼气（Maigne R，1979）。

[392] 多数这样的患者存在膝关节内部疼痛，几乎总是在膝关节过伸和过屈时疼痛加重。体格检查显示股内侧肌部分纤维硬化性疼痛和 L3 ~ L4 棘突的压痛（Maigne R，1979）。

---

[393] 转子滑囊炎和肌腱炎可以单独存在或与髋部的骨关节炎同时存在。在慢性病程中，大腿能够做内收运动。这些伸展可以有效缓解由于僵硬导致的疼痛，肌痛的束位于外展肌（Maigne R，1979）。

第 21 章
肌筋膜螺旋操作

由于筋膜组织遍布全身且没有中断,因此刺激筋膜的任何部分自然会影响身体的其他部位。只有刺激到适当的点[394]时,才能完全解决问题。可惜的是这个点通常并没有疼痛体现。有三种方法可以帮助追溯到这一点的定位:

- 如果问题出现在一个关节的局部,从疼痛的部位(cp)可能可以追溯到肌筋膜单元的 cc(图182)。
- 如果疼痛是分布在多个部位,并且在某平面上的运动会加剧疼痛,则选择此平面。
- 如果失衡在多个部位,并且多个运动都会加剧疼痛,那么我们就可以假设涉及到了一个或多个肌筋膜螺旋。

节段性疼痛的来源与疼痛的部位相近。在一个平面上的疼痛,它们源于许多个点,这些点是对准疼痛部位的。螺旋线相关疼痛的起源点,通常分布在一个以上的平面上。

每一个单一的治疗都是有目标的。节段性治疗的目标,是修复各种筋膜结构之间的滑动结构(肌内膜、肌束膜、肌外膜)。螺旋的治疗目标是恢复其在基底物上的流动性,让单束的胶原纤维可以自由滑动。目的或意图决定了治疗的力度和方向,常言道:"Manus sapiens potensest"(拉丁语:富有知识的手是强大的)。

数据

在编制整体评价表时,应该考虑身体的整体性。虽然身体是一个单一的实体,但是在医学上身体有很多不同的专门功能,让人们经常遗忘其实身

体的每个部分都属于整体中的一部分。其中筋膜就是那个将所有运动器官的结构联接在一起的元素。

- 筋膜把肌筋膜单元的单向运动单位连为一体;
- 筋膜把肌筋膜序列的单向筋膜单元连为一体;
- 用筋膜螺旋把不同节段的运动组合连为一体;
- 筋膜构成中枢神经系统的支架(大脑镰、硬脑膜);
- 在胚胎形成初期,筋膜引导神经分布,形成神经鞘。
- 筋膜通过序列对神经传入有指向作用;
- 通过肌外膜,筋膜让肌肉保持了稳定性;通过腱鞘,筋膜提供了一个可滑动的组件;
- 筋膜强化了关节囊和韧带连接;
- 通过骨膜,在骨骼紊乱或骨折时筋膜可发出信号;
- 筋膜围绕静脉和动脉血管和神经鞘;
- 筋膜是炎症、修复和代谢活动的部位;
- 筋膜是联系外部温度与内部温度的组织。

筋膜连接到所有运动器官的结构中,因此很显然,当筋膜发生致密化时,会造成相同器官的功能障碍(表21,第Ⅲ列)。筋膜的整复操作能有效地解决这些类型的障碍。

表 21. 运动器官的结构

运动器官的组成	结构	功能障碍
肌筋膜类	肌筋膜单元 肌筋膜序列 肌筋膜螺旋	局部疼痛 姿势综合征 弥漫的疼痛
神经肌肉类	中枢神经 外周神经 传入神经	截瘫 神经炎 感觉异常
肌肉骨骼类	肌肉 关节 骨骼	肌肉拉伤 扭伤 骨折

---

[394] 如果在颈痛和运动受限中不考虑 cc(s) 的直接参与,则治疗无效。例如:如果是颈部旋转引起的疼痛,进行外侧运动 cc 的治疗不会有改善作用。相反,治疗的外旋-颈 er-cl 的 cc 则会有立竿见影的效果。

续表

运动器官的组成	结构	功能障碍
自主神经系统	循环 代谢 热调节	水肿 营养失调 多汗

筋膜治疗如何操作？例如治疗腱鞘囊肿或扳机指？

腱鞘囊肿是身体为避免肌肉异常牵拉所产生的一种代偿形式。在这种情况下,因为肌肉的筋膜不能完全协调所有的肌腱肌肉纤维,所以肌肉在肌腱上不能产生生理性伸展。这种不协调是由于单向、重复使用引起的筋膜致密化(过用综合征)。在这一阶段,针对起因(所涉及的肌筋膜单元 cc 的致密化)的治疗是必要的,而不是对囊肿施加压力(结果)。

一旦筋膜整复操作使基质筋膜的流动性恢复(可协调运动单元作用于肌腱),愈合过程则会被激活。囊肿(或扳机指,因为它是一个类似的过程)并不会立即消失,但将在 15 到 20 天之内重吸收。

肌筋膜手法的适应证

肌筋膜单元的手法已经在第七章讨论过,共同部分的节段性疼痛已经列入表格(表7,表8,表9)。在这些局部的功能障碍,如肌腱炎、关节周围炎、滑囊炎和其他额外的关节风湿性疾病也已经列出。节段性治疗不仅能治愈软组织的障碍,而且也能治疗骨关节炎和关节疼痛。涉及肌筋膜组件的病症很少局限在一个段区,往往在体内广泛分布。疼痛可能有一个精确的定位,如手臂疼痛(上肢的序列)、坐骨疼痛型(下肢的序列)和背部疼痛(躯干的序列);或有一个较不清晰的定位,如在纤维肌处疼痛,即所谓的"生长痛"。由于筋膜是向大脑皮层提供本体感受信息的结构,筋膜整复操作可以使运动器官的神经系统成分受益。在神经康复中,筋膜整复操作通过跟进肌筋膜单元序列的路径来刺激神经受体。

特别是在骨折后的紊乱、脱位、扭伤和拉伤的情况下,肌肉和骨骼的组件可以在筋膜整复操作中受益。往往创伤后固定会导致各种筋膜的致密化。观察显示,如果在筋膜上进行治疗而非在关节本身上进行治疗,则关节的运动和肌肉活动恢复更快。一旦运动不再被筋膜局限所导致的疼痛限制时,患者在日常活动中就可以完成各种主动和被动的运动。

当然这种阐述考虑大部分的运动器官,该系统并不脱离内部器官或心灵。面肌是肌筋膜与个人性格(表 22)有联系的一个例子,根据身体各节段的主动肌或是拮抗肌的普遍情况,一个人表现高度紧张/放松状态,或每个面部筋膜的收缩都代表着人的精神状态。每当肌筋膜之间的张力协调被打乱时,就会产生形态上的不良。

表 22. 面部肌肉与立体空间

cc(s)	面部肌肉	性格特征/表情
	矢状面	
后-头 1(RE-CP1) 后-头 2(RE-CP2)	眼睑提肌、枕额肌等提升	好奇 有兴趣 有主见
前-头 1(AN-CP1) 前-头 2(AN-CP2)	降眉间肌 降唇肌 下降	全神贯注 内向 顺从
	额状面	
外-头 1(LA-CP1) 外-头 3(LA-CP3)	颧大肌 笑肌 源自咬肌筋膜	快乐 微笑 开放
内-头 1(ME-CP1) 内-头-2(ME-CP2)	皱眉肌 眼轮匝肌 口轮匝肌	流泪 悲伤 沉默寡言
	水平面	
外旋-头 1(ER-CP1) 外旋-头 2(ER-CP2)	眼睑提肌 耳肌 移动耳肌	贪婪 警觉性 专注
内旋-头 1(IR-CP1) 内旋-头 2(IR-CP21)	颧肌部位 小量敏锐的肌肉 愤怒时露出的牙齿	鄙视 嘲笑 分心

- 矢状面:一个人有高张力的额肌和提上睑肌表现为强势的外貌,相反,如果嘴角低和眼睑的肌肉更灵活,那么这个人的外貌则显得更加顺从、内向。
- 额状面:如果增加脸部宽度的肌肉(笑肌)占优

势,那么这个人会有一个开放坦率的外表及外向的性格;如果轮匝肌肌肉张力更高,则是内向的,与一个沉默寡言的性格倾向。

- 水平面:动物耳朵周围的肌肉,可以根据声音调整耳廓的方向,而在人身上,这些肌肉会激发人体达到警醒状态;颧肌和上门齿肌肉在愤怒的时候会被激活。

筋膜调整其胶原纤维网络不仅仅是由于肌肉的压力,也由于心理情感张力(身心序列)。幸运的是这种筋膜的可塑性是可逆的,可以通过筋膜整复的操作而进行改变(心理情感序列)。

由于筋膜围绕自主神经系统和内部器官,这些结构连接到肌筋膜单元序列,因此任何自主神经系统(交感神经和副交感神经)和内部器官的障碍可以通过一个运动的被危及的平面来表示。这些连接将在未来研究中考查,但就目前而言需要充分注意的是,例如一个患者患有腰椎疼痛,但在阑尾切割手术留下的疤痕上进行处理后可以马上缓解。在这种情况下,有可能是骨盆向前运动的肌肉平面之间的粘连,阻碍了骨盆向后运动的拮抗肌单元(re-pv)。当治疗师理解的筋膜之间的连接越多,有用的元素就越多。治疗师通过数据收集,可以追溯到不平衡的源头。

肌筋膜手法禁忌证

如果可以科学、灵活地运用筋膜整复技术,那么此技术是没有禁忌证的。当然,考虑到筋膜整复会导致身体温度的提高,所以比较明智的做法是:不要在任何不明原因的炎症反应导致发热的患者上使用。

作为一个体表的治疗手法,筋膜整复操作可以应用于疑似骨折的情况,因为手法治疗不作用于损伤点本身,而是高于或低于损伤点的位置。当完全解决了疼痛时,X 线拍片检查可能是多余的。

在有肿瘤的情况下,筋膜整复操作也不是禁忌证(未有研究证实组织按摩会导致肿瘤转移),有时患者的亲属请求为患者进行该治疗,以作为一种对患者精神上的支持。

假设

通常,在弥漫性疼痛的情况下,检查时最痛的部位往往是为了补偿其他部位的失衡而不得不进行代偿的区域。换句话说,患者最担心的部位反而是最健康的部位。

为了详细描述该假说,根据以下标准将数据分类:

- 根据主次关系:所有存在的疼痛中,哪个痛点对目前的不平衡是最主要的?
- 根据时间顺序:所有这些存在原因中,哪个疼痛在是最初引起不平衡的原因?
- 根据补偿途径:疼痛是分布在一个平面还是沿着螺旋分布?

还应该问患者,除了实际的疼痛外,是否有其他可能存在的沉默型或隐匿的疼痛点。

因为筋膜手法操作是一种对患者有利的治疗手法,所以之前的假设也必须结合患者的期望(表23,表24)。当建立一个治疗计划时,第一阶段的目标以及在其他节段如何达到这些目标都需要明确。

表 23. 治疗点的假设

主要疼痛	最大的疼痛
	伴随的疼痛
疼痛病史	以前的疼痛
	第一次创伤
	手术
代偿	显性代偿
	隐性补偿

表 24. 治疗目标和治疗计划的假设

患者期望什么?	解除疼痛
	回归他/她的正常活动
如何实现?	cc(s)的解除
	纠正 cc(s)的联合
如何规划实施阶段?	第一阶段……
	第二阶段……
	第三阶段……

- 如果患者存在膝痛,例如治疗分析需要追溯到第一次导致膝盖疼痛的原因(例如是腰痛),从而最终解决膝盖疼的问题。
- 肌筋膜治疗师不需要治疗所有疼痛的 cc,但应遵循本书的指南选择合适的 cc 进行治疗。为了重新平衡姿势的失衡,要选择在一个平面上的 cc。为了实现再平衡或协调运动或姿态,应该选择一

个螺旋中的融合性 ccCF 点。

- 例如,急性背痛时不能完成疼痛动作检查,可选择 CF(如后-内-胸 re-me-th) 进行第一个阶段的治疗。然后在第二次阶段中,治疗师可以制定一个适合的治疗计划,重新平衡肌筋膜的张力。

确认

在节段性运动评估中,要对被动、主动和抗阻运动进行检查。

在一个平面的运动评估中,要对静态姿势(代偿) 进行检查。

在螺旋运动评估中,要对动态运动(中和策略,左右之间运动的差异) 进行检查。很难通过复杂的肌肉运动推断最疼痛运动的症结。建议参照前一章,在方格内用星号进行标记。例如在可以看出颈、胸和腰在三个平面上的所有运动中,是否显示出相同的疼痛强度。

但是如果把图 169 和图 119(序列) 比较,可以看出:首先,疼痛在所有方向都加重(螺旋),其次,在额状面上加重更甚。

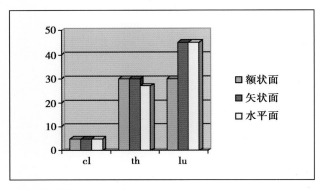

图 169　运动在三个螺旋面上引起疼痛的百分比

尽管动作评估并不能指出应该治疗哪个螺旋,但是对治疗前后的比较却很有用。

在筋膜螺旋治疗中,对节段的 CF 进行触诊比较,可以协助在已经制定好的各种假说之间进行判断选择。

- 如何选择螺旋:一旦螺旋功能障碍的假设建立起来,就要决定应该检查哪个螺旋。触诊比较一个节段内的四个 CF 有助于这项工作。
- 如何选择螺旋中的 cc(s):一旦选择了需要进行治疗的螺旋,那么就有必要选择沿着这条螺旋的 CF 了。通常选择痛点远处的 CF 是有效的。这个 CF 只能通过触诊比较进行选择。
- 如何将四肢和躯干的螺旋联系起来:只有通过研

究功能障碍的分布,以及触诊确认,才可以找出四肢和躯干的螺旋之间的路径。在解剖学上可以观察到骨盆-肩胛带有各种可能的组合。如果不能确定,治疗可以沿着一个方向进行(前-外-髋 an-la-cx,前-外-骨盆 an-la-pv)。

治疗

螺旋可以进行单独治疗,也可结合其他螺旋一起治疗。

在躯干中,通常同时包括两个相反方向的螺旋:一个是前-外-颈(AN-LA-CL),另一个是后-外-颈(RE-LA-CL)。

在上肢,手的抓握动作是前-内-拇指(AN-ME-PO) 和前-外-指(AN-LA-DI) 的结合,而伸展则是后-外-拇指(RE-LA-PO) 和后-内-指(RE-ME-DI) 的结合。这些协同动作的重复,建立了一个组合,在机能失调发生时会牵涉到这种组合。

螺旋 CF(表 25) 的筋膜手法,与节段性 cc 点的治疗相比有较多的差异。

表 25. 局部 CC 与融合 CF 的比较

	节段性 CC	融合性 CF
疼痛点	疼痛固定并且持续 例如:内-膝(me-ge)	疼痛移动 例如:内,前,内旋膝(me,an,irge)
疼痛的运动	只有一个动作引起疼痛 例如:内(me)	多个动作都引起疼痛 例如:内,前(me,an)
伴随疼痛	疼痛分布于一个平面	疼痛沿着一个螺旋分布
触诊评估	致密化发生在肌腹内或者肌腹上 6 个方向比较	致密化位于支持带 4 个斜线比较
治疗	恢复肌束膜、肌外膜流动性 深层操作	松解网状胶原纤维 更加浅表
结果	炎症以及初期症状的加重	运动自如的感觉

- 为同时减轻整个螺旋上的张力,对某一螺旋的治疗需结合几个点进行。通常来说,解决某一关键点会降低所有其他 CF 的敏感性。针对一个节段的 CF 治疗,可以结合两个其他节段的 cc 点。

（例如前-外-肱骨+前-肱骨，外-肱骨）。

- CF 比局部 CC 更浅表。前者与支持带的基底物质的流动性有关。局部 CC 则与肌内膜、肌束膜、肌膜的流动性有关[395]。
- 在 CF 的治疗中，需要一个小但是持续的压力。图 170 描述了一个持续的压力如何在一段时间后使疼痛突然减轻，并同时增加局部的感知。

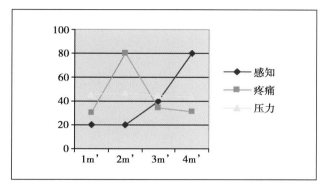

图 170. 一个持续的压力使疼痛减轻并使身体感知力的大幅增加

- 在操作中，治疗师的手要被患者身体的需求指引。为此，有必要在整个操作过程中询问患者是否有舒适的感觉，症状是否有缓解。
- 最好是沿着支持带按压，找出僵硬的纤维和那些引发放射痛的位置。这样的往返运动应当作用在与有问题的肌筋膜单元有关的腱性组织中。

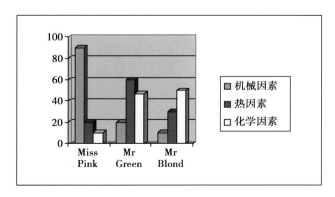

图 171. 在不同患者中，机械因素、热因素、化学因素会在不同程度上导致功能障碍

---

[395] 胶体凝胶构成结缔组织的基质。外伤、废用、缺乏运动所致循环减少、重复动作、不良的姿势，随着时间的推移最终会导致凝胶（基质）脱水，收缩，硬化并胶原束的扭结。进而导致肌腱、肌肉和筋膜缩短、故障，并结缔组织中毒素和代谢废物的积累，尤其是在已致密化的区域（ScientificAmerican，January 1998）。

患者的问题

虽然筋膜操作通常能达到良好的结果，但是患者心中的疑问有时并不能得到很好的解答（表 26）。即便很多时候这些问题看起来是重复的，但花一些时间讨论总是值得的。因为对所涉及的因素进行清晰地解释，远比只让患者筋膜松解但无任何说明更好。

表 26. 患者询问的常见问题

寻求解释	引起疼痛的原因是什么？ 操作如何发挥功效？ 为什么疼痛消失了？
再确认	我需要做其他检查吗？ 我需要接受其他治疗吗？ 我需要接受预防治疗吗？
建议	我必须在家做/不做什么吗？ 在工作中应注意什么？ 应如何避免复发？

通常，患者们确信如果知道他们紊乱的起因，那么他们就可以避免将来的复发。所以，患者经常提出下面这种类型的问题：

-"是什么原因引起的疼痛？"

可以采用如下措辞给患者一个合理的解释：

在深层按摩或者筋膜整复操作的施力点上，筋膜非常僵硬，从而导致身体不能做出正常的活动。筋膜之所以僵硬，可能因为一系列的伴随因素，例如微创、劳损、受寒、代谢紊乱等。在不同的患者中，这些因素可在不同程度上导致任一种功能障碍。

-"筋膜手法到底是怎么样发挥功效的？"

筋膜手法通过摩擦生热，修正筋膜基质的密度。

根据患者受教育水平的不同，这个概念可以用不同的比喻讲解得更为清晰。（例如厚香皂遇冷变致密、遇热变薄等）

-"为什么疼痛消失了？"

筋膜僵硬时会过分牵拉游离的神经末梢。但现在（操作后），内筋膜、胶原纤维可以互相自由的滑动，但不会牵涉到伤害感受器或痛觉感受器。之前感受到的疼痛是一个肢体紧张、姿势不平衡的信号，而操作后的舒适感则意味着回归正常状态。

–"我需要做其他的检查吗？X线拍片或者其他？"

如果患者在操作后没有任何的不适或疼痛，则不需要后续的检查。但如果操作没有带来任何的改善，考虑后续的检查则是常识。

– 我需要接受药物治疗或者其他什么类型的治疗吗？

如果操作后过敏反应过于强烈，可以使用消炎药。但消炎药会混淆治疗的效果和正在进行的治疗方案，如果可能的话，最好不用。

– 我应该接受预防治疗吗？

预防治疗并不是必须的，因为筋膜的再次致密化并不可预测。一个患者可能在六个月之后复发，而另一个可能在六年以后。在相同条件下，代谢紊乱的患者的筋膜比其他患者更早地发生致密化。

–"在接受这样的治疗之后，我在家里需要做什么？"

在接受治疗后的前五天内，最好不要从事剧烈活动。操作移除特定的筋膜聚结点，因此身体需要时间将新的模式整合到整体平衡中。

–"对于工作和运动，我应该怎么做？"

如果在一星期之后，身体达到很好的自平衡状态，那么就没有理由再限制躯体的活动，并且也没有必要为了不使用某个特定部位而采用预防措施。正如技工妥当地修复了汽车，那就没有必要让汽车在较低的转速上行驶。每个人应该采用最舒适的姿势，并且进行自由的活动。

–"我能做什么改进目前的状况？"

增加对躯体需求的认知：只有提高认知，才能使一个人的生活方式适应身体的生理需求。人和人之间存在差异，所以不能把预先规定的规律和建议强加给他们。这就需要在压力环境中对身体什么时候超负荷有所认知，从而能够停下来以便留出恢复的时间。

临床案例

筋膜螺旋就像单向序列一样，在整个躯体中连续不断。在许多复杂的运动中，由于在不同区域间存在定向的组件和动态的交替，因此这两个肌筋膜结构经常协同作业。

对于运动的功能障碍，首先需要校准该螺旋紧张的动作，然后再使整个序列正常化。

螺旋失衡

一名女性运动员（定向越野比赛冠军）由于右膝后部疼痛不得不放弃了她的运动生涯。在过去的八个月时间里，跑步几分钟后疼痛总会自动出现。被诊断为坐骨神经痛，虽然做了很多检查，但是并没有发现任何异常[396]。

患者声称她的疼痛局限于膝盖后方（表27），而且她并没有其他的疼痛，过去也不曾有过。并不是日常的活动加重了她的疼痛，也没有感受到抽筋或其他异常反应。

表 27. 螺旋功能障碍评估

疼痛位置	膝, 后方, 右侧　8 个月[*]
疼痛动作	跑步
以前的疼痛	
感觉异常	
内脏	
治疗	后-内-踝, 前-外-膝++

因为没有报告，所以没有伴随疼痛的记录（表27）。疼痛的动作没有特定的某一平面或方向。事实上，因为缺乏记录和数据，所以无法做出假设。

左膝与右膝的运动评估显示均等的关节和力量。唯一的区别在于右膝反向运动有轻微的疼痛。髋关节的检查结果完全无痛，因此排除了一些可能涉及的序列或近端、远端中涉及的疼痛。

下一个步骤是膝盖六个段区节段的 cc 点和四个螺旋的 CF 的触诊。请注意，在这个阶段，不要只治疗第一阶段敏感的 CC，而要把大量的可变因素考虑进去。

由于在跑步（动态活动）中疼痛加剧的这一事实，我们假设某一螺旋失调。对前-外-膝（an-la-ge）和后-外-膝（re-la-ge）的 CF 点进行触诊，以便确定动作失调发生在起步期还是摆动期。因为之前已经排除了节段性 cc，且第一个 cc 比第二个 cc 要敏感得多，因此决定对包含前-外-膝 CF 的螺旋进行治疗。

后-内-踝（图 172）的 CF 也很敏感并且致密化，和前-外-膝的 CF 很相似。在松解这些 CF 后，再次

---

[396] 在进行试验性筋膜手法治疗前，背痛患者是否合并坐骨神经痛并不是行 X 线检查的必要因素（Britannic clinical standards advisory group, London, 1994）。

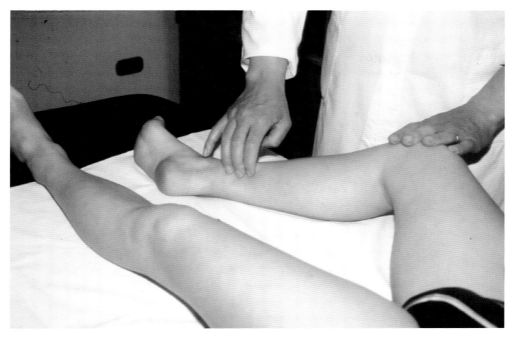

图 172. 用手指触诊操作

用中间三个手指进行(示指、中指、环指)对手足、四肢、末端(头、踝-足、腕-指)的 CC 做触诊和治疗。这些手指的压力比肘部小,但它们对组织层的施力更精准、更尖锐、更深入。图中是后-内-踝(re-me-ta)的 CF

采用治疗之前的运动评估方法,运动员称她的腿比过去几个月更自由、轻松。

20 天后,她的教练确认这名运动员一直保持着不错的治疗效果。

全身性失调

一名四十岁的英国妇女罹患长达三个月的持续性疼痛,疼痛的部位在右肩胛骨和脖子之间,被诊断为重复性压力损伤或过度使用综合征。颈部后向运动和向左侧的外向运动时,疼痛加剧。她之前并没有任何的骨骼肌肉系统疼痛。同时她也抱怨了左眼皮的震颤。

她否认有任何的内脏问题,但是当问题更具体时,她承认有时在右侧季肋区、肝的上面会感受到闪痛(表 28)。

表 28. 全身性失调评估

疼痛位置	肩胛 外旋 右侧 3 月 **
疼痛动作	后,外,颈 左侧
以前的疼痛	
内脏相关	肝区闪痛 3 年
治疗	后-外-颈 左侧 前-外-胸、腰右侧

由于在过去三年中出现了右季肋区的疼痛,因而假设仅仅出现了三个月的右肩胛间疼痛可能是沿后-外-颈螺旋代偿的后果。

颈部的运动评估表明外向运动受限但不痛,向后运动无关节受限但有轻微疼痛,向左侧过度旋转有轻微疼痛。

颈部、肩胛骨 CF 的触诊评估确定了涉及左侧的后-外-颈和后-内-颈螺旋的假设(图 173)。

对左侧后-外-颈,右侧前-外-胸,腰的 CF 进行治疗。治疗后评估显示肩胛骨间区域疼痛减轻,并且前胸部分有轻松的感觉。

一周后,以上结果得以保持(∥++),并且右季肋区的闪痛也完全没有再出现。因此决定暂停治疗,如果症状再次出现,建议她预约复诊。

以上概要性范例仅做参考,不可作为类似病例的治疗模型。每个病例均需按照其个体情况来研究和治疗。

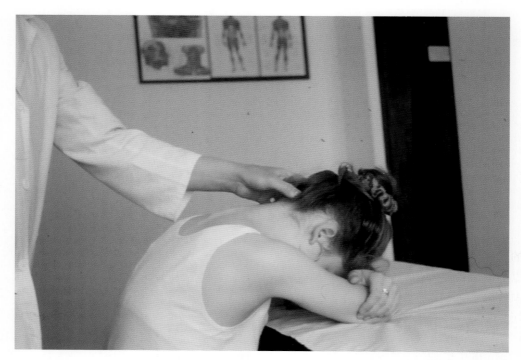

图 173. 拇指触诊操作

在手足、四肢、末端的触诊评估和实际操作中均可使用拇指。按照患者体格及他们对疼痛的耐受力，可选用手指（包括拇指）、指关节或肘关节对其进行操作。图中正在被治疗的 CF 是后-内-颈

结　语

有些读者可能会感到失望,因为本书没有对每种类型的功能障碍都提供具体的指示。而且,应用这种方法的具体方式也没有提及。然而,从这本书的内容可以推断出,每一个功能障碍都是各点之间张力不平衡的结果。而这些点的组合因人而异。要掌握如何应用这种方法,治疗师将不得不参加筋膜操作的课程,因为只有与教师的直接接触才能了解触诊的技术,在哪里触诊,需要什么样的压力以及如何在治疗过程中给自己定位。

勤做日常练习将使你敏感地觉察出软组织的区别,并理解和适应这些组织的需要。事实上,身体的自愈依赖的是治疗师的敏感性而不是力。这种方法需要治疗师从开始到结束的过程中完全介入:必须记录数据、可能的解决方案、各种致密点的探查,以及筋膜的操作,最后阶段,必须用开始的假设与结果相比较。通常,这一步会给治疗师带来困扰,因为在治疗结束时,疗效会即刻显现。治疗师需要对问题的解决作出完全的回应,只有阳性结果才意味你做对了。筋膜操作是需要勇气的技术,因为每一案例都是一个未知数,而且没有完整的解决方案提供。它需要选用一些病人很少或几乎没有注意过的点来治疗,即使病人有不适感的时候还要继续,并且要面对那些开始并没有获益的病人的批评。

这种方法有一定困难,对患者来说,不得不忍受;而对治疗者来说,不得不使用。然而,最终患者和治疗师都很满意。对于前者,是因为他/她找到了解决问题的方法,而对于后者,是因为他/她意识到,他/她的手是帮助那些受苦的人的有力工具。

本书的写作动力是与他人分享这种治疗的可能性。本研究还可以进一步用组织学标本来证明筋膜的致密化,并通过一些统计研究来证实该方法的有效性,但这些方面留给未来读者的研究。

这项工作还未完成,才刚刚开始。希望能对一些筋膜治疗师有所启发,共同合作促进此项技术的完善,纠正这本书中出现的任何错误。也希望治疗师不要将这些错误作为拒绝它的借口。

一旦筋膜治疗师验证了本书中提出的治疗建议,那么希望能够更多地分享而不是保有这些知识。

纲 要 表

表 29　上肢的节段性 CC 点和激痛点（∗ 为译者注）

cc 点	穴位	激痛点
前-肩胛	Lu1（手太阴肺经中府穴 ∗）	胸小肌
前-肱骨	Lu3（手太阴肺经天府穴 ∗）	三角肌
前-肘	Lu4（手太阴肺经侠白穴 ∗）	肱肌、肱二头肌
前-腕	Lu6（手太阴肺经孔最穴 ∗）	桡侧腕屈肌
前-拇指	Lu10（手太阴肺经鱼际穴 ∗）	拇短屈肌
后-肩胛	Si14（手太阳小肠经肩外俞 ∗）	菱形肌
后-肱骨	Si9（手太阳小肠经肩贞 ∗）	大圆肌
后-肘	Te12（手少阳三焦经消泺 ∗）	三头肌短头
后-腕	Si7（手太阳小肠经支正 ∗）	尺侧腕伸肌
后-指	Si4（手太阳小肠经腕骨 ∗）	小指展肌
内-肩胛	Sp21（足太阴脾经大包 ∗）	前锯肌
内-肱骨	Ht1（手少阴心经极泉 ∗）	喙肱肌
内-肘	Ht2（手少阴心经青灵 ∗）	尺侧腕屈肌,近端
内-腕	Ht4（手少阴心经灵道 ∗）	尺侧腕屈肌,远端
内-指	Ht8（手少阴心经少府 ∗）	小指屈肌
外-肩胛	Li17（手阳明大肠经天鼎 ∗）	肩胛舌骨肌
外-肱骨	Li15（手阳明大肠经肩髃 ∗）	三角肌
外-肘	Li11（手阳明大肠经曲池 ∗）	肱桡肌
外-腕	Li9（手阳明大肠经上廉 ∗）	桡侧腕屈肌
外-指	Li4（手阳明大肠经合谷 ∗）	第一背侧骨间肌
内旋-肩胛	Ki27（足少阴肾经俞府 ∗）	锁骨下肌
内旋-肱骨	Pc2（手厥阴心包经天泉 ∗）	肩胛下肌
内旋-肘	Pc3（手厥阴心包经曲泽 ∗）	旋前圆肌
内旋-腕	Pc4（手厥阴心包经郄门 ∗）	旋前方肌
内旋-指	Pc8（手厥阴心包经劳宫 ∗）	蚓状肌
外旋-肩胛	Te15（手少阳三焦经天髎 ∗）	前锯肌下
外旋-肱骨	Te14（手少阳三焦经肩髎 ∗）	冈下肌
外旋-肘	Te10（手少阳三焦经天井 ∗）	旋后肌
外旋-腕	Te9（手少阳三焦经四渎 ∗）	拇长展肌
外旋-指	Te3（手少阳三焦经中渚 ∗）	蚓状肌

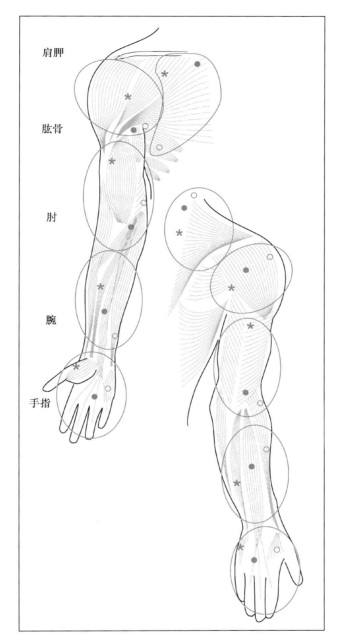

图 174. 上肢的节段性 cc 点

　　红色圈表示的功能单元(肌肉、筋膜、关节)包括:手指(DI)腕骨(CA)尺骨(CU)肱骨(上臂)(HU)和肩胛骨(SC)。

　　最后一个单元包括前面的胸锁关节和肩胛胸壁关节。

前侧的符号:

○　向内运动的 cc

*　前向运动的 cc

●　内旋的 cc

后侧的符号:

○　向外运动的 cc

*　后向运动的 cc

●　外旋的 cc

表 30. 躯干的节段性 CC 点和激痛点 (* 为译者注)

CC 点	穴位	激痛点
前-头 1	ST1(足阳明胃经承泣 *)	眼 下直肌
前-头 2	ST3(足阳明胃经巨髎 *)	颧肌
前-头 3	ST5(足阳明胃经大迎 *)	二腹肌
前-颈	ST9(足阳明胃经人迎 *)	颈长肌
前-胸	ST18(足阳明胃经乳根 *)	胸骨肌
前-腰	ST25(足阳明胃经天枢 *)	腹直肌
前-骨盆	SP14(足太阴脾经腹结 *)	髂肌
后-头 1	BL2(足太阳膀胱经攒竹 *)	眼上直肌
后-头 2	BL4(足太阳膀胱经曲差 *)	额肌
后-头 3	BL9(足太阳膀胱经玉枕 *)	枕肌
后-颈	SI16(手太阳小肠经天窗 *)	颈最长肌
后-胸	BL14(足太阳膀胱经厥阴俞 *)	胸最长肌
后-腰	BL22(足太阳膀胱经三焦俞 *)	腰最长肌
后-骨盆	BL26(足太阳膀胱经关元俞 *)	腰方肌
内-头 1	BL1(足太阳膀胱经睛明 *)	眼内直肌
内-头 2	CV23(任脉廉泉 *)	下颌舌骨肌中缝
内-头 3	GV16(督脉风府 *)	上项线
内-颈	CV22(任脉天突 *)	胸骨肌
内-胸	CV16(任脉中庭 *)	剑突
内-腰	CV9(任脉水分 *)	脐
内-骨盆	CV3(任脉中极 *)	腹白线
内-颈 后	GV14(督脉大椎 *)	颈 7 棘突间韧带
内-胸 后	GV12(督脉身柱 *)	胸 4 棘间韧带
内-腰 后	GV4(督脉命门 *)	腰 2 棘间韧带
内-骨盆 后	GV2(督脉腰俞 *)	尾骨肌韧带
外-头 1	GB1(足少阳胆经瞳子髎 *)	眼外直肌
外-头 2	ST8(足阳明胃经头维 *)	颞肌
外-头 3	ST6(足阳明胃经颊车 *)	咬肌
外-颈	LI18(手阳明大肠经扶突 *)	斜角肌外侧
外-胸	BL46(足太阳膀胱经膈关 *)	胸髂肋肌
外-腰	BL52(足太阳膀胱经志室 *)	腰方肌
外-骨盆	BL54(足太阳膀胱经秩边 *)	臀中肌
内旋-头 1	TE23(手少阳三焦经丝竹空 *)	眼下斜肌
内旋-头 2	TE21(手少阳三焦经耳门 *)	翼外肌
内旋-头 3	GB2(足少阳胆经听会 *)	翼内肌
内旋-颈	ST11(足阳明胃经气舍 *)	前斜角肌
内旋-胸	LR14(足厥阴肝经期门 *)	嵴间肌
内旋-腰	LR13(足厥阴肝经章门 *)	腹斜肌
内旋-骨盆	GB27(足少阳胆经五枢 *)	缝匠肌近端
外旋-头 1	GB14(足少阳胆经阳白 *)	眼 上斜肌
外旋-头 2	GB8(足少阳胆经率谷 *)	耳上肌
外旋-头 3	GB12(足少阳胆经完骨 *)	耳后肌
外旋-颈	TE16(手少阳三焦经天牖 *)	肩胛提肌
外旋-胸	BL42(足太阳膀胱经魄户 *)	后锯肌
外旋-腰	GB25(足少阳胆经京门 *)	后锯肌
外旋-骨盆	GB29(足少阳胆经居髎 *)	臀中肌

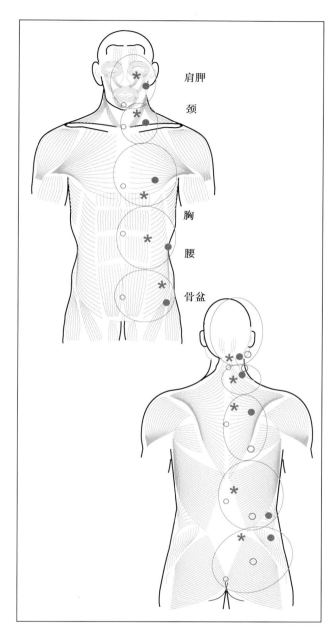

肩胛

颈

胸

腰

骨盆

图 175. 躯干部的节段性 cc 点

体前壁的符号：
　　○ 向内运动
　　* 前向运动
　　● 内旋
体后壁的符号：
　　○ 向内运动
　　* 后向运动
　　○ 外向运动
　　● 外旋

表 31. 下肢的节段性 CC 点和激痛点

CC 点	穴位	肌肉激痛点
前-髋	SP12（足太阴脾经冲门＊）	耻骨肌、缝匠肌近端
前-膝	ST32（足阳明胃经伏兔＊）	股四头肌
前-踝	ST37（足阳明胃经上巨虚＊）	胫前肌
前-足	LR3（足厥阴肝经太冲＊）	蹈短伸肌
后-髋	BL30（足太阳膀胱经白环俞＊）	臀大肌
后-膝	BL37（足太阳膀胱经殷门＊）	半腱肌远端
后-踝	BL58（足太阳膀胱经飞扬＊）	比目鱼肌
后-足	BL64（足太阳膀胱经京骨＊）	小趾展肌
内-髋	LR10（足厥阴肝经足五里＊）	股薄肌近端,内收肌
内-膝	SP11（足太阴脾经箕门＊）	股薄肌远端
内-踝	KI9（足少阴肾经筑宾＊）	比目鱼肌内侧
内-足	KI2（足少阴肾经然谷＊）	蹈短屈肌
外-髋	ST31（足阳明胃经髀关＊）	阔筋膜张肌
外-膝	GB31（足少阳胆经风市＊）	阔筋膜张肌和髂胫束
外-踝	ST40（足阳明胃经丰隆＊）	第三腓骨肌
外-足	ST43（足阳明胃经陷谷＊）	背侧骨间肌
内旋-髋	LR11（足厥阴肝经阴廉＊）	大收肌
内旋-膝	LR9（足厥阴肝经阴包＊）	胫骨内肌
内旋-踝	LR5（足厥阴肝经蠡沟＊）	胫后肌
内旋-足	SP3（足太阴脾经太白＊）	蹈外展肌
外-髋	GB30（足少阳胆经环跳＊）	梨状肌
外-膝	GB32（足少阳胆经中渎＊）	股二头肌短头
外-踝	GB35（足少阳胆经阳交＊）	腓骨短肌
外-足	GB40（足少阳胆经丘墟＊）	趾短伸肌

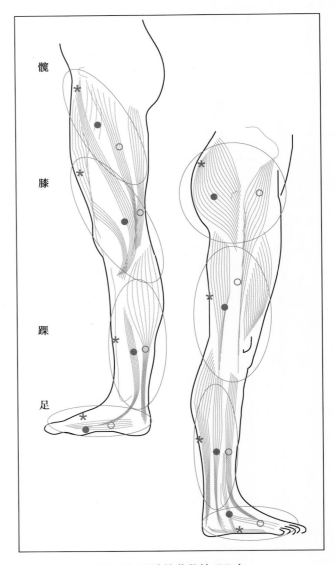

图 176. 下肢的节段性 CC 点

符号:

○ 内向运动,外向运动

＊ 前向运动,后向运动

● 内旋,外旋

应注意的是,在主动肌和拮抗肌的位置之间的完美对称性,例如:一个前-膝的 cc 点在股四头肌上方,后-膝 cc 点在腘绳肌的正后方,外-膝的 cc……

每部分周围的圆圈代表包含运动序列的三种肌纤维单元,例如内侧包括髋、膝、踝、足,包含了前-内-内旋的运动组合。外侧的圆圈包括后-外-外旋的运动组合。CF 和此运动组合对应。

后方的斜线

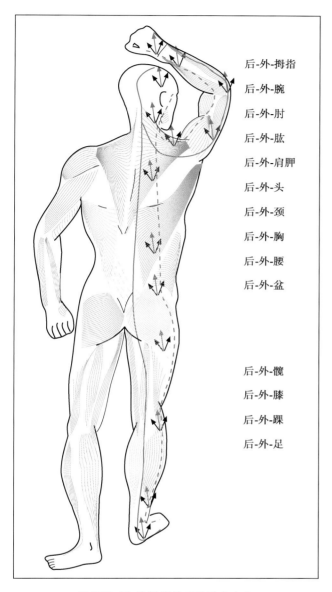

后-外-拇指
后-外-腕
后-外-肘
后-外-肱
后-外-肩胛
后-外-头
后-外-颈
后-外-胸
后-外-腰
后-外-盆

后-外-髋
后-外-膝
后-外-踝
后-外-足

图 177. 后-外斜线的 CC 融合中心

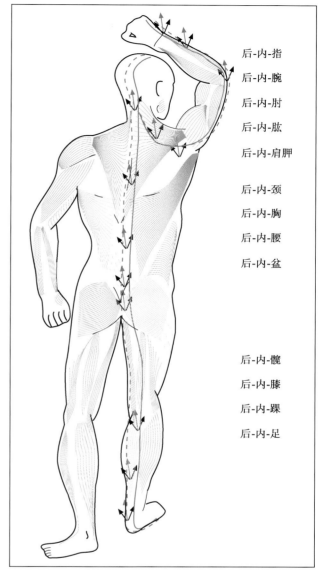

后-内-指
后-内-腕
后-内-肘
后-内-肱
后-内-肩胛

后-内-颈
后-内-胸
后-内-腰
后-内-盆

后-内-髋
后-内-膝
后-内-踝
后-内-足

图 178. 后-内斜线的 CC 融合中心斜线

表 32. 后-外 CF 对应的针灸穴位

	后-外-骨盆 BL53（足太阳膀胱经胞肓＊）	后-外-肩胛 GB21（足少阳胆经肩井＊）
后-外-髋 BL36（足太阳膀胱经承扶＊）	后-外-腰 BL50（足太阳膀胱经胃仓＊）	后-外-肱骨 TE13（手少阳三焦经臑会＊）
后-外-膝 GB34（足少阳胆经阳陵泉＊）	后-外-胸 BL44（足太阳膀胱经神堂＊）	后-外-肘 LI12（手阳明大肠经肘髎＊）
后-外-踝 GB39（足少阳胆经悬钟＊）	后-外-颈 GB12（足少阳胆经完骨＊）	后-外-腕 TE5（手少阳三焦经外关＊）
后-外-足 BL61（足太阳膀胱经仆参＊）	后-外-肩胛 GB13（足少阳胆经本神＊）	后-外-拇指 LI5（手阳明大肠经阳溪＊）

表 33. 后-内 CC 的融合中心和针灸穴位

	后-内-骨盆 BL33（足太阳膀胱经中髎＊）	后-内-肩胛 SI13（手太阳小肠经曲垣＊）
后-内-髋 BL35（足太阳膀胱经会阳＊）	后-内-腰 EX60 安眠₂（风池穴与翳明穴之间）	后-内-肱骨 SI11（手太阳小肠经天宗＊）
后-内-膝 BL55（足太阳膀胱经合阳＊）	后-内-胸 EX66 治鼻₁（迎香穴内侧2分处）	后-内-肘 SI8（手太阳小肠经小海＊）
后-内-踝 SP6（足太阴脾经三阴交＊）	后-内-颈 BL10（足太阳膀胱经天柱＊）	后-内-腕 TE7（手少阳三焦经会宗＊）
后-内-足 KI4（足少阴肾经大钟＊）		后-内-指 SI5（手太阳小肠经阳谷＊）

前斜线

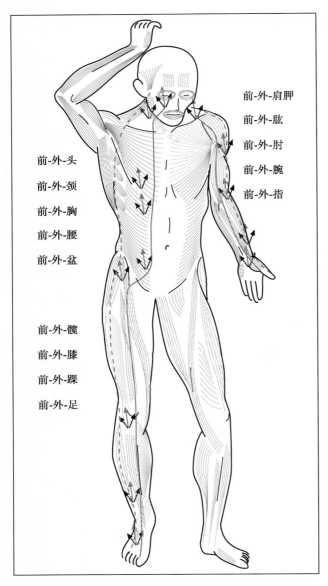

前-外-肩胛
前-外-肱
前-外-肘
前-外-腕
前-外-指

前-外-头
前-外-颈
前-外-胸
前-外-腰
前-外-盆

前-外-髋
前-外-膝
前-外-踝
前-外-足

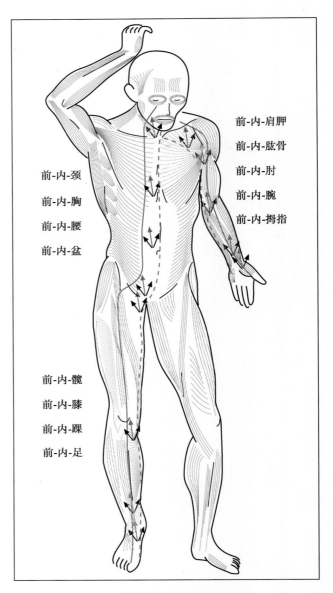

前-内-肩胛
前-内-肱骨
前-内-肘
前-内-腕
前-内-拇指

前-内-颈
前-内-胸
前-内-腰
前-内-盆

前-内-髋
前-内-膝
前-内-踝
前-内-足

图 179. 前-外斜线的 CC 的融合中心

表 34. 前-外 CC 融合中心和针灸穴位

	前-外-骨盆 ST28（足阳明胃经水道 * ）	前-外-肩胛 ST12（足阳明胃经缺盆 * ）
前-外-髋 GB28（足少阳胆经维道 * ）	前-外-腰 SP16（足太阴脾经腹哀 * ）	前-外-肱骨 LI14（手阳明大肠经臂臑 * ）
前-外-膝 ST36（足阳明胃经足三里 * ）	前-外-胸 GB24（足少阳胆经日月 * ）	前-外-肘 LU5（手太阴肺经尺泽 * ）
前-外-踝 GB38（足少阳胆经阳辅 * ）	前-外-颈 SI17（手太阳小肠经天容 * ）	前-外-腕 LU7（手太阴肺经列缺 * ）
前-外-足 GB41（足少阳胆经足临泣 * ）	前-外-头 SI18（手太阳小肠经颧髎 * ）	前-外-指 PC7（手厥阴心包经大陵 * ）

图 180. 前-内斜线的 CC 融合中心

表 35. 前-内 CC 点和针灸穴位

	前-内-骨盆 KI11（足少阴肾经横骨 * ）	前-内-肩胛 ST15（足阳明胃经屋翳 * ）
前-内-髋 LR12（足厥阴肝经急脉 * ）	前-内-腰 KI16（足少阴肾经肓俞 * ）	前-内-肱骨 GB22（足少阳胆经渊液 * ）
前-内-膝 SP9（足太阴脾经阴陵泉 * ）	前-内-胸 KI22（足少阴肾经步廊 * ）	前-内-肘 HT3（手少阴心经少海 * ）
前-内-踝 ST39（足阳明胃经下巨虚 * ）	前-内-颈 SI10（手太阳小肠经臑俞 * ）	前-内-腕 PC5（手厥阴心包经间使 * ）
前-内-足 SP4（足太阴脾经公孙 * ）		前-内-拇指 LU9（手太阴肺经太渊 * ）

肌筋膜之间的关系

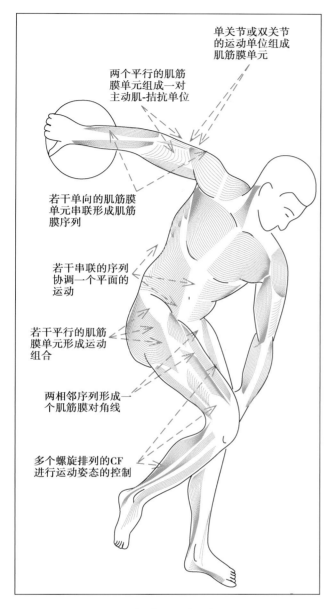

单关节或双关节
的运动单位组成
肌筋膜单元

两个平行的肌筋
膜单元组成一对
主动肌-拮抗单位

若干单向的肌筋膜
单元串联形成肌筋
膜序列

若干串联的序列
协调一个平面的
运动

若干平行的肌筋
膜单元形成运动
组合

两相邻序列形成一
个肌筋膜对角线

多个螺旋排列的CF
进行运动姿态的控制

图 181. 筋膜和运动器官结构

表 36. 筋膜和运动器官结构

肌内膜+肌束膜联合为肌筋膜的动力单元	后-肱骨
肌间隔分隔了拮抗肌的肌纤维单元	后-肱骨 前-肱骨
筋膜间室连接单向的肌筋膜单元:序列	后-肩胛,肱骨,肘,腕环状韧带和支持带连接了螺旋模式中的肌筋膜单元 后-外-髋
S 形纤维、8 字形纤维和十字形纤维等连接了运动组合:形成螺旋	后-外-髋 前-内-膝

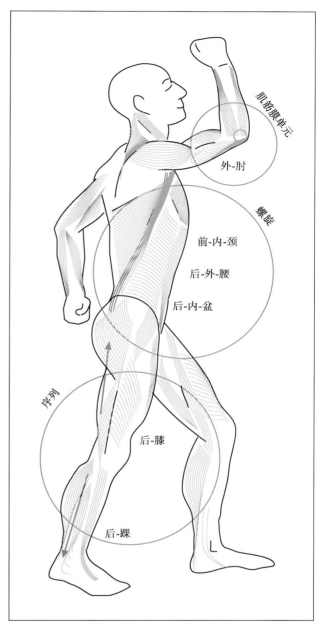

肌筋膜单元

外-肘

螺旋

前-内-颈

后-外-腰

后-内-盆

序列

后-膝

后-踝

图 182. 筋膜手法治疗

表 37. 筋膜手法治疗

上肢	肱骨外上髁节段性功能紊乱 一个节段一个方向的cc+拮抗的cc
躯干	螺旋线功能障碍相关的弥漫后背痛 左-右、前-后的CF
下肢	序列功能障碍相关的坐骨神经痛,处理一个平面和若干节段的cc

针灸穴位与 CC 之间的对应

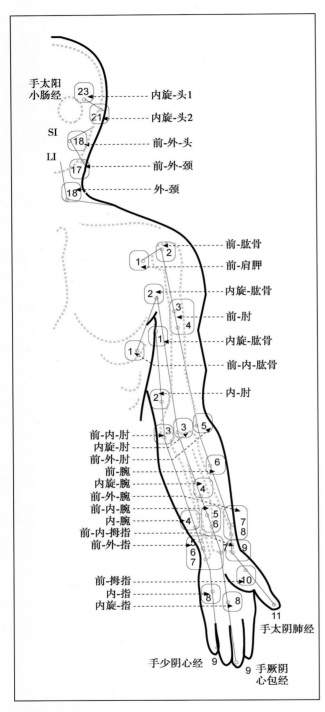

图 183. 上肢的阴经:肺经(LU),心包经(PC),心经(HT)

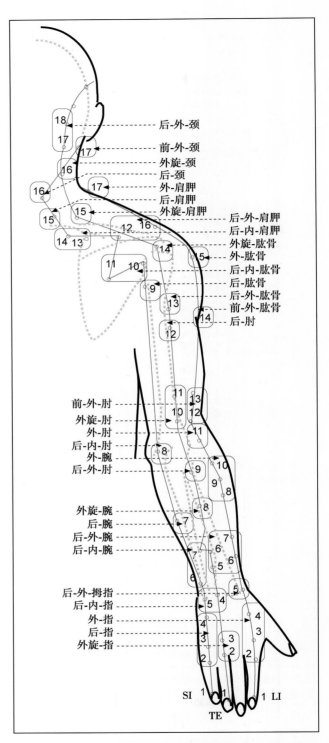

图 184. 上肢的阳经:手阳明大肠经(LI),手少阳三焦经(TE),手太阳小肠经(SI)

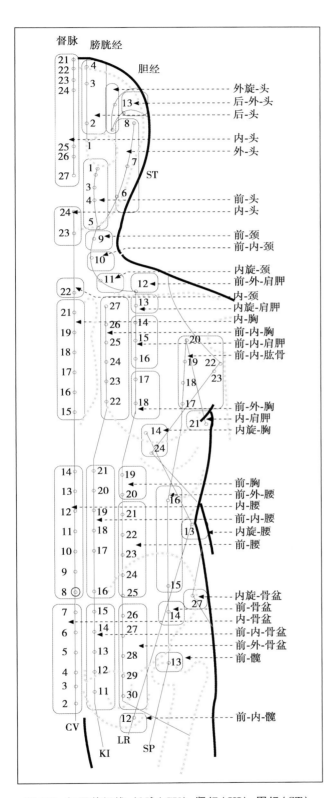

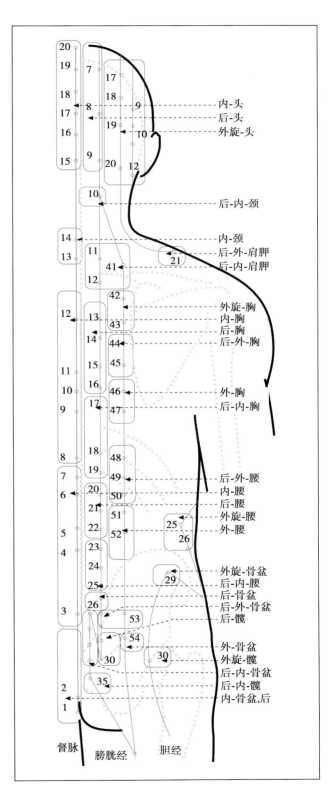

图 185. 躯干前经线：任脉（**CV**），肾经（**KI**），胃经（**ST**），脾经（**SP**），肝经（**LR**）

图 186. 躯干后部经线：督脉（**GV**），膀胱经（**BL**），胆经（**GB**）

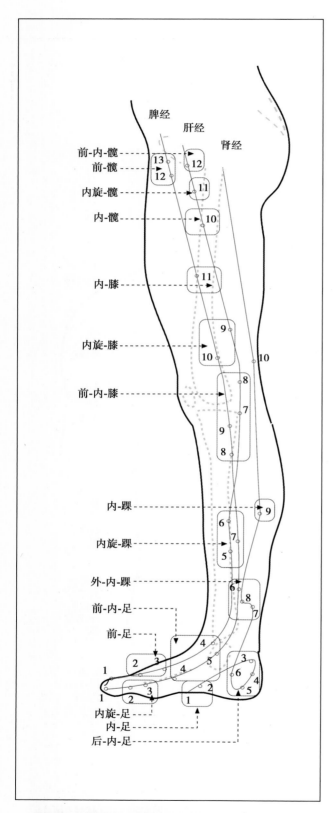

脾经
肝经
肾经

前-内-髋
前-髋
内旋-髋
内-髋
内-膝
内旋-膝
前-内-膝
内-踝
内旋-踝
外-内-踝
前-内-足
前-足
内旋-足
内-足
后-内-足

图 187. 下肢阴经:脾经(SP),肝经(LR),肾经(KI)

膀胱经
脾经
胃经

前-外-髋
后-内-髋
外旋-髋
外-髋
后-外-髋
外-膝
后-膝
前-膝
外旋-膝
后-外-膝
前-外-膝
后-内-膝
前-踝
外-踝
前-内-踝
外旋-踝
后-踝
前-外-踝
后-外-踝
后-外-足
前-外-足
外-足
后-足
外旋-足

图 188. 下肢阳经:胃经(ST),胆经(GB),膀胱经(BL)

肌筋膜疼痛评估表

姓名

地址

出生年月

职业

喜欢的运动

联系方式

症状

目前疼痛部位 ·····································

既往疼痛部位 ·····································

原始痛点 ···

运动系统既往病史

创伤史 ··

骨折史 ··

手术史 ··

感觉异常

头 ··

指 ··

足 ··

内部功能障碍

医学诊断

疼痛部位及引起疼痛的动作

1° ···

2° ···

3° ···

治疗

1° ···

2° ···

3° ···

筋膜操作评估表

姓名

John Smith

地址

84 Fascial St. London

出生日期

dd\mm\yy

职业

退休

喜欢的运动

徒步旅行, 网球 10m

电话

000 00000

症状

目前的疼痛 ·········关节周围炎症·········

以前的痛点 ···

原发痛点 ·········颈部疼痛···········

运动系统既往病史

创伤 ·············扭伤5年

肱骨骨折 ·········骨折 10年

手术史 ·········右侧半月板手术8年···········

感觉异常

头　颞颌关节 右侧 咔哒声

指　右侧 食指 针刺样感觉

足　第四趾

内部功能障碍

胃炎,阑尾切除术后20年

医学诊断　　鸡眼

痛点及引起疼痛的动作

1° 肱骨 外侧 右侧 3月** 夜间,颈部,后-外,双侧,3a

2° 肱骨 后-外 后**

3°

治疗

1° 外-肱骨右侧+后-外-颈 双侧\\+颈=肱骨

2° 后-外-肱骨,肩胛,右侧++,前-内-肘,右侧

3°

图 189.

参 考 文 献

1. Akeson W, Amiel D, Woo S: Immobility effects on synovial joint: The pathomechanics of joint contracture. Biorheology 17:95-110, 1980

2. Albe-Fessard D. Les douleurs maladies et les structures nerveuses mises en jeu. Ann. Kinésithér. T. 28, n° 2, pp. 65-87, 2001

3. Alberts B, Biologia molecolare della cellula. Zanichelli, Bologna, 1996

4. Amonoo-Kuofi HS, The density of muscle spindles in the medial, intermediate and lateral columns of human intrinsic postvertebral muscles. J. Anat, 136, 3, 509-519, 1983

5. Aube-Fessard D. Giamberardino MA. Il Dolore, Masson ed. Mi, 1997

6. Baldissera F et al. Fisiologia e biofisica medica, Poletto ed. Milano 1996

7. Baldoni C. G e coll. Anatomia Umana, edi.ermes, Milano 1993

8. Basmajian J.V., Anatomia regionale del Grant, ed. Liviana, Padova 1984

9. Basmajian JV. Nyberg R. Rational manual Therapies. Williams&Wilkins Baltimore 1993

10. Bauer J. Heine H. Akupunkturpundte and Fibromyalgie. Biologische Medezin, 6, 1998

11. Bellon JM, Bajo A et all. Fibroblasts from the transversalis Fascia of young patients wth direct inguinal hernias show constitutive MMP-2 overrexpression. Ann Surg Feb; 233 (2) 287.91, 2001

12. Benninghoff G, Trattato di anatomia umana, Piccin ed, Padova 1972

13. Bernard SG, Biology of Collagen, Academic Press, 1968

14. Bernier J. N. Perrin D, Effect of Coordination Training on Proprioception of the Functionally Unstable Ankle. JOSPT, Vol. 27, 264-275, 1998

15. Bogduk N, Macintosh J, The anatomy of the thoracolumbar fascia, J Anat, n° 139, 1984

16. Bronek MB. Boszczyk A. Putz R. Comparative and Functional Anatomy of the Mammalian Lumbar spine. Anat. Rec. 264: 157-168, 2001

17. Brourman S. Walk Yourself well. Hyperion, New York, 1998

18. Cailliet R. Neck and arm pain. F.A. D. Company, Philadelphia, 1991

19. Chiarugi G., Bucciante L. Istituzioni di Anatomia dell'uomo. Vallardi-Piccin: Padova 1975

20. Chusid JG. McDonald JJ. Neuroanatomia Correlazionistica e neurologia funzionale, Piccin ed. Padova, 1993

21. Cinnamon Y, Kahane N, Kalcheim C Characterization of the early development of specific hypaxial muscles from the ventrolateral myotome. Development. Oct;126 (19):4305-15 1999

22. Clarkson H.M. Gilewich G. B. Valutazione cinesiologica, edi Ermes, Milano 1996

23. Conte G. Marcacci M. Spinelli M. Girolami N. Caporali R. Rossi A. Meccanorecettori nel ligmaneto collaterale mediale del ginocchio umano. Ital. J. Sports Traumatol. 1984, 1, 63-72

24. Cossu M, Sias N. Colombo I, Problemi riabilitativi nel musicista, La Riabilitazione, 33, n°4, pp 151-155, 2000

25. Cromer AH, Fisica, Piccin editore, Padova, 1980

26. Cyriax J. Medicina Ortopedica, Piccin ed. Padova, 1997

27. Darwin J. Prockop N. Collagen Dieseases and the Biosynthesis of Collagen, Hospital Practice, 12 (2), 1977

28. Di Concetto G, Sotte L, Muccioli M, Trattato di agopuntura e di medicina cinese, UTET Scienze Mediche, 1992

29. Ebner M, Connective Tissue Manipulations, Robert E. Krig. Publishing, Florida 1985

30 Esnault M, Stretching et prépatation musculaire à l'effort, Ann Kinés, t. 15, 49-62, 1988

31. Fazzari I, Anatomia Umana Sistematica, UTET, Torino, 1972

32. Ferrari S. Pillastrini P. Vanti C. Riabilitazione integrata delle lombalgie, Masson ed. Milano, 1998

33. Fetcho JR. A review of the organization and evolution of motoneurons innervating the axial musculature of vertebrates. Brain Res, Jul; 434(3):243-80. 1987

34. Fulkerson JP, Gossling HR, Anatomy of the knee joint lateral retinaculum. Clin Orthop, Nov-Dec;(153):183-8, 1980

35. Fumagalli Z, Marinozzi G, Nesci E, Agatino S, Atlante fotografico a colori di Anatomia macroscopica dell'uomo. Vallardi-Piccin nl, Milano, 1994

36. Gagey, PM. Weber B. Entrées du système postural fin. Masson, Paris, 1995

37. Gerwin RD, Baillieres Clin Rheumatol Neurobiology of the myofascial trigger point. Nov;8(4):747-62, 1994

38. Gray H., Anatomia, Ed. Zanichelli, Bologna 1993

39. Grimaldi L. Marri P. Lippi P. Fantozzi M. Catelani G. Ecocazione di componenti motorie assenti nelle lesioni del sistema nervoso centrale. Giardini ed. Pisa, 1984

40. Hammer W, Genitofemoral entrapment using intergrative fascial release. Chiropr Tech, Vol 10, n° 4, Novem, 1998

41. Hasler E.M., J. Denoth, A. Stacoff, W. Herzog, Influence of hip and knee joint angles on exitation of knee extensor muscles, Electromyogr. Clin. Neurophys. 34: 355-361;1994

42. Hayes W. C., Nachemson A. L., Forces in the Lumbar Spine. The Lumbar Spine, M. Camins and P. O'Leary. Raven Press, New York, 1987

43. Heine H, Struttura anatomica dei punti d'agopuntura, Minerva refless. pp. 93-98, 1988

44. Helmuth H, Biomechanics, evolution and upright stature, Anthropol Anz , Mar;43(1):1-9. 1985

45. Heylings D. J. Supraspinous and interspinous ligaments in dog, cat and baboon. J. Anat. 130, pp. 223-228, 1980

46. Hodges P, Richardson C: Inefficient muscular stabilisation of the lumbar spine associated with low back pain: A motor control evaluation of transversus abdominis. Spine 21 (22): 2540-2650, 1996

47. Houk J.C. Rymer W.Z. Neural control of muscle length and tension. Handbook of Physiology, Section 1, VB Brooks ed. Bethesda, 1981

48. Imatani J, Ogura T, Morito Y, Hashizume H, Inoue H, Anatomic and histologic studies of lateral collateral ligament complex of the elbow joint. J Shoulder Elbow Surg Nov-Dec;8(6):625-7, 1999

49. Jiang H. Moreau M. Greidanus N. Russel G. Bilo J. The spatiotemporal development of innervation in spinal ligaments of chickens. J. Anat. 189, pp. 57-64, 1996

50. Kandel E.R. Schwartz J. H. Jessell T. M. Principi di Neuroscienze, 2° edizione, ed. Ambrosiana, Milano 1994

51. Kapandji I.A: Fisiologia Articolare, Marrapese ed. Roma 1983

52. Karnath HO, Shendel P, Fiscer B. Trunk orientation as the determining factor of the "controlateral" deficit in the neglect syndrome and as physical anchor of the internal representation of the body orientation in space. Brain; 114: 1997-201, 1991

53. Kavounoudias A. Gilhodes JC. Roll R. Roll JP. From balance regulation to body orientation: two goals for muscle proprioceptive information processing? Exp. Brain Rec. 124: 80-88, 1999

54. Kavounoudias A. Roll R. JP. The plantar sole is a 'dinamometric map' for human balance control. NeuroReport 9, 3247-3252. Williams & Wilkins. 1998

55. Kelly RE, J Theor Biol, Tripedal knuckle-walking: a proposal for the evolution of human locomotion and handedness. Dec 7;213(3):333-58, 2001

56. Kent C G. Anatomia comparata dei vertebrali. Ed. Piccin, Padova 1997

57. Klein DM, et al. Histology of the extensor retinaculum of the wrist and the ankle. J. Hand Surg. Jul; 24, 799-2, 1999

58. Kozma EM, Olczyk K, Glowacki A, Dermatan sulfates of normal and scarred fascia.Comp Biochem Physiol Biochem Mol Biol, Feb; 128 (2):221-32, 2001

59. Kromberg M. et al. Characterization of Human Deltoid Muscole in Patients with Impingement Syndrome. J. of Orthop. Resaerch, 1997, 15, 727-733

60. Lang J. Clinical Anatomy, Thieme Medical Pub. 1991

61. Lebarbier A. Principes élémentaires d'acupuncture. Maisonneuve éd., 1980

62. Licht S. L'esercizio Terapeutico, Longanesi, Milano, 1971

63. Light HG, Hernia of the inferior lumbar space. A cause of back pain. Arch Surg, Sep; 118 (9), 1077-80, 1983

64. Lockart R.D. Hamilton G.F. Fyfe F. Anatomia del corpo umano. Ed Ambrosiana, Milano 1978

65. Maeda N, Miyoshi S, Toh Hmar, First observation of a muscle spindle in fish.3;302 (5903) pag 61-2, Nature 1983

66. Maigne R. La terapia manuale in patologia vertebrale e articolare. Ed. Cortina, Torino 1979.

67. Mann F. Riscoprire l'agopuntura, Marrapese ed. Roma, 1995

68. Marcelli S. Agopuntura in tasca. Nuova Ipsa ed. Palermo, 1996

69. Mazzocchi G, Nussdorfer G, Anatomia funzionale del sistema nervoso, Ed Cortina, Padova 1996

70. McCombe D, Brown T, Slavin J, Morrison WA, The histochemical structure of the deep fascia and its structural response to surgery. J Hand Surg [Br] Apr;26(2):89-97, 2001

71. McQuade KJ. Smidt GL. Dynamic Scapulohumeral Rhythm: the effects of external resistance during elevation of the arm in the scapular plane. JOSPT, 27, n°2, 1998

72. Mense S. Peripheral Mechanisms of Muscle nociaction and Local Muscle Pain. J of Mus. Pain, Vol. 1, 133-170, 1993

73. Mesure S. Organisation des stratégies sensori-motri-

ces, ontogenèse et apprentissage. Ann. Kinésithér. N 1, 1996 pp 28-37,

74. Monesi V, Istologia, Piccin, Padova, 1997

75. Nakao T, An electron microscopic study of the neuromuscular junction in the myotomes of larval lamprey, Lampetra japonica. Jan 1;165(1):1-15 J Comp Neurol, 1976

76. Niemiz C, Kinematics and ontogeny of locomotion in monkeys and human babies, S Morphol Anthropol, n°83, 383-400, 2002

77. Nitatori T, The fine structure of human Golgi tendon organs as studied by three-dimensional reconstruction. J Neurocytol Feb;17 (1):27-41, 1988

78. Pans A, Albert A, Lapiere CM, Nusgens B, Biochemical study of collagen in adult groin hernias, J Surg Res Feb;95 (2):107-13, 2001

79. Pernkopf E. Atlante di anatomia umana, Piccin ed. Padova, 1986

80. Petty N.J. Moore A. P. Esame clinico e valutazione neuromuscoloscheletrica. Ed. Masson, Milano 2000

81. Piazza SJ, Delp SL, The influence of muscles on knee flexion during the swing phase of gait. J Biomech, Jun;29(6):723-33, 1996

82. Pirola V, Cinesiologia, Edi-ermes, Milano, 1998

83. Platzer, W.: Apparato locomotore. Ambrosiana ed. Milano, 1979

84. Proske U, Gregory JE, Neurosci. The discharge rate: tension relation of Golgi tendon organs. Lett Mar;16(3):287-90, 1980

85. Raunest J, Sager M, Burgener E, Proprioception of the cruciate ligaments: receptor mapping in an animal model. Arch Orthop Trauma Surg;118(3):159-63, 1998

86. Reimann R, Variable extensor apparatus of the small toe. Opposing muscle groups in competition for extensor function of the fifth involutional metacarpal ray of the lower extremity. Gegenbaurs Morphol Jahrb;127(2):188-209 1981

87. Reynolds MD, Myofascial trigger point syndromes in the practice of rheumatology. Arch Phys Med Rehabil Mar; 62(3):111-4, 1981

88. Rohen J.W. Yokochi C. Atlante fotografico di anatomia descrittiva e topografica. Piccin ed. Padova, 1997

89. Romer P. Anatomia Comparata dei Vertebrati. Edi. Medicina-Salute, 1996.

90. Rubin E. Farber JL. Pathology, Lippincott Co. Philadelphia, 1993

91. Schultz R.L. Feitis R. The Endless Web, North Atl Books, Berkeley, 1996

92. Sherrington C.S. Selected Writings (di Denny Brown) New York, 1940

93. Soulié de Morant G. Agopuntura cinese. IPSA ed. Palermo 1988

94. Staubesand J. Li Y. Zum Feinbau der Fascia cruris mit besonderer intrafaszialer nerven, Manuelle Medizin, Pringer Verlag, 34: 196-200, 1996

95. Stecco C. Studio anatomico dei legamenti interspinosi lombari dell'uomo. Tesi di laurea, Padova 2002

96. Stecco L, B.Brigo, M.Michaux, La manipulation du fascia dans le traitement des douleurs situées dans la région du cou Annales de Kinésithérapie; 26: 322, 1999

97. Stecco L, Il dolore e le sequenze neuro-mio-fasciali, Palermo, IPSA, 1991

98. Stecco L, La manipolazione neuroconnettivale. Marrapese ed. Roma 1996

99. Stecco L, La riabilitazione neuro-connettivale nelle lombalgie; La Riabilitazione, 1994, T.27, n°1, pp 15-25

100. Stecco L, Neuro-myo-fascial Unit, Ist, International Symposium on Myofascail Pain, Minneapolis, 1989

101. Stecco L, Riabilitare secondo le sequenze nmf. La Riabilitazione, 1991, T.24, n°2, pp.113-120

102. Stecco L, Séquences neuro-myo-fasciales, An. Kinésithér., 1991, T.18, n° 5, pp. 270-272

103. Stecco L. Neuro-Myo-Fascial Pain, Scandin. J. of Rheumat., N°94 Sup. 61. 1992

104. Stecco L. Neuro-myo-fascial Sequences and acupunc. meridians; II World Conference on Acup. Mox. Paris, Dec. 1990

105. Stedman's Medical Dictionary, 26th ed. Williams &W. Baltimore, 1995

106. Stefanelli A. Anatomia comparata. Ed dell'ateneo, Roma 1968

107. Stover SA et al. Augmented soft tissue mobilization in the treatment of chronic achilles tendinitis. A case study. JOSPT, 27, N° 1, pp. 80, 1998

108. Testut L. Jacob O. Trattato di anatomia topografica. UTET, Firenze 1987

109. Teyssandier MJ, Brugnoni G, Quelques aspects de l'ostéopathie moderne aux Etats-Unis d'Amerique. La Riabilitazione 33 (4): 141-150, 2000

110. Thesh DE, Evans J, The strucure and function of the thoracolumbar fascia. Presented at the Meeting "Society for Back Pain" Bournemouth, 1985

111. Todesco S, Gambari PF, Malattie Reumatiche, McGraw-Hill, Mi, 1998

112. Travell JG, Simons DG, Dolore muscolare, Ghedini ed, Milano 1998

113. Troisier O. Diagnostic Clinique en Pathologie ostéoarticulaire. Masson ed. Paris, 1991

114. Turvey M.T. Fitch H. L. Tuller B. The Bernstein Perspective: The problems of degrees of freedom and context- conditioned variability. Lawrence Erlbaum Associates. 1982

115. Viel E. JG Garros. Reprogrammation neuromotrice après lésion des ligaments croisés du genu. Ann. Kinésithér 1991; 18 : n° 10, 513,5

116. Viel E. Une Profession rénovée, à lâge de l'Information, Ann.Kinésithér. t.28, 2001

117. Westergaard GC, Kuhn HE, Suomi SJ, J Comp Psychol, Bipedal posture and hand preference in humans and other primates. Mar;112(1):55-64, 1998

118. Wheater PR. Istologia e anatomia microscopica, Ed. Ambrosiana, Milano, 1994

119. Wirhed R. Abilità atletica e anatomia del movimento. Edi.ermes, Milano, 1992

120. Yahia et al. Collagen Structure in Human Anterior Cruciate Ligament and Patellar Tendon. J. of Materials Sci. 23, 2750-3755, 1988

术　语

前(Ante)：向前移动肢体或躯干的一个部分。同义词：屈(Flexion)，前向运动(antemotion)。

前-内(Ante-medio)：由一个螺旋或斜线的 cc 融合而形成的运动组合。

评估表(Assessment Chart)：在评估中使用的表格，记录治疗的假设和治疗计划的数据。准确记录 cc 的操作和治疗效果。

基础张力 Basal tension：筋膜静息时的张力；由嵌入到筋膜的肌肉张量维持。

头(Caput)：眼眶、鼓膜和颞下颌关节的肌肉、面部筋膜、颅骨的筋膜，还包括头部的各种不同的肌筋膜单元。缩写为 CP。

腕(Carpus)：骨骼和关节的结合，韧带，筋膜和肌肉共同完成手腕动作。缩写：CA。

融合性 CC(CC of fusion，又名 CF——译者注)：在运动组合中移动一个节段的肌筋膜单元的协调中心。

感知中心(Centre of Perception)：肌筋膜单元的感知中心，神经传入关节的部位，在功能障碍的情况下，通常变成疼痛传入。缩写 CP。

颈部(Collum)：身体的一部分，通过七个颈椎加上肌肉和筋膜，将头部与躯干相连。缩写为 CL。

伴发疼痛(Concomitant pain)：通常与主要疼痛同时出现，而病人没有自发报告的。它意味着在一个平面上或沿着螺旋上的代偿。缩写为 PaConc。

比较性触诊：将六个单向 cc 和一个节段的四个融合 cc(CF——译者注)进行触诊，以查找最严重的部位。

髋(Coxa)：身体的一部分，包括髋关节和使之运动的肌肉筋膜。缩写为 CX。

肘(Cubitus)：骨(尺骨，桡骨，肱骨)，韧带，筋膜和肌肉的结合，共同完成肘部运动。缩写为 CU。

数据(Data)：从最初对病人的主观检查中得出的数据，包括最疼痛的部位，伴发疼痛，最痛的动作，慢性疼痛和疼痛行为。

致密化(Densification)：基质的黏稠度以及胶原纤维的排列的改变。有时触诊明显感觉到一种肉芽组织。

诊断性 CC(Diagnostic CC)：一种 CC 的融合点，可检查出哪个螺旋中含有不平衡的张力，可通过比较性触诊查找。

手指(Digiti)：手掌末端的四个手指。同义词：Ⅱ°，Ⅲ°，Ⅳ°，Ⅴ°，或食指、中指、环指、小指缩写为 DI。

肌外筋膜(Epimysial fascia)：深筋膜的一部分，包裹肌肉。同义词：肌外膜。

外旋(Extra)：躯干或者肢体的一个节段向后外侧部分旋转。同义词：外侧旋转。缩写为 ER。

筋膜(Fascia)：纤维结缔组织膜，围绕着肌肉形成筋膜间室，分离肌肉形成肌间隔，连接肌肉形成序列，并通过腱膜使它们同步。

筋膜代偿(Fascial compensation)：身体试图消除疼痛的方法；它沿着筋膜序列或者螺旋寻求弹性，来减少筋膜在一个点的张力。

筋膜手法(Fascial Manipulation)：手法技术，其目的是恢复基质的正常流动性，并利用筋膜的可塑性来消除胶原纤维间的黏附。缩写为 FM。

纤维化(Fibrosis)：肌肉筋膜纤维组织的痛性炎症导致的僵硬和失去活动性。

凝胶溶胶点(Gel to sol point)：筋膜的致密基质从凝胶状态转化为溶胶状态的时间点，是由于摩擦手法使组织温度升高而产生。

膝(Genu)：下肢的一个节段，包括膝关节和移动它的肌筋膜单元。缩写为 GE。

肱骨(Humerus)：使肩部远端运动的盂肱关节、韧带、筋膜和肌肉。缩写为 HU。

假设(Hypothesis)：是数据分析的结果，有助于为每一个病人制定单独的治疗方案。

内旋(Intra):躯干或者肢体的一个节段向前-内旋转。同义词:内侧旋转。缩写为 IR。

肌间隔(Intermuscular septum):两个肌筋膜单元之间的筋膜构造;它为许多相互拮抗的肌肉纤维提供了嵌入点。

外向(Latero):躯干或者肢体的一个节段做远离中线的运动。同义词:侧屈,侧向运动,外展。缩写为 LA。

腰(Lumbi):位于胸腔与骶骨之间的部分,包括移动该部分的背部和腹部肌肉。缩写为 LU。

内向(Medio):躯干或者肢体的一个节段做回到中线的运动。同义词:内向运动 Mediomotion,内收。缩写为 ME。

肌筋膜序列(Mf sequence):由被覆筋膜联合形成的单向肌筋膜单元链,由双关节肌纤维维持张力。

筋膜螺旋(Mf Spiral):一种连续的筋膜纤维螺旋线,它围绕四肢和躯干,而自身不交叉。它将 cc(s)融合中心结合在一起。

肌筋膜单元(Mf unit):是在特定的方向上移动身体某部位的一组运动单元。由绕着它们的筋膜上的 cc 点来协调。

动作评估(Movement assessment):验证一个人最初假设的正确性。在螺旋的治疗中,运动评估也被用来验证结果的有效性。

神经结缔组织手法(Neuroconnective Manipulation):对某一节段施行结缔组织手法,目的是分离由于筋膜致密化造成的游离神经末梢卡压。

疼痛动作:病人主诉使他/她的疼痛加重的动作。缩写为 PaMo。它的记录方式与疼痛部位的记录方式(如 LA)相同。

触诊评估(Palpation assessment):对运动评估中所提取的信息进行检查验证。

骨盆(Pelvis):这两块髋骨在前方由耻骨连接,后方由骶骨和尾骨相连。这些骨骼和相应的肌肉、筋膜形成了骨盆带。缩写为 PV。

足(Pes):下肢的一部分,包括五趾、背、脚掌、足弓和足侧缘。缩写为 PE。

治疗后评估(Post treatment assessment):评价治疗前疼痛的相同的动作。

姿势代偿(Postural compensation):在静态位置(直立姿势)或动态活动(运动姿势)时,身体所采用的张力拉伸调整。

原来的疼痛(Previous pain):疼痛不再像身体代偿时那么严重。然而,它可以帮助确定失衡的病史。缩写为 PaPrev。

拇指(Pollex):第一个手指(Ⅰ°),由于其独立性对于其他手指,所以它有自己的筋膜单元。同义词。大拇指 Thumb,拇指 pollicis。缩写 PO。

支持带(Retinaculum):筋膜结构,由胶原纤维的交叉网络形成,从右到左从上到下,传递张力。反之亦然。

后向(Retro):躯干或者肢体的一个节段向后移动。同义词:伸,后向运动。

肩胛(Scapula):能使肩膀近端移动的肩胛-胸壁关节(+胸锁关节)、筋膜和肌肉。缩写为 SC。

节段性 CC(Segmentary CC):在一个平面上向一个方向移动某一个部分的肌筋膜单元的协调中心。

静默的 CC(Silent CC):没有表现出功能障碍的肌筋膜单元协调中心。但它参与了筋膜框架的失衡。

疼痛部位(Site of the pain):病人主诉的身体的疼痛部位。它是由节段的缩写(例如 CX)和疼痛的位置(LA)来确定的。

距骨(Talus):腿上的肌肉、筋膜和骨骼(距骨小腿和距骨),可使踝关节运动。缩写为 TA。

胸(Thorax):位于第 7 颈椎和第 1 腰椎之间段。由 12 个胸椎构成,有 6 个肌筋膜单元控制本节段的运动。缩写为 TH。

治疗(Treatment):为了恢复其生理弹性而对一个致密的协调中心所做的治疗。

矢量中心(Vectorial centre):是筋膜上的点,此处向量(力或牵引力)由节段性肌筋膜单元的肌纤维以及融合汇聚的肌筋膜单元的构成。

译 者 简 介

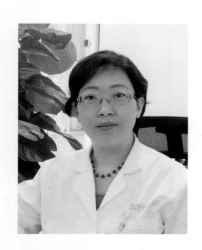

关玲,博士,中国人民解放军总医院(301 医院)针灸科主任,主任医师、教授。中国中医药研究促进会非药物疗法分会会长,解放军中医药学会针灸专业委员会主任委员。出版专著:《针灸基本功》《谢锡亮划经点穴》(DVD)《解剖列车》(第三版主译)

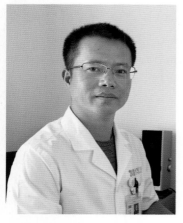

蒋天裕,康复医学与理疗学硕士,神经病学博士,中国人民解放军总医院康复医学科副主任医师。中国老年医学会康复分会常委,中华医学会物理医学与康复分会青年委员,从事软组织慢性疼痛康复治疗、神经康复和骨科康复20余年。

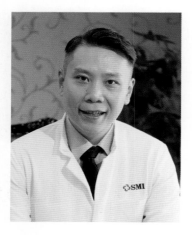

赖明德,执业医师,出身医学和武术世家,毕业于广州医科大学临床医学和广州中医药大学,双学位医师。从事过普通外科、内科、正骨科工作 18 年,擅长于内外结合治疗软组织损伤疾病。多次赴欧洲学习交流并组织欧洲世界名医中国培训交流活动。

52检